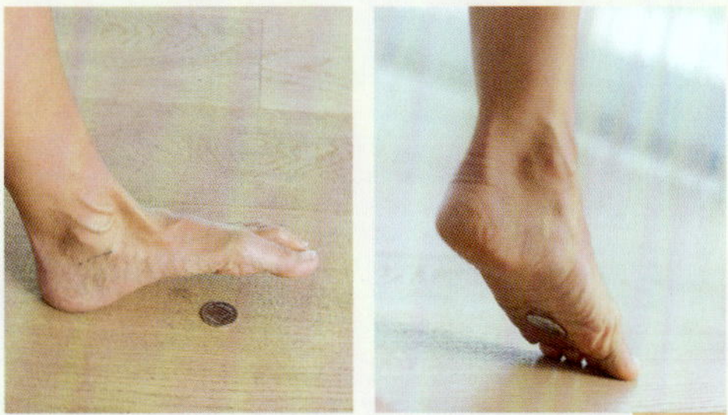

Sternensammler 64

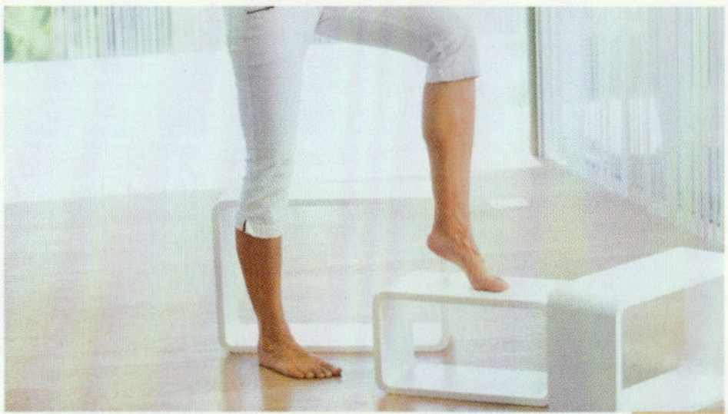

Raubkatzengang 65

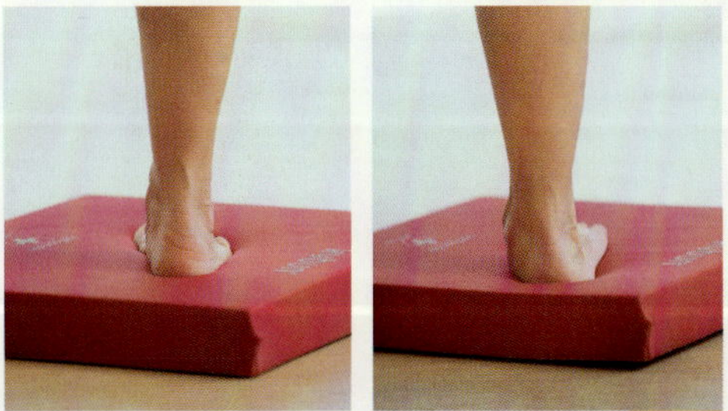

Fersenproprio 66

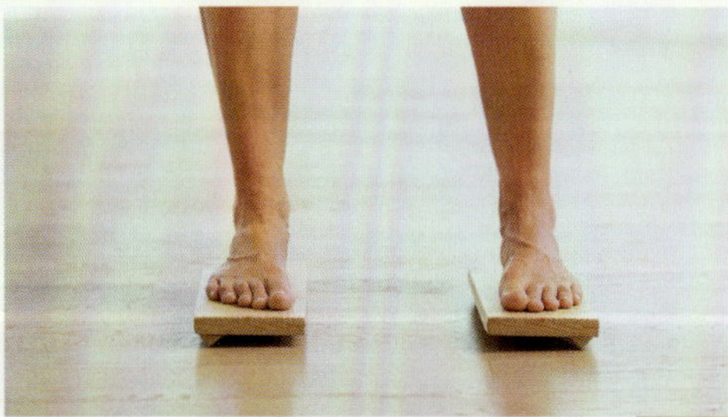

Wackelbretter 67

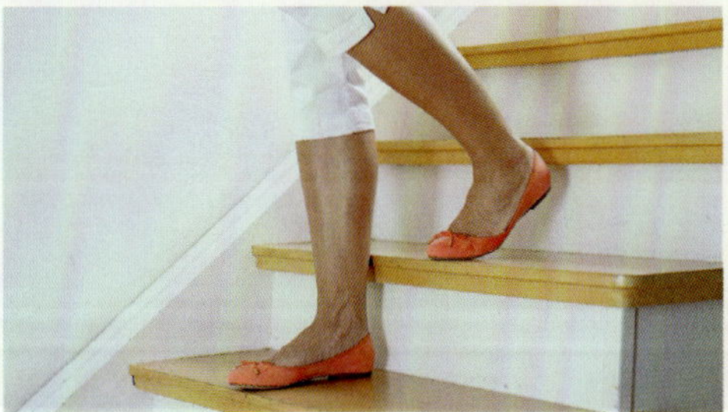

Dynamisches Stehen 71

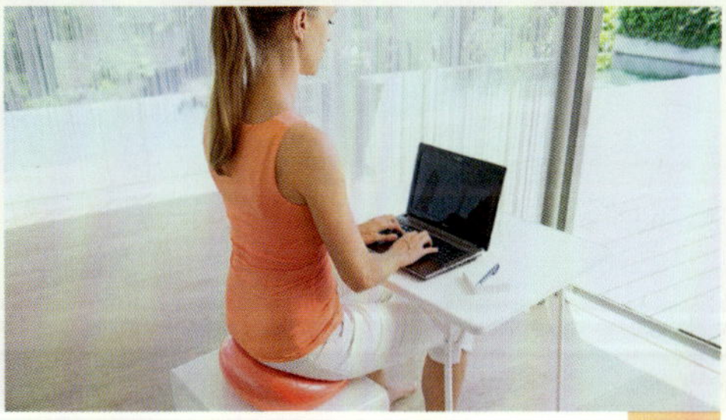

Dynamisches Sitzen 73

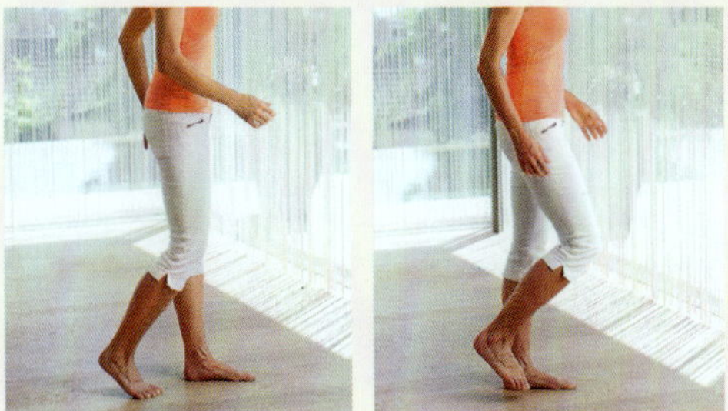

Zeitlupengehen 75

Der Autor

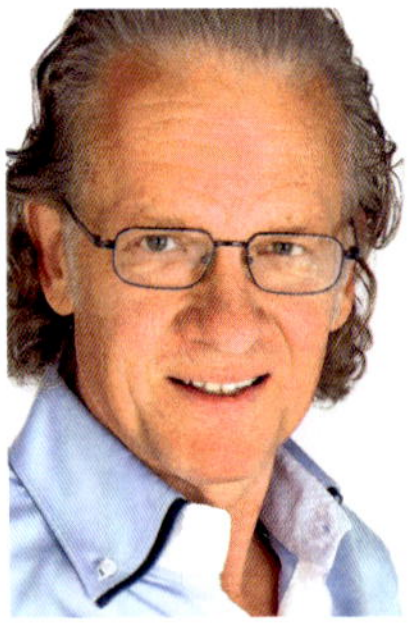

„Wie ein Bildhauer bearbeitet der Mensch seinen Körper – und das ein Leben lang. Nur verwendet er Bewegung und Bewusstsein statt Hammer und Meißel." Nach diesem Motto lebt **Dr. Christian Larsen** – ärztlicher Leiter des Spiraldynamik® Med Centers Zürich und Facharzt für Allgemeinmedizin im schweizerischen Männedorf.
Den Schlüssel zu seiner visionären Ausrichtung verdankt Christian Larsen – Säuglingen. „Als ich als junger Assistenzarzt in der Geburtenabteilung der Universitätsklinik Bern arbeitete, entdeckte ich den Kern gut koordinierter Bewegung: den spiraligen Aufbau unserer gesamten Anatomie." Daraus entwickelte er ein neues Konzept zu Diagnose und Therapie aller Arten von Krankheiten des Bewegungssystems: die Spiraldynamik®.
Christian Larsen gründete das Med Center an der Privatklinik Bethanien in Zürich und die Spiraldynamik® Akademie, forscht, publiziert und ist international als Dozent tätig. Seine Spiraldynamik®-Bücher und DVDs sind Bestseller und wurden in mehrere Sprachen übersetzt. Erholung findet Christian Larsen beim Reisen mit seiner Frau oder in der nahen Natur am Zürichsee. Und natürlich spielt Bewegung eine große Rolle für ihn – Christian Larsen ist Träger des schwarzen Aikido-Gürtels und hält sich mit Joggen, Wandern, Segeln und dreidimensionalem Krafttraining fit.

Dr. med. Christian Larsen

Gut zu Fuß ein Leben lang

Trainieren statt operieren:
Die besten Übungen aus der Spiraldynamik®

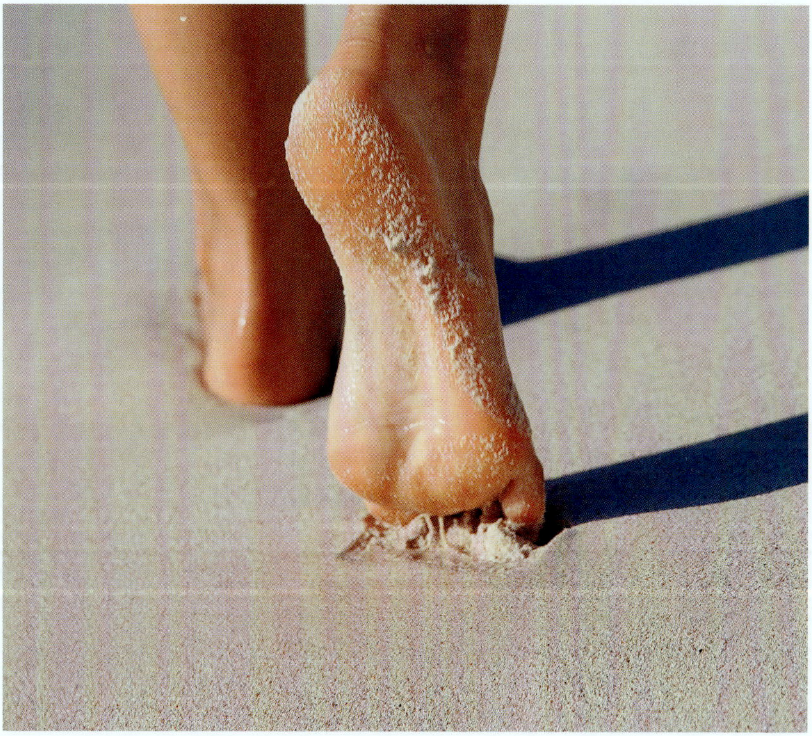

TRIAS

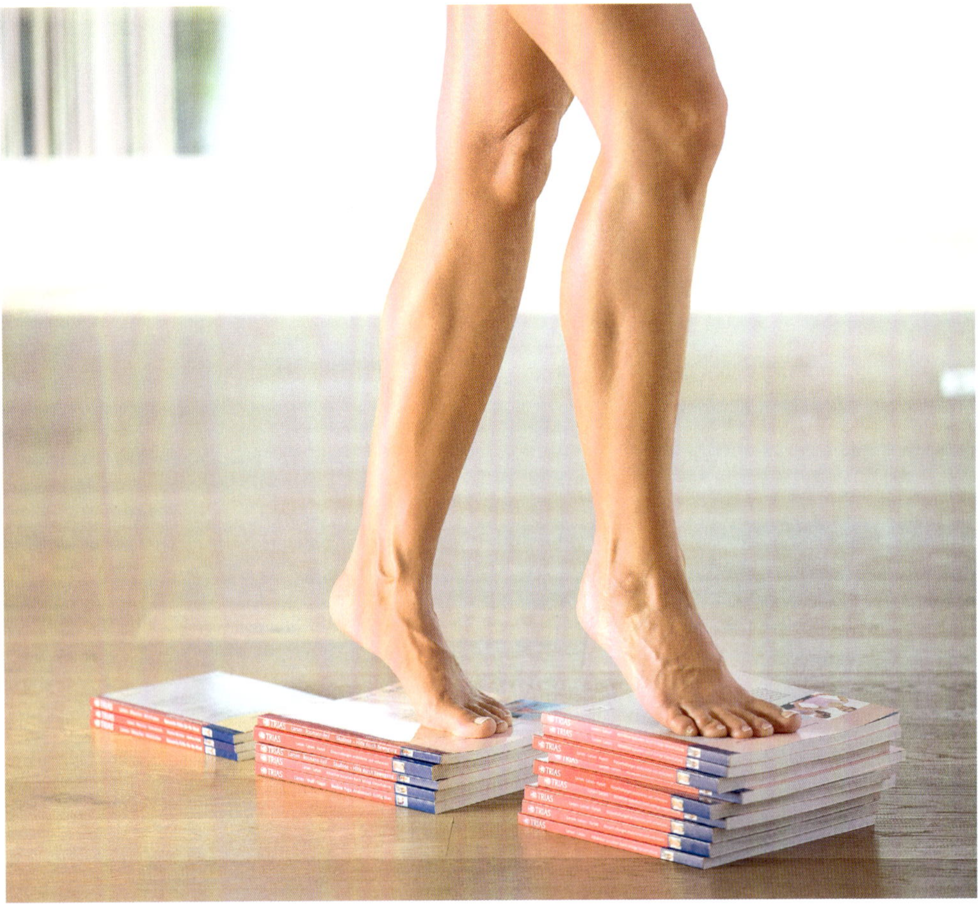

Seine Füße verstehen und Zeichen deuten

- Machen Sie sich mit Ihren Füßen bekannt und erfahren Sie, wie sich ihre Füße entwickelt haben, worauf Sie eigentlich stehen und wie Beschwerden – vermeintlich aus dem Nichts kommend – entstehen. Ab Seite 11.

Probleme erkennen und gezielt aktiv angehen

- Überprüfen Sie die Gesundheit Ihrer Füße selbst und stellen Sie sich aus 47 Übungen Ihr individuelles Übungsprogramm zusammen – mit ein wenig Fleiß, Motivation und Übung werden Sie rasch den Erfolg spüren. Ab Seite 49.

Sich für das Richtige entscheiden, wenn nichts mehr geht

- Hilft wider Erwarten auch das intensivste Üben nicht – kann manchmal im letzten Schritt eine Operation helfen. Wichtig ist, gut vorbereitet zu sein und sich zum richtigen Zeitpunkt für die richtige OP zu entscheiden. Ab Seite 158.

Übungen für den Einstieg

56 Wahrnehmung: Bodengefühl
57 Fersenlot
58 Beweglichkeit: Fußspirale
59 C-Bogen
60 Kräftigung: Fuß-Picasso
61 Zehenraupen
62 Stehen: Vierpunkte-Stand
63 Flamingo
64 Gehen: Sternensammler
65 Raubkatzengang
66 Training: Fersenproprio
67 Wackelbretter

Übungen im Alltag

69 Füße unterwegs
71 Dynamisches Stehen
73 Dynamisches Sitzen
75 Zeitlupengehen
77 Abc für Walking-Einsteiger

Übungen für Ihr individuelles Problem von A–Z

Achillodynie
118 Wadenstretch
119 Nurejew

Arthrose im Fuß
122 Fersentraktion
123 den Schmerzpunkt entlasten

Deformierte Zehen
110 Saugnapf
111 Kapseldehnung

Fersensporn & Knochenhöcker
114 Plantar-Stretch
115 Spurenleger

Fußpilz
127 Fußbad

Halux rigidus
106 Hallux-3D-mobil
107 Ferse spät – Impuls früh

Hallux valgus
102 Hallux-3D-stabil
103 Fußdäumling

Hohlfuß
94 Fußwelle minus
95 Pantoffelheld

Knickfuß
82 Turmspringer
83 Ferse stabil

Krampfadern (Varizen)
133 Veno-Pump

Nervenschmerzen im Fuß
126 Fußwelle Gebet

Raucherbein & Co.
131 Angio-Walking

Restless Legs & Co.
129 Entspannung für die Muskulatur

Senk- oder Plattfuß
86 Fußwelle plus
87 Spiral-Power

Spreizfuß
98 Marionette
99 Stöckeltraining

Tibialis-posterior-Syndrom
90 Hüftaußenroller aktivieren
91 Nudel-Gang

8 **Damit Sie über dieses Buch stolpern**

9 **Spiraldynamik® – die Gebrauchsanweisung für den Körper**

11 **Gesunden Füßen auf der Spur**

12 **Das Fundament, auf dem Sie stehen**
12 Was läuft falsch mit unseren Füßen?
14 Was haben Knickfüße mit Kopfschmerzen zu tun?
16 Lebensstil: vom Dauerläufer zum Dauersitzer
17 Herkunft: Affen- oder Delfinmensch?
18 Natur: der Trick mit der Spirale
19 Rotation: bitte dreidimensional
20 Fußskelett: Anatomie zum Anfassen
21 Fußmuskeln: Muntermacher für müde Füße
22 Keilprinzip: Das Gewölbe trägt sich selbst
23 Dreipunkte-Theorie: veraltet und überholt
24 Neurologie: Das Programm ist perfekt
25 Propriozeption: sich selbst wahrnehmen
26 Psychologie: Zeigt her eure Füße
27 Fußpsychologie: das kleine Einmaleins

29 **Fußprobleme: Was läuft schief?**
30 **Selbst-Check: Wie geht es Ihren Füßen?**

40 **Profi-Check: Holen Sie sich Gewissheit**
40 Der Orthopäde: die erste Anlaufstelle
41 Fußdruckmessung und Ganganalyse
45 Der Neurologe: wenn's mal richtig nervt
46 Der Phlebologe: Ihre Venen unter der Lupe
47 Der Angiologe: Hilfe bei verstopften Arterien

49 **Übungen: gut zu Fuß mit Spiraldynamik®**

50 **In 4 Schritten zum eigenen Fußprofil**
50 Selbsthilfe: was, warum und wie funktioniert
52 Erstellen Sie Ihr Übungsprogramm
53 Üben mit Köpfchen
54 Wie ist meine Prognose?

55 **Basisübungen: das Fundament legen**

68 **Anwendungsübungen für jeden Tag**
69 Übungen in den Alltag integrieren
70 Stehen – standhaft und leichtfüßig
72 Sitzen – es rostet von Kopf bis Fuß
74 Gehen – Gangzyklus mit Rhythmus

76 **Walking – den Füßen Beine machen**
78 Jogging: natürlich und gesund

79 **Spezialübungen: gezielte Selbsthilfe**
80 Knickfuß
84 Senk- oder Plattfuß
88 Tibialis-posterior-Syndrom
92 Hohlfuß
96 Spreizfuß
100 Hallux valgus
104 Hallux rigidus
108 Deformierte Zehen
112 Fersensporn und andere Knochenhöcker
116 Achillodynie
120 Arthrose im Fuß
124 Nervenschmerzen
128 Restless Legs & Co.
130 Raucherbein & Co.
132 Varizen (Krampfadern)

135 **Professionelle Hilfe für Ihre Füße**

136 **Was können die Profis – und was nicht?**
136 Erste Anlaufstelle: Hausarzt
137 Konservative Orthopädie: umfassende Beratung
138 Fußchirurgie: Laufhilfe mit dem Skalpell
139 Spezialisten: Fußexperten im Einsatz
140 Physiotherapie: die greifbare Fußtherapie
141 Fuß-Trainer: gezielte Fußübungen
142 Podologie: Feile statt Skalpell
143 Heilberufe & Co.: Fußreflexzonen-Massage
144 Psychologie: Wenn Füße auspacken

145 **Schuhe: Worauf stehen Sie?**
146 Komfort nach Maß oder von der Stange?
147 Alltagsschuhe: Poesie aus Leder
148 Modeschuhe: feminines Feintuning
149 Turnschuhe: Jahrhundertirrtum Stoßdämpfung
150 Trainingsschuhe: mehr als nur laufen
151 Sandaletten: fast so gut wie barfuß?
152 Einlagen: Füße mit perfekter Straßenlage
153 Fußbett-Einlagen: Polsterung nach Maß
154 Spreizfuß-Einlagen: Druckumverteilung
155 Korrektureinlagen: bei Fehlbelastungen
156 Sporteinlagen: auf Nummer sicher
157 Stimulations-Einlagen: aktivierte Trittsicherheit

158 **Operationen: was, wie und wann?**
159 Was Sie vor einer Operation bedenken sollten
162 Hallux valgus: Aus krumm wird gerade
168 Hallux rigidus: schmerzhaft und steif
171 Zehenchirurgie: das Aus für Hühneraugen
174 Morton-Neurom: dem Schmerz den Nerv ziehen
177 Achillessehne: gestärkte Schwachstelle
180 Sprunggelenk: endlich wieder mobil sein
182 Die Spritze: Diagnose und Therapie in einem
182 Nachbehandlung: die halbe Miete
183 Die Zweitoperation: Komplikation oder Kunstfehler?
184 Glossar
185 Sachverzeichnis

Damit Sie über dieses Buch stolpern

Ich stelle sechs Fragen, Sie antworten spontan: Mehr als ein „Ja“ und dieses Buch ist für Sie geschrieben – für Ihre Füße, um genau zu sein. Hier die Fragen:

- Sie möchten wissen, wie gesund Ihre Füße sind?
- Sie beanspruchen Ihre Füße bei Joggen, Sport, Tanz?
- Sie suchen Präventionsmöglichkeiten für gesunde Füße?
- Sie leiden an Fußproblemen?
- Sie möchten wissen, was mit Ihren Füßen los ist?
- Sie möchten das Schicksal Ihrer Füße in die eigenen Hände nehmen?

Gut zu Fuß – ein Leben lang

Ein Drittel aller Erwachsenen klagt über Fußprobleme. Da läuft ganz entschieden etwas falsch! Genau genommen: Nicht etwas läuft falsch, sondern die Besitzer der Füße. Weggepackt in Strümpfen und Schuhen werden sie im kopflastigen Alltag förmlich zertreten. Die Auswirkungen sind schmerzhaft und unnötig.

Gewinnen Sie mit diesem Ratgeber die angeborene Intelligenz Ihrer Füße zurück, bis in die Zehenspitzen! Zahlreiche Tipps zur Selbstdiagnose, die besten Spiraldynamik®-Fußübungen zur Selbsthilfe und eine umfassende Vorbereitung für das Gespräch mit Ihrem Arzt geben Ihnen die notwendige Sicherheit und Kompetenz. Nehmen Sie das Schicksal Ihrer Füße in die eigenen Hände. Entwickeln Sie Bewunderung und Zuwendung für die eigenen Füße, die Träger Ihrer Persönlichkeit!

Alles Gute!

Ihr Dr. med. Christian Larsen

Spiraldynamik® – die Gebrauchsanweisung für den Körper

Mit der Aufrichtung des Menschen hat die Evolution in den vergangenen vier Millionen Jahren ein Meisterwerk geschaffen. Die letzten 100 Jahre der gesellschaftlichen Entwicklung waren dabei allerdings nicht eingeplant: Der Mensch bewegt sich zu wenig. Die fehlende Routine schlägt sich in bekannten Symptomen nieder: Fehlhaltungen, frühzeitige Abnützung, verlorene Bewegungsintelligenz. So weit, so schlecht. Doch unzählige Bewegungs-Profis in Tanz und Sport beweisen, dass es auch anders geht: Intelligente Bewegung ist lernbar.

Die französische Physiotherapeutin Yolande Deswarte und der Basler Arzt Christian Larsen gründeten vor 20 Jahren die Spiraldynamik®, um Bewegungsqualität als natürlichste Quelle für die persönliche Gesundheitsförderung zu erforschen. Aus den Forschungsergebnissen ist heute ein internationales, preisgekröntes Unternehmen geworden.

An den Spiraldynamik® Med Centern und Praxen in Deutschland, Österreich und in der Schweiz analysieren und behandeln Ärzte und Therapeuten Probleme des Bewegungssystems. Im Vordergrund steht die Wiederherstellung der optimalen Bewegungsfunktion. So können Operationen vermieden und neue Bewegungsfreiheit erlernt werden. Unzählige Patienten und Kursbesucher haben in den vergangenen Jahren zu Wohlbefinden, Schmerzfreiheit und Leistungssteigerung, zu mehr Ausdruck und Dynamik gefunden.

Unsere Webseite www.spiraldynamik.com gibt prägnant Auskunft, hier finden Sie nützliche Informationen wie:

- Adressen in Ihrer Nähe
- kostenloser Newsletter
- Neuerscheinungen bei Büchern und DVDs
- Vorträge, Ausbildung und Kongresse
- Patientenbeispiele und praktische Tipps

Herzlich Willkommen
Ihr Spiraldynamik® Team

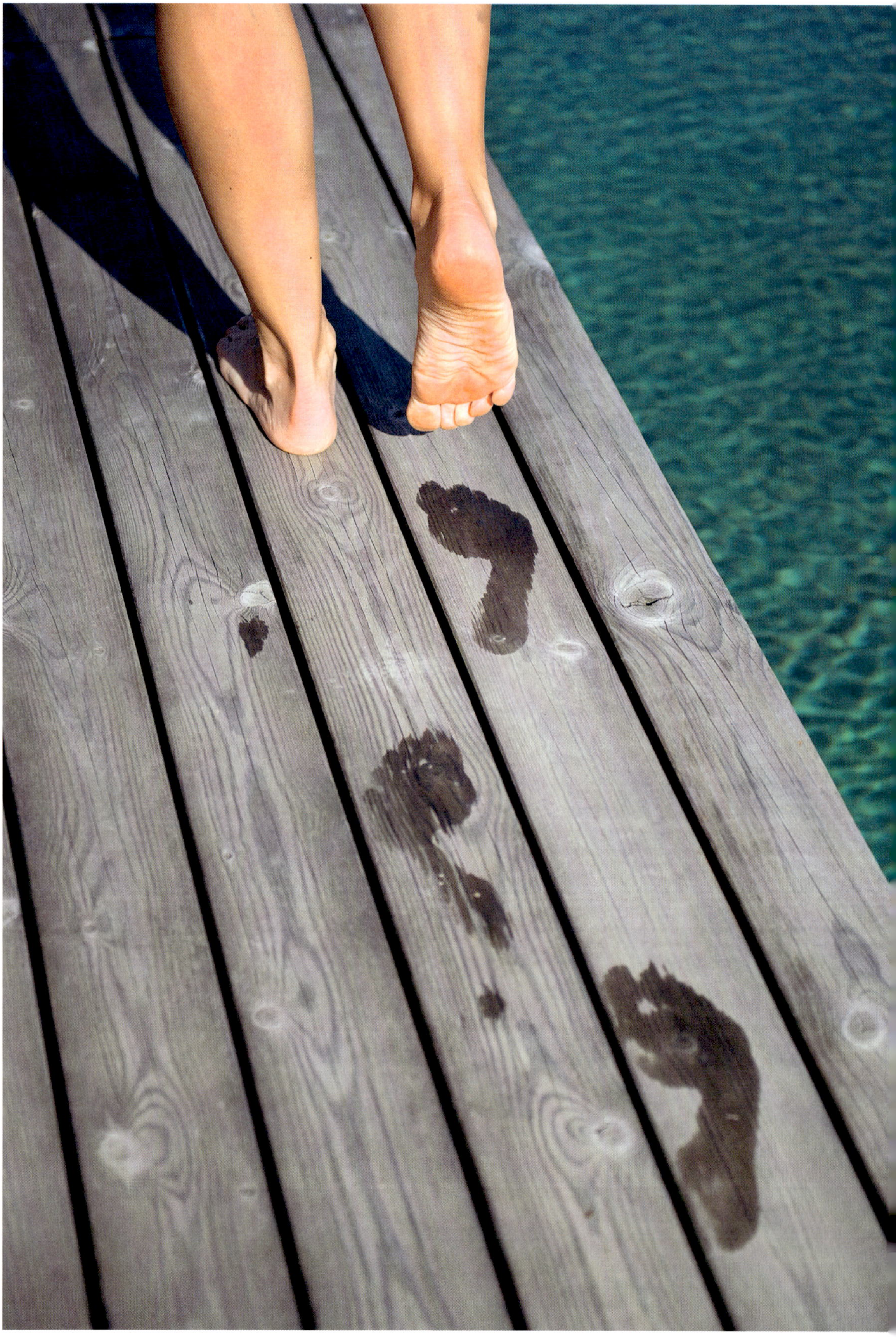

Gesunden Füßen auf der Spur

Füße sind ein Geniestreich der Natur: Bei einem Weitsprung halten sie bis zu einer Tonne Gewicht spielend aus, denn sie werden durch eine ausgeklügelte Gewölbekonstruktion stabilisiert. Was sie aber nicht auffangen können, ist Nichtstun. In Schuhe gezwängt mit wenig Auslauf auf flachem Beton verkümmern unsere Füße regelrecht!

Das Fundament, auf dem Sie stehen

Unsere Füße wurden über Jahrmillionen entwickelt und erprobt: barfuß und auf ewiger Wanderschaft, gebaut für Standfestigkeit und Leichtfüßigkeit. Sie bilden die Basis, auf der sich unser gesamter Körper ausrichtet.

Was läuft falsch mit unseren Füßen?

Heute noch gibt es Naturvölker, deren Leben so natürlich und naturverbunden ist, dass sich die Füße im Paradies wähnen: viel Bewegung, frische Luft, unebenes Gelände, mal Waldboden, mal Blätter, Gras, Fels ... taktile Erlebnisse ohne Ende.

Und Ihre Füße? Eine typische moderne Fußkarriere sieht heute so aus: Gesund geboren, haben sie in den Lauflernjahren im Kleinkindalter den ersten Bodenkontakt – spannende Jahre, lehrreiche Jahre. Die Füße dürfen im Sandkasten spielen, im Wasser planschen, über die Wiese springen und Blättern nachjagen. Getrübt werden die goldenen Kleinkinderjahre nur durch falsche Schuhe: zu eng, zu groß, zu hart, zu steif. Na ja, man gewöhnt sich dran. Dann folgen die endlos langen Schul- und Sitzjahre. Richtig langweilig und stickig. Viel zu wenig Frischluft zum Atmen, was Kinderfüße regelmäßig mit Pilzinfektionen nach einem Schwimmbadbesuch quittieren. Aber das Schlimmste von allem ist: Alles ist flach! Flach und nochmals flach! Der Beton auf der Straße, der Parkettboden in der Wohnung, der englische Rasen im Garten. Fehlende Unebenheiten sind Gift für die bewegungsfreudigen und lebenslustigen Füße. Gelenke und Muskeln verkümmern an hoffnungsloser Unterforderung. Kein Wunder, dass Kinderfüße regelmäßig vor die Hunde gehen, sich dem flachen Boden anpassen und sich in Knick-, Senk- und Plattfüße verwandeln. Oder sich stumm auflehnen, sich am Boden festkrallen und bereits im zarten Kindesalter zu Hohlfüßen mit Krallenzehen mutieren.

Zum ewigen Nichtstun verdammt

Früher folgten der Kindheit die Jugend- und Wanderjahre. Doch Wanderjahre mit viel Bewegung und Abenteuer – das war einmal. Heute kann man eher von Isolationshaft sprechen, denn mehr als ein paar Hundert Meter flache Gehstrecke pro Tag ist nicht drin. Die Füße sind zum ewigen Nichtstun verdammt und verkümmern jämmerlich. An bestimmen Tagen zu abendlichen Stunden werden sie unbarmherzig in irgendwelche Modeschuhe gequetscht und müssen so bis zum Umfallen rumstehen. Wieder andere Füße müssen völlig untrainiert und unvorbereitet kilometerlang über harten Asphalt oder Straßenbeton joggen. Kurzum: Für die meisten Füße ist es keine wirklich gute Zeit. Vernachlässigung und gleichzeitige Überforderung setzen den Füßen zu, bis das letzte Quäntchen Stolz ihre Seele für immer verlässt. Irgendwann finden sich die Füße mit ihrem traurigen Schicksal ab.

Nach jahrzehntelanger Kerkerhaft ohne Luft und Auslauf sind die Füße vollends flach- und breitgetreten, alle biologischen Kompensationsmechanismen sind aufgebraucht. Der Mensch läuft jetzt auf den Felgen statt auf zwei Füßen. Plötzlich werden die Füße breiter, gerät die Großzehe auf Abwege, beginnen die Zehen zu krallen, entstehen Hühneraugen, wächst ein Fersensporn, schmerzt die Achillessehne, wird jeder Schritt am frühen Morgen zur Höllenqual. Die Jahre bis Jahrzehnte andauernder, „nicht artgerechter Haltung der Füße" fordert ihren schmerzhaften Tribut.

Normalerweise müsste den Jahren der Sklaverei am Schluss eine goldene Zeit folgen, der wohlverdiente Ruhestand. „Gut zu Fuß ...", wenn schon nicht ein Leben lang, so doch wenigstens am Lebensende! Weit gefehlt, meist tritt das genaue Gegenteil ein: Jede zweite Seniorin, jeder zweite Senior leidet an Fußproblemen! Fußschmerzen stehen mit 40 Prozent auf Platz zwei gleich hinter den Rückenschmerzen, von denen 50 Prozent der Bevölkerung betroffen sind. Auf die gängige Frage nach der Befindlichkeit „Wie steht's? Wie geht's? Wie läuft's?" bleibt nur die bittere Erkenntnis, dass man nicht mehr richtig stehen, gehen und laufen kann.

Fünf goldene Regeln: Es ist nie zu spät ...

Die Biologie der Füße funktioniert erstaunlich exakt nach marktwirtschaftlichen Prinzipien: ohne Kapital kein Zinsertrag. Ohne Fleiß kein Preis. Wer Fußgesundheit in der zweiten Lebenshälfte ernten will, muss während der ersten Lebenshälfte systematisch in seine Fußgesundheit investieren. Wer seine Füße jahrzehntelang vernachlässigt und malträtiert, darf sich nicht wundern – und streng genommen auch nicht beklagen. Genau hier setzt dieses Buch an. Es zeigt Ihnen, wie Sie Ihre Füße wieder auf den Pfad der Gesundheit und des Wohlergehens zurückführen können. Aus über 20 Jahren fußorthopädischer Erfahrung haben sich fünf goldene Regeln herauskristallisiert, die Ihnen helfen werden, reale Erfolge zu erzielen und unnötige Enttäuschungen zu vermeiden.

1. Es ist nie zu spät, aktiv und eigenverantwortlich etwas für die eigene Fußgesundheit zu tun. Die goldene Regel für das richtige Timing lautet: je früher, desto präventiver, je später, desto therapeutischer. Ganz spät kann dann oft nur noch die Chirurgie helfen.
2. Fast immer handelt es sich um ein chronisches Fußproblem, auch wenn Sie den Eindruck haben, dass es plötzlich entstanden ist. Auf einmal nehmen Sie Beschwerden wahr, doch das ist meist nur der sprichwörtlich letzte Tropfen, der das Fass zum Überlaufen bringt. Lange Zeit leiden die Füße stumm, obwohl sie bereits chronisch unterfordert, überlastet oder fehlbelastet werden.
3. Ein lokales Fußproblem ist in der Regel ein globales Fußproblem. Die Ursachen liegen meist anderswo. Es ist genau wie beim Brandstifter: Er ist selten am Ort des Brandes zu finden. Beispiel Hühnerauge: kein Hühnerauge ohne Krallenzehe, keine Krallenzehe ohne Spreizfuß, kein Spreizfuß ohne jahrelange Fehlbelastung, keine jahrelange Fehlbelastung ohne Auswirkungen auf den ganzen Fuß usw.
4. Die mit Abstand wirkungsvollste Übung ist der alltägliche Gebrauch der Füße. Lernen Sie, anatomisch richtig zu stehen und zu gehen, das ist tausendmal besser, als still im Kämmerchen vor sich hin zu üben.
5. Qualität macht den Meister, nicht das Üben. Wer falsch übt, tut sich und seinen Füßen nichts Gutes. Fragen Sie nie mehr: „Welche Übung ist die richtige oder beste?" Fragen Sie vielmehr nach dem „Wie" des richtigen Übens.

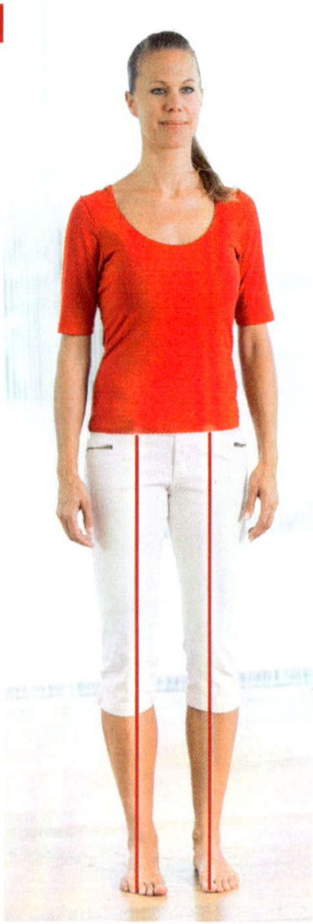

▲ Aufgerichtet: Stehen die Füße gerade, ist auch der Körper im Lot.

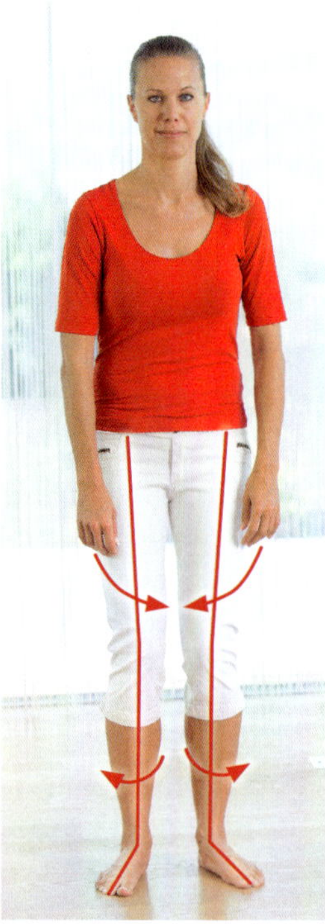

▲ Hängend: Knicken die Füße nach innen, entstehen X-Beine.

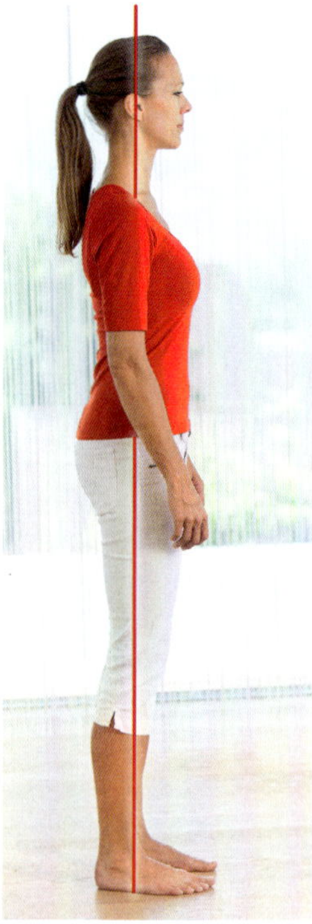

▲ Aufgerichtet: Bei aufrechter Haltung könnte man ein Lot anlegen.

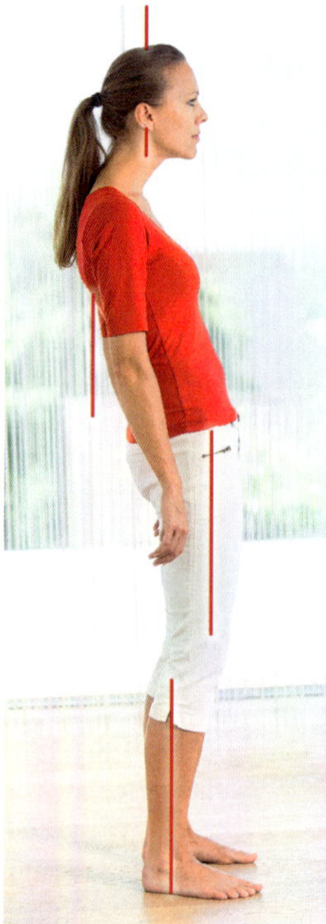

▲ Hängend: Bei Knickfüßen kippt das Becken ab, der Rücken wird rund.

Was haben Knickfüße mit Kopfschmerzen zu tun?

Es ist genau wie in der Immobilienbranche: Eine schöne Hausfassade ist eine feine Sache. Entscheidend für die Lebenserwartung und die Werterhaltung eines Hauses hingegen ist das Fundament. Wer auf Sand statt auf festem Boden baut, dessen Haus gerät früher oder später ins Rutschen. Das eingängige Bild von den Füßen als Fundament des menschlichen Körpers entspricht der biologischen Realität. Hierzu ein klinisches Beispiel:

Geschätzte 50 Prozent der erwachsenen Bevölkerung haben Knickfüße, was konkret bedeutet: Die Fersen stehen schief statt gerade; sie werden schräg statt lotrecht von oben belastet. Durch diese geringfügige Fehlstellung kommt es typischerweise zu massiven Störungen im Fußgewölbe. Gleichzeitig werden mit dem Einknicken der Ferse – und genau darum geht es mir hier – die gesamten Beinachsen nach innen gedreht. X-Beine, Überlastung der Muskeln und Bänder auf der Knieinnenseite und später degenerative Veränderungen des Innenmeniskus sind vorprogrammiert. Gleichzeitig werden auch die Oberschenkel im Hüftgelenk nach innen gedreht, der Sicherheitsabstand zwischen Schenkelhals und Pfannendach in der ohnehin schon engen und sensiblen Leistengegend wird bedenklich knapp. Typischerweise kippt das Becken mit nach vorne, der untere Rücken wird zum Hohlkreuz, was wiederum die Brustwirbelsäule zum Ausgleich in einen Rundrücken zwingt. Dieser sogenannte Hohl-Rundrücken schiebt den Kopf nach vorne, der Nacken verkürzt und verspannt sich. Abertausende freier Nervenendigungen in der tiefen Nackenmuskulatur melden die chronischen Muskelverspannungen im Nacken an Auge, Ohr und Gleichgewichtsorgan, was Spannungskopfschmerzen,

Schwindel oder müde Augen auf die Bühne ruft. Was wiederum Konzentrationsfähigkeit und Leistungsfähigkeit beeinträchtigt, was wiederum ...

Der menschliche Körper ist komplex und vernetzt gebaut. Alles hängt mit allem zusammen. Die Kette von Ursache und Wirkung funktioniert nicht nur von unten nach oben in beide Richtungen: Wer beispielsweise beim Autofahren mit der Nase an der Windschutzscheibe klebt, hat den Kopf zu weit vorne, handelt sich so einen Knick im Nacken ein. Der Rücken mutiert zum Rundrücken, was beim Aufstehen typischerweise ein Hohlkreuz bewirkt, das Becken kippt unbemerkt nach vorne, die Beinachsen drehen wie von allein nach innen und zwingen die Fersen in eine Knickfußstellung.

Ganzheitliche Zusammenhänge

Der Zusammenhang zwischen Füßen und Körperhaltung ist ganzheitlicher Natur – nicht auf orthopädische Zusammenhänge beschränkt. Ein falsch belasteter Fuß hat wenig Saft und Kraft, um das venöse Blut gegen die Schwerkraft zum Herz zurückzupumpen. Ein falsch belasteter Fuß vermittelt den Nerven unpräzise bis falsche Informationen, die daraufhin im Zentralrechner des Großhirns allesamt überprüft und umgerechnet werden müssen. Wer auf Felgen statt auf Füßen läuft, ist meist auch psychisch nicht so gut drauf: Das Gehen wird zur Qual und entsprechend gemieden. Der Zwang zu wenigen, langsamen und immer kleineren Schritten engt den Lebenshorizont und die Lebensfreude ein. Es ist eindrücklich zu erleben, wie massiv und umfassend die Auswirkungen eines lokalen Fußproblems auf den ganzen Menschen sein können. Der Fersensporn erzwingt den Kauf unzähliger Einlagen und Spezialschuhe, das Hühnerauge führt zu einer breiten Inanspruchnahme verschiedenster Therapien von A wie Akupunktmassage bis Z wie Zehenschiene.

Gut zu Fuß: im eigenen Körper zu Hause sein

Die permanente und komplexe Wechselwirkung zwischen Fuß und Körperhaltung kann in beide Richtungen zur Anwendung gelangen: zu Ihren Gunsten oder zu Ihren Ungunsten. Die geheimnisvolle Vernetzung von Ursache und Wirkung ist in jedem Falle am Werk. Ob Sie es bemerken oder nicht, ob Sie es wollen oder nicht, spielt dabei keine Rolle. Die Vernetzung von Ursache und Wirkung ist fester Bestandteil des Lebens. Die direkte Einflussnahme auf dieses komplexe Netzwerk durch das menschliche Verhalten ist eines der am besten gehüteten Geheimnisse der modernen Medizin. Dies ganz einfach deshalb, weil sich Patienten wie Ärzte, Orthopädietechniker wie Therapeuten im Regelfall auf das lokale Problem fokussieren und dort nach Lösungen suchen. Die fünf goldenen Regeln seien nochmals in kurzen, prägnanten Sätzen in Erinnerung gerufen, damit Sie das Schicksal Ihrer Füße erfolgreich in die eigenen Hände nehmen können:

- Gut zu Fuß ... Es ist nie zu spät!
- Plötzliche Fußprobleme haben lange Vorgeschichten.
- Lokale Fußprobleme gibt es nicht.
- Der Alltag ist die beste Übung.
- Üben allein genügt nicht, Qualität macht den Meister!

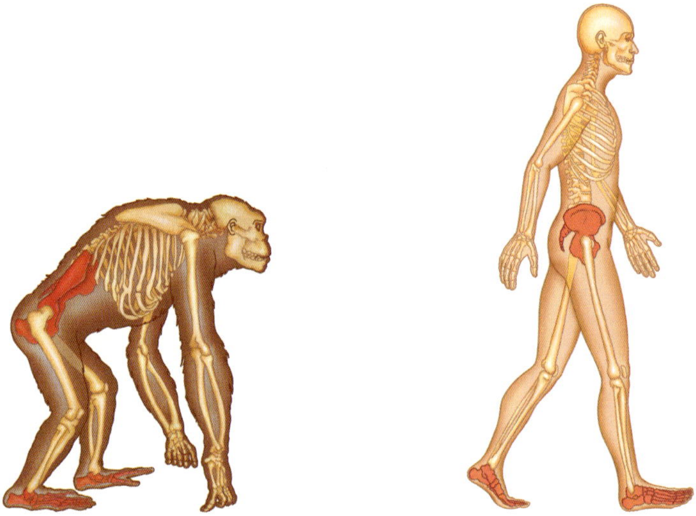

▲ Grundlegende anatomische Veränderungen waren nötig, um uns den aufrechten Gang zu ermöglichen; dabei büßten wir z. B. die Greiffunktion des Fußes ein.

Lebensstil: vom Dauerläufer zum Dauersitzer

Die eigentliche Menschwerdung begann vor rund vier Millionen Jahren mit der „Vermenschlichung" des Fußes. Um die Hände vom Dienst der Fortbewegung zu befreien und für andere Aufgaben zu nutzen, musste der Urmensch erst einmal stabil auf seinen Füßen stehen können. Lange bevor die Entwicklung von Hand und Hirn einsetzte, lernten unsere Vorfahren also, richtig auf beiden Füßen zu stehen und zu gehen.

Lange Zeit lebten unsere Vorfahren als Nomaden auf ewiger Wanderschaft. Erst nach der letzten Eiszeit vor rund 6000 Jahren wurden sie sesshaft. Vor etwa 100 Jahren schließlich mutierte der Mensch zum modernen „Sitzling": im Bürostuhl, vor dem Fernseher oder im Auto. Dramatische Veränderungen für den Fuß und das gesamte menschliche Bewegungssystem sind die Folge. Gesunde Füße jedoch brauchen Bewegung. Selbst Nichtläufer kommen zu Lebzeiten auf geschätzte 160 Millionen Schritte.

Wendepunkte in unserer Evolution

- vor 4 Mio. Jahren: Urmensch geht
- vor 2 Mio. Jahren: Großhirn entsteht
- vor 10 000 Jahren: Eiszeit
- vor 6000 Jahren: Nomaden werden sesshaft
- vor 100 Jahren: Mensch wird zum „Sitzling"

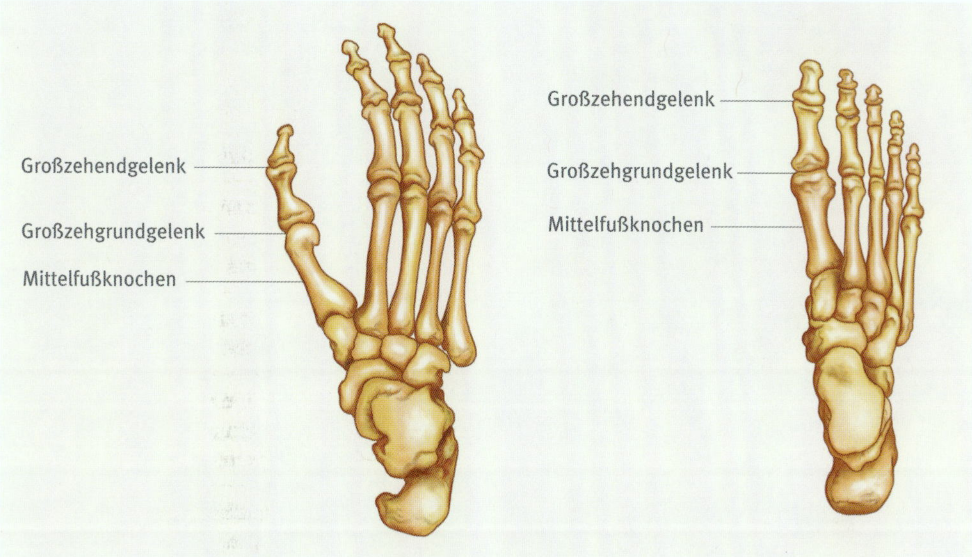

▲ Der Fuß des Affen (links) unterscheidet sich klar vom Fuß des Urmenschen (rechts); parallel angelegte Großzehe, spiraliges Fußgewölbe, massiver Fersenknochen.

Herkunft: Affen- oder Delfinmensch?

Zwei Theorien streiten über unsere jüngere Stammesgeschichte. Gemäß „Savannentheorie“ führt die Entwicklungsgeschichte vom Vierbeiner über ein Affenstadium im Dschungel zurück in die Savanne. Der Urmensch begann aufrecht auf zwei Beinen durchs Leben zu gehen, bekam Kopf und Hände frei für andere Dinge. Die „Wassertheorie“ hingegen sieht das ganz anders: Die Urmenschen lebten in Küstennähe, halb zu Lande, halb im Wasser: daher das dicke Unterhaut-Fettpolster, die vorspringende Nase, die spärliche Körperbehaarung und der Tauchreflex – genau wie bei Meeressäugern.

Mit der Aufrichtung zum Zweibeiner verlagerte sich der Schwerpunkt sprunghaft nach oben. Gleichzeitig verkleinerte sich die Standfläche auf bescheidene zweimal 100 cm^2.

Das Anforderungsprofil an die neuen Füße war gewaltig: Standfestigkeit, Gleichgewicht, Stoßdämpfung, Leichtfüßigkeit – und alles in einem! Trotz Genialität von Keil- und Spiralprinzip gab es eine Schwachstelle: die Verankerung der Großzehe. Der Greiffuß der Affen glich mehr einer Hand als einem Fuß. Das Daumenzehengrundgelenk ist evolutionsgeschichtlich ein sehr bewegliches Gelenk. Und genau darin liegt das Problem: Die elastisch-stabile Verankerung der Großzehe an den Keilbeinen ist anfällig für Fehlbelastung.

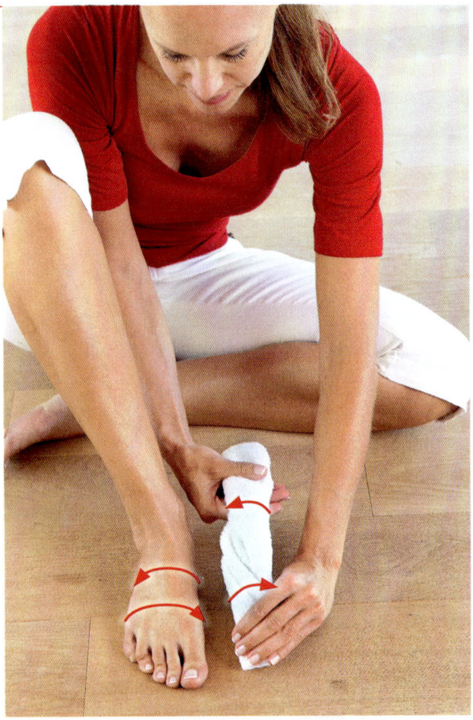

▲ Die Kombination von Rotation und Gegenrotation (Bild links) und

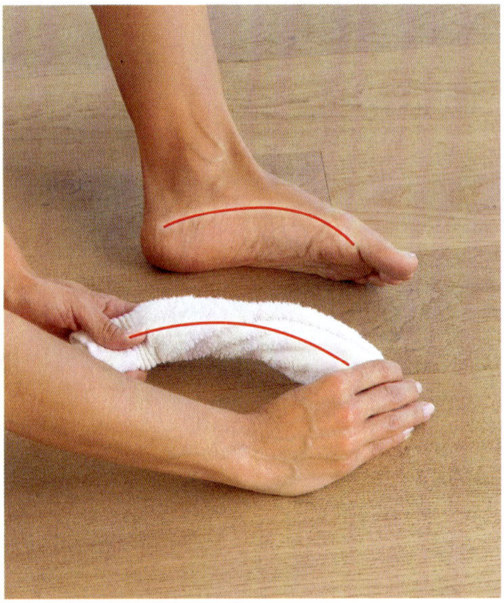

▲ dem C-Bogen

Natur: der Trick mit der Spirale

Finger und Handwurzelknochen liegen fächerartig nebeneinander und bilden eine gewölbte Knochenhalbkugel. Der Vorteil: Die Hand kann sich wie eine Kugel abflachen und einrollen. Damit lässt es sich wunderbar zupacken und loslassen! Nur darauf stehen geht schlecht. Darauf gehen noch viel schlechter. Bei der Entwicklung vom affenähnlichen Greiffuß zum menschlichen Standfuß hat sich die Evolution etwas einfallen lassen: den Trick mit der Spirale! Das Kugelgewölbe des Greiffußes wurde in ein Spiralgewölbe umgebaut. Die Ferse wurde um 90 Grad gedreht, der Fersenknochen massiv verstärkt und die Großzehe vorn flach angelegt.

Die Spirale ist ein altbewährtes Lebens-, Bewegungs- und Strukturprinzip und begegnet uns in der Natur auf Schritt und Tritt: Schneckenhäuser bieten sichere Rückzugsmöglichkeit; gewundene Geweihe sind stolzer Schmuck und gefährliche Kampfwaffe; Pflanzen wachsen sich windend nach oben und gewinnen so Stabilität und Biegsamkeit. Die Urelemente Luft und Wasser bewegen sich bevorzugt in Spiralform, als Wirbelwind oder Wasserstrudel. Die Liste ließe sich beliebig fortsetzten, von der DNS-Doppelhelix der Chromosomen bis zur Nabelschnur oder zum galaktischen Spiralnebel.

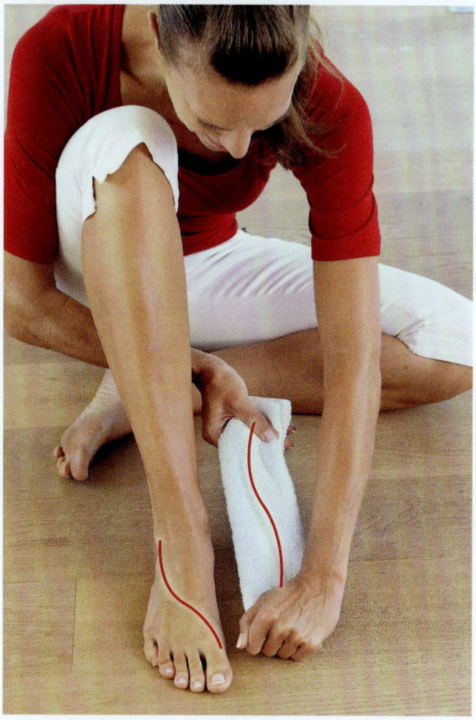

▲ und dem S-Bogen ist entscheidend für Stabilität und Elastizität des Fußgewölbes

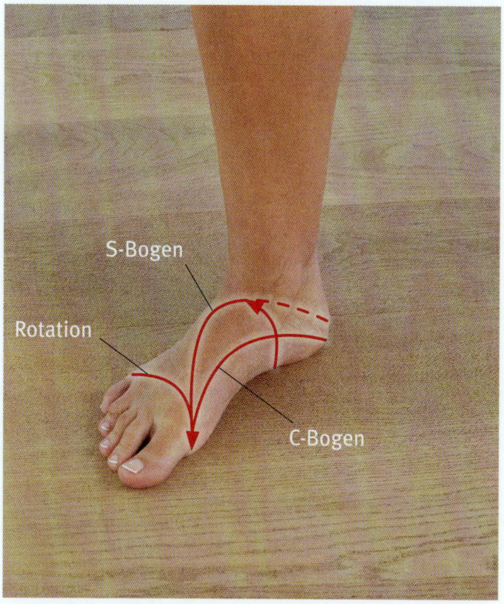

▲ und ergibt letztendlich die spiralige Verschraubung.

Rotation: bitte dreidimensional

Eine Schwalbe macht noch keinen Sommer. Und eine Drehung noch keine Spirale. Die Schraubenspirale hat eine genau definierte charakteristische Form und Dynamik. Das Geheimnis liegt in den drei Dimensionen. Versuchen Sie es mit einem Handtuch: Falten Sie es zusammen und wringen Sie es gleichmäßig mit beiden Händen aus: Ihre Hände drehen in entgegengesetzte Richtungen. Nun drehen Sie weiter und beobachten, was in der Mitte des Tuches passiert: Es wölbt sich auf, ein C-Bogen entsteht. Drehen Sie kräftig weiter: Die Enden des Tuches drehen sich S-förmig voneinander weg: Sie haben soeben die klassische dreidimensionale Schraubenspirale erschaffen, die sogenannte Helix.

Helix: C-Bogen, S-Bogen plus Rotation

Rotation entsteht durch Drehung und Gegendrehung. Der C-Bogen entspricht der Aufwölbung in der Mitte, der S-Bogen ist am besten von oben sichtbar. Die Helix entsteht durch Rotation plus C-Bogen plus S-Bogen. Genau dieses Know-how setzte die Natur zur Entwicklung des menschlichen Fußes ein und Sie zur Gesunderhaltung Ihrer Füße.

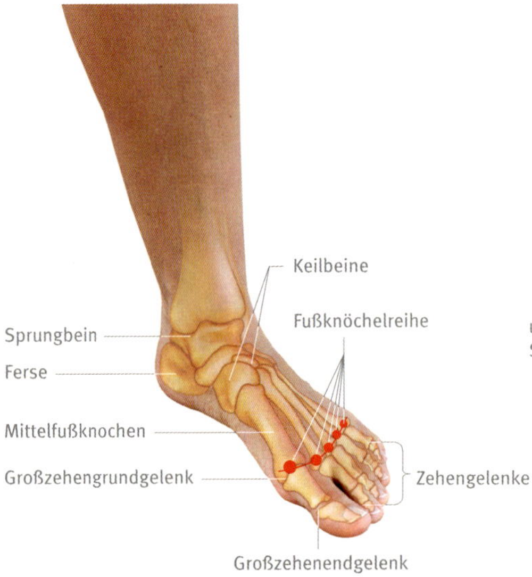

▲Das Fußskelett besteht unter anderem aus der Ferse, den Keilbeinen, den Mittelfußknochen und den Zehen.

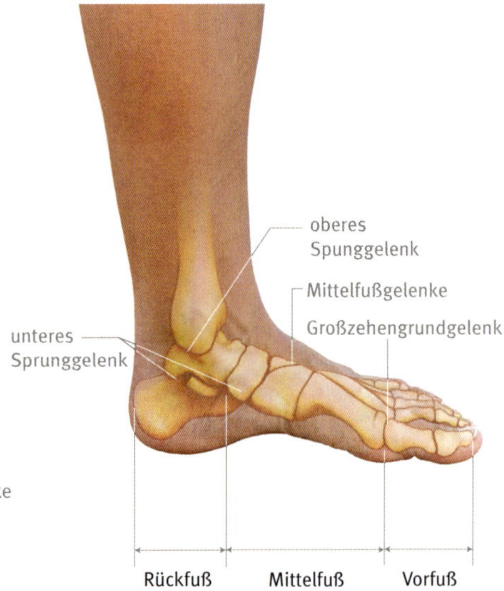

▲ Die Fußgelenke sorgen für die Beweglichkeit im Fuß.

Fußskelett: Anatomie zum Anfassen

Das Fußskelett ist ein komplexes Wunderwerk aus 28 Knochen. Vier gut sichtbare Orientierungspunkte helfen Ihnen bei Selbstdiagnose und Übungskontrolle: Fersenbein, Keilbeine, Fußknöchelreihe und Zehennägel. Beim gesunden Fuß erkennen Sie:

- Das Fersenlot von hinten betrachtet.
- Die Keilbeine: durch Schraubung im Fuß stabil verkeilt.
- Die Fußknöchelreihe: flacher C-Bogen beim entlasteten Fuß.
- Alle Zehennägel sind im Stehen mit bloßem Auge gut sichtbar (bei Krallen- und Hammerzehen sind sie nicht mehr sichtbar).

Fußgelenke: Gelenkigkeit garantiert

Die verschiedenen Gelenke teilen sich die unterschiedlichen Aufgaben:

- Oberes Sprunggelenk: Fortbewegung dank Beuge- und Streckbewegung kombiniert mit leichter Drehkomponente.
- Unteres Sprunggelenk: Ausgleich von Bodenunebenheiten durch eine komplexe Kipp-Dreh-Bewegung.
- Mittelfußgelenke: spiralige Schraubung von Vor- und Rückfuß, Gewölbe und Stabilität.
- Zehengrundgelenke: Stoßdämpfung, abrollen und abstoßen.

Dynamik und Stabilität

- Stabilität: Rückfuß
- Beweglichkeit: Mittelfuß
- Abrollen: Vorfuß
- Stoßdämpfung: Fußsohle

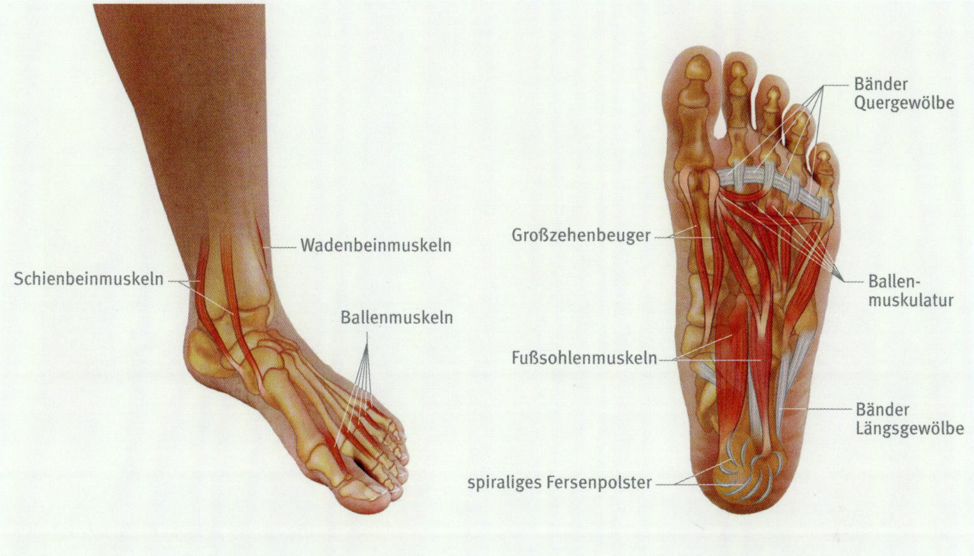

▲ Die langen Fußmuskeln des Schien- und Wadenbeins sorgen für die Verschraubung im Fuß und ein aktives Gehen.

▲ Die Ansicht von unten zeigt gut den spiraligen Aufbau der gekammerten Fersen-Fettpolster und die Vielzahl der Fußsohlenmuskeln.

Fußmuskeln: Muntermacher für müde Füße

Vier Muskelgruppen garantieren das aktive Zusammenspiel im Fuß: aufsetzen, Stoßdämpfung, abrollen und abstoßen.

- Die kräftige Wadenmuskulatur sorgt für den nötigen Antrieb beim Abbremsen und Abstoßen.
- Die Schienbeinmuskeln umgreifen den Mittelfuß wie ein Steigbügel. Sie drehen den Rückfuß nach außen. Die Wadenbeinmuskeln drehen den Vorfuß nach innen und unterstützen so die Spirale.
- Die kurzen Fußsohlenmuskeln geben dem Gewölbe Halt und Spannkraft. Sie können überdehnt (Plattfuß) oder verkürzt (Hohlfuß) sein.
- Die längs und quer verlaufende tiefe Ballenmuskulatur verstrebt das flache Vorfußquergewölbe, macht es zu einem effizienten Stoßdämpfer und vermittelt Impulskraft beim Abstoßen.

Fußstruktur mit Köpfchen

- Innenseite: Gewölbe
- Außenseite: Bodenkontakt
- Längsgewölbe: Stabilität
- Quergewölbe: Elastizität

Fußsohle: Druckpolster mit Spiralform

Das dicke Unterhautfettpolster ist durch spiralig angeordnete Trennwände (Septen) in einzelne Kammern unterteilt, genau wie bei einem sicheren Schlauchboot. Sie verhindern, dass Fettgewebe bei zu starker Belastung zur Seite weggedrückt wird. Bei chronischer Fehlbelastung allerdings wird die Polsterung unwirksam.

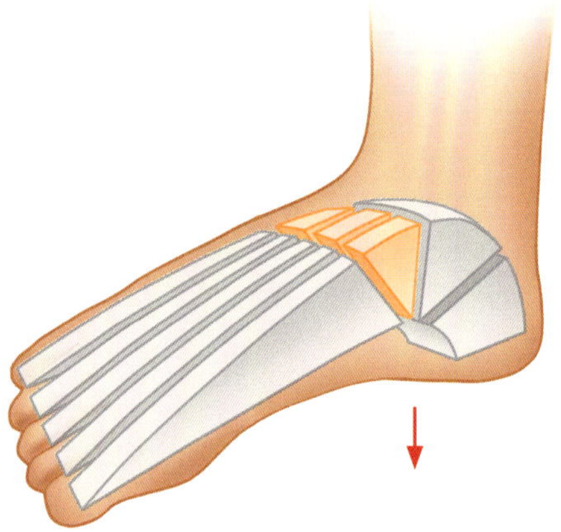

▲ Keilprinzip: Die Keilbeine (orange) befinden sich am Scheitelpunkt des Fußgewölbes. Unter Belastung nehmen Verkeilung und Stabilität zu.

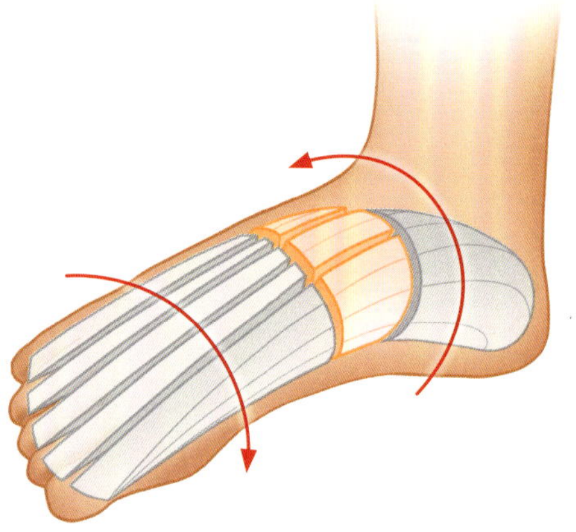

▲ Spiralprinzip: Durch die gegensinnige Drehung von Rück- und Vorfuß werden die Keilbeine eng aneinandergepresst.

Keilprinzip: Das Gewölbe trägt sich selbst

Die Abschlusssteine eines römischen Torbogens sind keilförmig, zum Rundbogen aneinander gereiht ergibt sich so die gewünschte Stabilität. Der Torbogen trägt sich selbst ohne tragende Säule in der Mitte. Beim Iglu wirkt dasselbe Prinzip. Genauso beim Fußgewölbe: Am Scheitelpunkt des Gewölbes befinden sich die drei Keilbeine. Der Name ist Programm, die Genialität des Keilprinzips offenbart sich in der Dynamik: Mit wachsender Belastung verkeilen sich die Keile stärker ineinander und sorgen für Stabilität.

Spiralprinzip: Torsion hält Keile zusammen

Klaffen die Keilbeinspitzen auseinander, geht die Eigenstabilität verloren. Wer möchte in einem Iglu übernachten, dessen Schneeziegel ihre Keilform im Kuppelgefüge verloren haben? Der Spontanzusammenbruch ist vorprogrammiert. Genauso beim Fuß: Die Verkeilung des Gewölbes kommt durch die gegensinnige Schraubung (Torsion) von Vor- und Rückfuß zustande. Dabei dreht der Rückfuß nach außen (Supination), der Vorfuß nach innen (Pronation), die Keilbeinspitzen lagern eng zusammen und stabilisieren sich optimal. Lässt die Torsion nach, nimmt die Verkeilung automatisch ab, die Keilbeinspitzen klaffen auseinander, das Fußgewölbe wird instabil.

Ganz schön verdreht

- Rückfuß dreht nach außen
- die Keilbeine im Mittelfuß sind verkeilt
- Vorfuß dreht nach innen

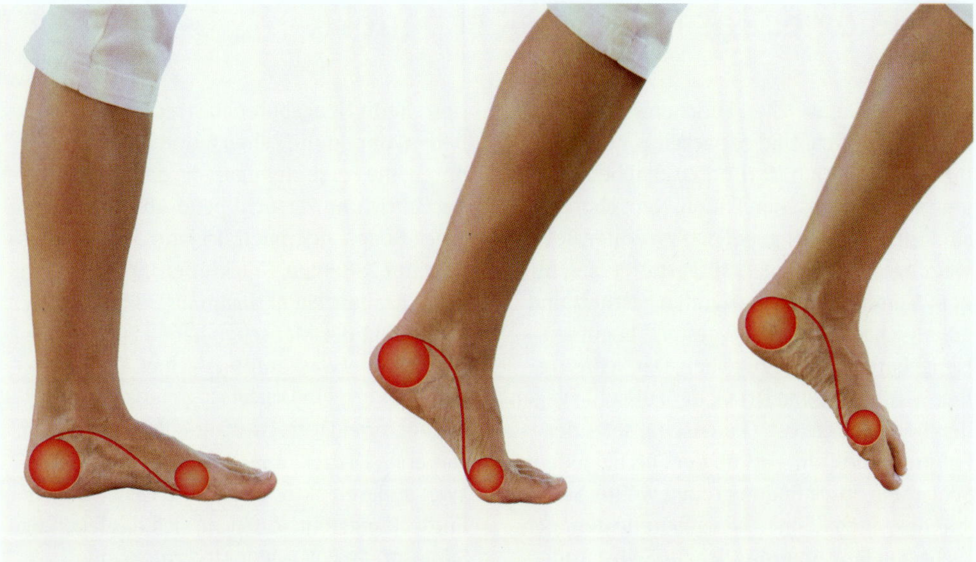

▲ Beim Abrollen wird der Fuß von einer Wellenbewegung durchwandert. Die Kraft der Welle sitzt in den kleinen Ballenmuskeln.

Dreipunkte-Theorie: veraltet und überholt

Warum sollte ein Fuß auf drei Punkten stehen, wenn er das Körpergewicht auf seine ganze Bodenkontaktfläche verteilen kann? „Druck gleich Kraft pro Fläche" heißt die physikalische Formel. Ob ein Fuß auf 120 cm^2 oder auf drei Punkten steht, macht einen gewaltigen Unterschied: kleine Fläche, großer Druck. Genau das Gegenteil der Dreipunkte-Theorie trifft zu: Eine möglichst flächige Lastenverteilung ist anatomisch richtig.

Vorfußquergewölbe: Stoßdämpfer in Aktion

Lässt man eine Schar Fußgesunder barfuß über eine Druckmessplatte spazieren, finden sich die Spitzendruckwerte im Bereich der Vorfußmitte – das typische Spreizfußzeichen! Spreizfüße sind inzwischen so häufig, dass sie mitunter dem Durchschnitt entsprechen. Aus Spiraldynamik®-Sicht gibt es ein Vorfußquergewölbe – aber nur beim entlasteten Vorfuß. Unter Belastung flacht es vollständig ab, die tiefe Ballenmuskulatur gibt dabei federnd nach und wirkt als Stoßdämpfer. Beim Abstoßen wird die gespeicherte Energie wieder frei, was dem Fuß Impulskraft und Leichtfüßigkeit vermittelt. Rhythmisch wiederholt entsteht so eine wellenartige Bewegung im Fuß.

So funktioniert das Vorfußquergewölbe

- Entlastung: gut sichtbar
- Belastung: stoßdämpfend
- Abrollen: flach gedrückt
- Abstoßen: Energie wird frei

Neurologie: Das Programm ist perfekt

Babyfüße! Die weichen Füßchen sind einfach unwiderstehlich. Und zupacken können sie: Ihre Greiffunktion ist rund 20-mal besser als jene von erwachsenen Füßen. Neugeborene sind mit einem Set genetisch vererbter Bewegungsautomatismen ausgestattet, z. B. mit dem Schreitreflex: Von Händen gestützt und auf eine flache Unterlage gestellt, beginnen Neugeborene sofort zu gehen. Der Schreitreflex wird durch den Druck der Fußsohle gegen den Boden ausgelöst. Gleichzeitig setzt der Fußgreifreflex ein – als ob der Fuß bei jedem Schritt ein Stück Boden greifen wollte. Selbstständig gehen können Neugeborene dennoch nicht: Ein Jahr unermüdlichen „Selbststudiums" genügt ihnen in der Regel. Eine absolute Rekordzeit, um so komplexe Bewegungsprogramme wie Laufen und Springen zu erlernen.

Todsünden

- Keine Frischluft: Den Füßen stinkt's im wahrsten Sinne des Wortes. Lassen Sie so oft wie möglich Luft an Ihre Füße: Gehen Sie barfuß über taufeuchtes Gras, durch warmen Sand, über kühle Kieselsteine oder lassen Sie mal die Füße im Wasser baumeln.
- Kein Auslauf: Die Füße verkümmern, wenn sie ständig bewegungslos unterm Schreibtisch herumstehen.
- Zu kleine Schuhe führen zu Wachstumsfehllenkung.
- Sind die Schuhe dagegen zu groß, rutschen die Füße darin umher und die Zehen werden gestaucht.
- Ist die Schuhsohle zu hart, hat der Fuß kein Bodengefühl.

Genetik: Reserven rasch aufgebraucht

Die Evolution hat ihr ganzes Know-how in Hard- und Betriebssoftware der Füße investiert. Beim Neugeborenen strecken sich bei Bodenkontakt die Zehen automatisch nach unten, die Ferse steht gerade, der Vorfuß federt aktiv und versucht beim Abstoßen ein Stück Boden zu greifen. 15 Jahre später: Teenager mit X-Beinen, Knickfüßen, Spreizfußtendenz, Krallenzehen. Nochmals 30 Jahre später: 40 Prozent der Menschen haben Fußprobleme. Irgendetwas läuft hier schief. Die Faustregel besagt: Ein Drittel ist genetische Veranlagung, zwei Drittel der alltägliche Gebrauch. Das erste Drittel können Sie optimieren, die zwei anderen aktiv verändern. Gehen Sie auf Entdeckungstour. Rufen Sie sich das lebendige Sinnesorgan Fuß wieder in Erinnerung.

▼ Über sonnenwarme Planken laufen, rein ins kalte Wasser – Ihre Füße lieben Abwechslung.

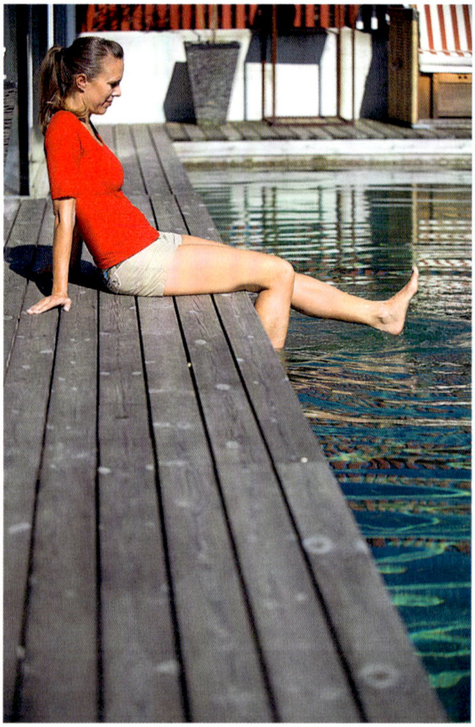

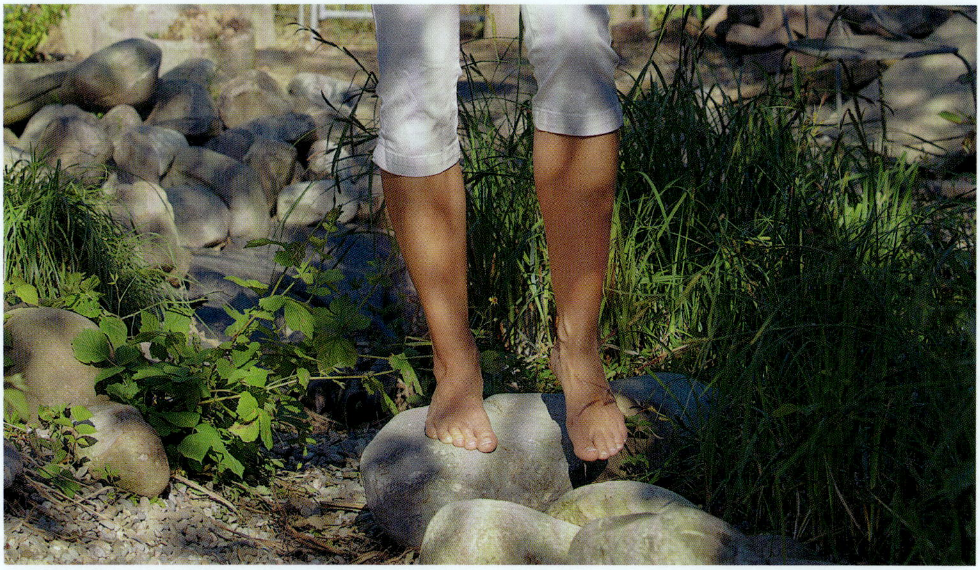

▲ Barfuß auf Steinen balancieren, über Kiesel laufen, durchs Gras streifen oder durch Matsch staken – Ihre Füße wollen was erleben.

Propriozeption: sich selbst wahrnehmen

„Proprio-" bedeutet „Selbst-". Der zweite Wortteil „-zeption" heißt „annehmen", „empfangen". Zusammengesetzt bedeutet Propriozeption Eigenwahrnehmung. Sie ist der Schlüssel zu intelligenter Bewegung und mitunter zu wirkungsvoller Unfallverhütung. Ein praktisches Beispiel: Stellen Sie sich einen leichten Fehltritt in Zeitlupe vor. Der Fuß beginnt nach außen abzuknicken. Die sensiblen Nerven reagieren – die Muskeln werden aktiv und bremsen die Auslenkung. Die unheilvoll wirkenden Kräfte werden so verlangsamt. Der Fuß wird sich seiner misslichen Lage rechtzeitig bewusst und kann sich reflexartig durch eigene Muskelkraft stabilisieren.

Was die Füße wahrnehmen

- Bodenbeschaffenheit
- Gewichtsverteilung, instabile Unterlage
- Berührung, Temperatur, Vibration

Reflextraining: Reflexe sind lernbar

Übung macht den Meister – das gilt hier wie überall. Solche propriozeptiven Schutzreflexe können eingeübt werden. Darauf beruhen alle präventiven Methoden zur Förderung der Koordination im Fuß. Reflextraining hat immer eine unwillkürliche Komponente, ist bewusstseinsfähig, aber nicht bewusstseinspflichtig. Der Fuß lernt sozusagen von allein, wenn man ihm die Möglichkeit dazu bietet: Sie können den Lernprozess aktiv beobachten, aber nicht direkt eingreifen. Stellen Sie sich auf eine wackelige Unterlage: Ihre Füße werden sich reflexartig den Wackelbewegungen anpassen. Jedes Gleichgewichtstraining auf instabiler Unterlage wird so zum Reflextraining.

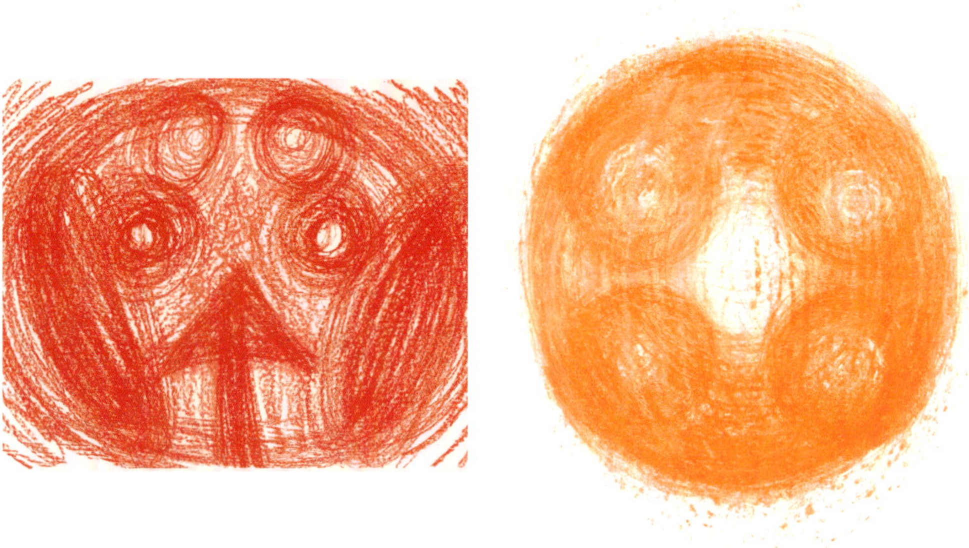

▲ Fußbilder: Spiegel der Befindlichkeit. Subjektive Wahrnehmung des Bodengefühls: links vor und rechts nach einer Spiraldynamik®-Fußtherapie.

Psychologie: Zeigt her eure Füße

Es gibt einen direkten Zusammenhang zwischen Füßen und Seele. Sie spiegeln sozusagen das Fundament der Seele. Plattfüße beispielsweise symbolisieren das erfolglose Suchen nach Halt. Der Zusammenhang zwischen Haltlosigkeit und Plattfüßen ist keine Ursache-Wirkung-Beziehung. Es wäre falsch zu sagen: „Weil ich im Leben keinen Halt finde, habe ich Plattfüße". Genauso falsch wäre die umgekehrte Logik: „Weil ich Plattfüße habe, ist Standfestigkeit ein Thema in meinem Leben." Der psychosomatische Zusammenhang entspricht vielmehr einer Wechselwirkung. Haltsuche und Plattfuß entsprechen sich gegenseitig – sind Wirkung und Ursache zugleich.

Ein Fuß hat grundsätzlich zwei Optionen, um die Standfestigkeit zu erhöhen. Er kann sich am Boden festkrallen oder seine Auflagefläche vergrößern. Jeder Mensch reagiert auf Stress in einer für ihn typischen Weise: Anspannen oder loslassen, Rebellion oder Resignation, Hohlfüße oder Plattfüße. Dieses emotionale Reaktionsmuster hinterlässt im Laufe der Jahre deutliche Spuren in den Füßen.

Die Vernachlässigung der Füße hat leider Tradition:

- Im alten China galten vollständig verkümmerte Lilienfüße als schön.
- Harte Babyschuhe treiben den noch perfekten, weichen Füßchen schon früh die Entdeckerlust aus.
- Falsche Kinderschuhgrößen führen unweigerlich zu Fehlentwicklungen.
- Der Tribut, den frau für spitze, hohe Modeschuhe zahlen muss, heißt Spreizfuß und Hallux valgus.
- Auch mangelnde Fußpflege hat leider Tradition bei uns.

Fußpsychologie: das kleine Einmaleins

Gäbe es Vorschriften für den artgerechten Umgang mit den eigenen Füßen, käme ein stattlicher Teil der Bevölkerung mit dem Gesetz in Konflikt.

Knickfüße

„Neben" dem eigenen Fundament stehen, ohne es zu merken. Der unbewusste Knick hat Folgen: Urvertrauen und Verankerung sind unvollkommen. Das Fundament steht schief, beginnt zu wackeln. Bauen Sie grundsätzlich zuerst ein stabiles Fundament auf – sei es in Beziehungen, Projekten oder im Beruf.

Senk- und Plattfüße

Senkfüße sprechen für ein starkes und unerfülltes Bedürfnis nach Bodenkontakt, Stabilität und Sicherheit. Plattfüße sind bleischwer, ihr Stand undifferenziert, ihre Fortbewegung schleppend. Vitalität und Dynamik brauchen Wurzeln. Je höher der Baum, desto wichtiger die Verwurzelung.

Hohlfüße

Sie sind schlechte Blitzableiter. Statt Spannung nach unten abzuleiten, bleibt sie im Inneren der Füße gefangen. Die psychologische Gleichung: Halt suchen bedeutet Festhalten. Das Bedürfnis nach Sicherheit durch Kontrolle ist stark. Entwickeln Sie Vertrauen in den Boden, der Sie trägt.

Spreizfüße

Sie laufen wie auf Felgen, meist ohne Rücksicht auf eigene Verluste. Die versteckte innere Weichheit passt nicht zur nach außen getragenen Strenge gegen sich selbst. Ein Kuckucksei, das man sich selbst ins Nest gelegt und dann vergessen hat. Grenzen der Belastbarkeit erkennen, klare Abgrenzung, kleine Schritte statt große Sprünge.

Hallux-Probleme

Fortschritte sind mit Schmerz, Anstrengung oder Umwegen verbunden. Suchen Sie den richtigen Ansatzpunkt, das Sprungbrett für die persönliche Weiterentwicklung. Überwinden Sie die Angst vor dem nächsten Schritt.

Krallenzehen

Sie betonen auf augenfällige Weise die Tendenz, sich festzukrallen. Festhalten und durchhalten, ähnlich wie beim Hohlfuß. Krallenzehen greifen meist ins Leere, nichts als Luft zwischen den Fängen. Wer zupacken will, muss vorher loslassen. Analog zur Weisheit: Wer loslässt, hat die Hände frei. Das gilt auch für befreite Füße!

Fußsprache: Was will der Fuß uns sagen?

- Knickfuß: Fundament
- Plattfuß: Resignation
- Hohlfuß: Auflehnung
- Spreizfuß: Abgrenzung
- Hallux: Fortschritt
- Krallenzehen: Kontrolle

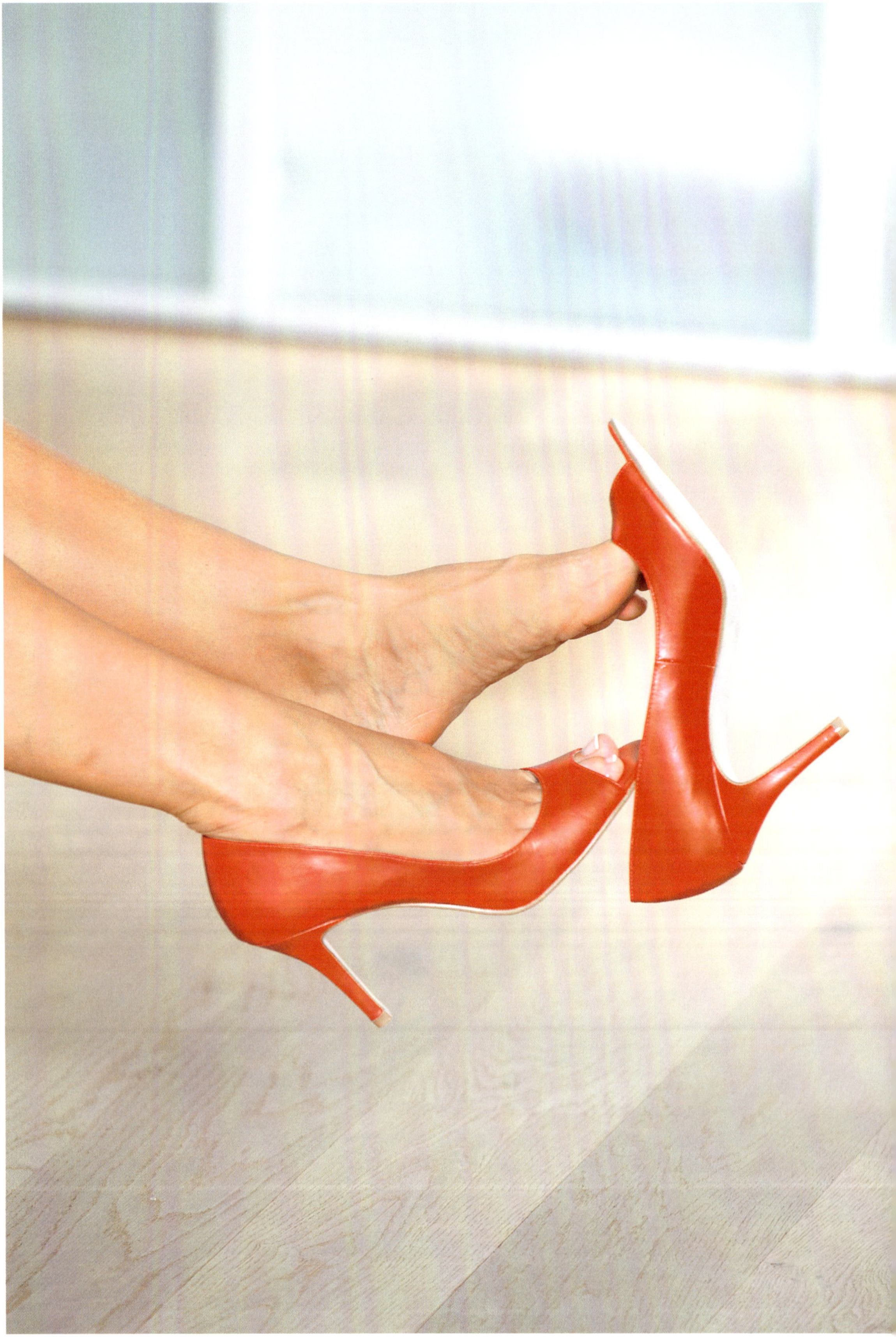

Fußprobleme: Was läuft schief?

Wenn Füße sprechen könnten, hätten Ihre Ihnen vermutlich schon längst den Marsch geblasen. Denn jeder zweite Erwachsene läuft mit „kranken“ Füßen herum. Wie steht es um Ihre Füße? Wo zieht, drückt oder schmerzt es? Und woran könnte das liegen?

Selbst-Check: Wie geht es Ihren Füßen?

Vermuten Sie – spätestens nach der Lektüre des ersten Kapitels – bei sich Knick-, Senk-, Spreizfüße oder sonstige Fußfehlstellungen, machen Sie zunächst den Orthotest. Bestehen noch weitere Symptome wie Schmerzen, Gefühlsstörungen, Haut- oder Nagelverfärbungen, Kraftverlust oder Sensibilitätsstörungen, sollten Sie im zweiten Schritt auch die Tabellen zu den Leitsymptomen durchschauen, und alles ankreuzen, was auf Sie zutrifft. In der rechten Spalte stehen jeweils die möglichen Ursachen. Manchmal ist die Selbstdiagnose einfach, wie im Falle des Restless-Legs-Syndroms, häufig gibt es aber auch mehrere mögliche Diagnosen. In jedem Falle ist es ratsam, den entsprechenden Fachmann für die vermutete Diagnose aufzusuchen – welcher Arzt für welche Problembereiche zuständig ist, erfahren Sie im dritten Schritt. Sichern Sie sich durch die ärztliche Untersuchung ab, damit Sie dann im vierten Schritt die richtigen Übungen für sich auswählen können.

In vier Schritten zur richtigen Diagnose und Selbsthilfe

1. Orthotest
2. Leitsymptome
3. Der richtige Arzt für Ihre Füße
4. Die optimalen Übungen

Schritt 1: Orthotest

Fersenbein: gerade oder Knickfuß?

Ziehen Sie Ihre Socken aus und überprüfen Sie, wie gut Ihre Füße dastehen. Nehmen Sie einen großen Spiegel zu Hilfe, den Sie auf den Boden stellen, oder bitten Sie jemanden, von hinten auf Ihre Füße zu schauen oder Ihre Füße mit dem Handy zu filmen: Wie verläuft die Achillessehne? Normalerweise verläuft sie geradlinig und vertikal. Beim Knickfuß zeigt sie einen gebogenen Verlauf. Machen Sie die Feuerprobe mittels Einbeinstand und Einbeinhüpfen: Was macht das Fersenbein des Standbeins? Knickt es unter Belastung nach innen weg oder bleibt es gerade und stabil? Knickfußtendenzen treten unter Belastung am deutlichsten zutage.

Fußabdruck: hohl, platt oder normal?

Stellen Sie sich mit feuchten Füßen kurz auf einen hellen Steinboden oder ein Stück Zeitungspapier – schon haben Sie Ihre Fußabdrücke. Wenn Sie einen bleibenden Fußabdruck haben wollen, der Ihnen sehr gut zur Erfolgskontrolle dienen kann (z. B. Fußabdruck vor dem Übungsprogramm, nach drei Monaten, nach sechs Monaten), umfahren Sie entweder den Abdruck auf dem Zeitungspapier mit einem Stift oder bestreichen die Fußsohlen mit abwaschbarer Farbe. Stellen Sie sich dann auf ein Blatt Papier: Beim gesunden Fuß misst der taillierte Mittelfußabdruck ein Drittel der Ballenbreite. Ist der Mittelfuß breiter, ist das Längsgewölbe abgesunken. Es liegt ein Senk- oder gar ein Plattfuß vor. Ist der Mittelfußabdruck auf weniger als ein Drittel der Ballenbreite verschmälert, liegt eine Hohlfußtendenz vor. Ist der Abdruck zweigeteilt – Ballen- und Fersenbereich sind ohne durchgehende Verbindung – spricht dies für einen Hohlfuß oder ausgeprägten Knickfuß.

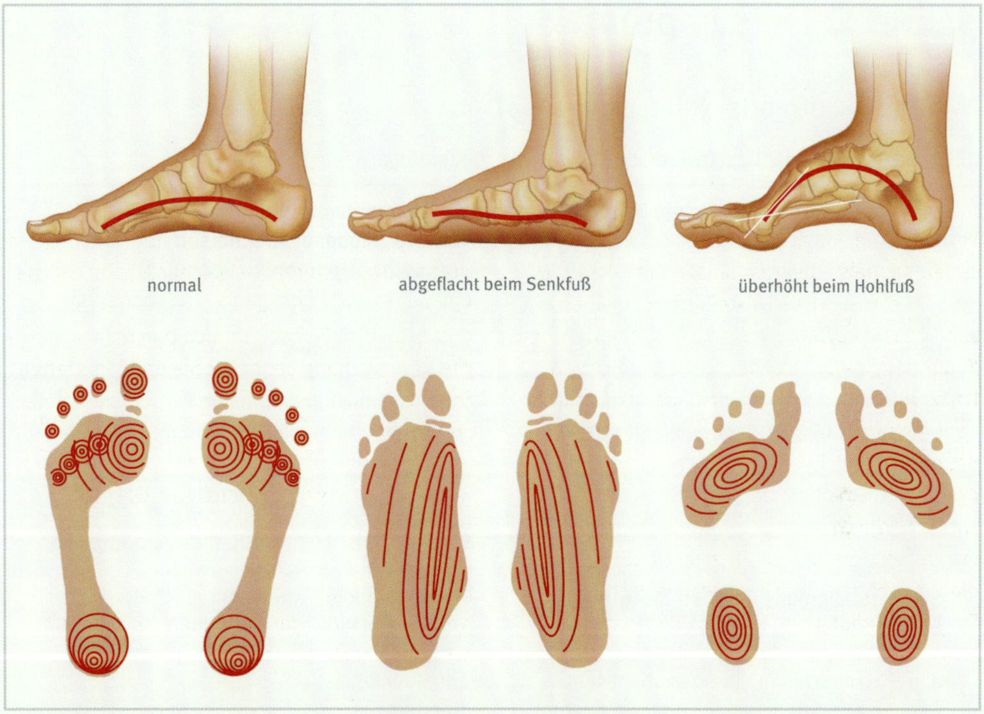

▲ **Links:** Beim gesunden Fuß ist das Längsgewölbe von innen deutlich erkennbar, der Fußabdruck ist tailliert. **Mitte:** Beim Plattfuß berührt die gesamte Fußsohle den Boden. **Rechts:** Beim Hohlfuß verliert der Mittelfuß den Bodenkontakt.

Mittelfußabdruck

- normal: ⅓ des Ballens
- Senkfuß: mehr als ⅓
- Plattfuß: Mittelfuß = Vorfuß
- Hohlfußtendenz: weniger als ⅓
- Hohlfuß: Abdruck zweigeteilt

Längsgewölbe: überhöht oder abgeflacht?

Stellen Sie sich fest auf beide Füße und beurteilen Sie mithilfe eines Spiegels das Längsgewölbe auf der Innenseite. Beim Senk- oder Plattfuß ist es abgeflacht bis flach. Beim gesunden Fuß ist es etwa zwei Fingerbreit hoch. Beim Hohlfuß sind Längsgewölbe und Fußrist überhöht. Führen Sie vorsichtig von innen einen Bleistift unter das Fußgewölbe. Beim Senk- oder Plattfuß gelingt Ihnen dies nur andeutungsweise. Beim Hohlfuß ist die Gewölbehöhle tief. Fast wie bei einem Tunnel kommt der Stift auf der anderen Seite wieder heraus.

Vorfußquergewölbe: leicht gewölbt oder platt?

Gesunde Vorfüße haben ein leichtes Quergewölbe. Das erkennen Sie am C-Bogen der „Fußknöchelreihe" und an den „entspannten Zehen". Wie eine Perlenschnur reihen sich die Fußknöchel fünffach nebeneinander. Sind sie abgesunken – Sie sehen nur längliche Sehnen statt rundliche Knöchel –, spricht dies für einen Spreizfuß. Ist der Vorfuß nach unten durchgedrückt, mit starker Hornhautbildung unten am Fußballen und Krallenzehen, spricht dies für einen ausgeprägten eingesteiften Spreizfuß. Gesunde Zehen sind gerade und entspannt. Im aufrechten Stand können Sie alle zehn Zehennägel erkennen.

Schritt 2: Leitsymptome

Haben Sie Fuß- oder Beinschmerzen?

Akute Schmerzen oder Beschwerden	Bedeutung
☐ rasende Schmerzen im ganzen Bein oder Fuß	- Gefäßverschluss* (Seite 47) - Venenthrombose* (Seite 132) - Bandscheibenproblem (Seite 125)
☐ starke Schmerzen hinten oder seitlich am Bein	- Ischiasschmerz - Bandscheibenvorfall (Seite 125)
☐ Kraftverlust, Lähmung in einem Bein (Einbeinhüpfen, Fersengang, Treppensteigen nicht mehr möglich)	- Bandscheibe mit Lähmung* - schmerzbedingte Pseudolähmung - Achillessehnenriss (Seite 116)
☐ Kribbeln, Gefühlsstörung in einem Fuß oder Bein	- Bandscheibe mit Gefühlsstörung* - andere Wirbelsäulen- oder Nervenprobleme
☐ Schmerz, Lähmung und Gefühlsstörung in beiden Beinen	- Rückenmark betroffen*, Bandscheiben, drohende Querschnittlähmung
☐ akute Schmerzen in einem bestimmten Gelenk, z. B. Sprunggelenk oder Großzehengrundgelenk	- Gichtanfall - Rheuma - Erstmanifestation einer Arthrose (Seite 120)

Notfall: Die mit * gekennzeichneten Verdachtsdiagnosen können lebensbedrohlich sein und erfordern in aller Regel das sofortige Aufsuchen eines Notarztes.

Chronische Schmerzen oder Beschwerden	Mögliche Bedeutung
☐ lokalisierte Schmerzen	- Arthrosen, Überlastungen, Verletzungen: Bedeutung je nach Schmerzlokalisation (siehe rechte Seite)
☐ Ruhelosigkeit und Missempfindungen der Beine nachts oder bei langem Sitzen, Beschwerden verschwinden bei Bewegung	- Restless-Legs-Syndrom (Seite 128)
☐ bleierne Müdigkeit nach langem Stehen	- gestörte Fußstatik, z. B. Senkfuß (Seite 84) - Venenprobleme (Seite 46)
☐ chronisch wiederkehrende anfallartige Schmerzen in beiden Füßen mit Hautrötung	- Durchblutungsstörung (Seite 130)
☐ andauernde belastungsunabhängige und unerklärliche Schmerzen in einem oder beiden Füßen	- Durchblutungsstörung (Seite 130) - Nervenstörung (Polyneuropathie, Seite 128) - Phantomschmerz

Wo empfinden Sie den Schmerz?

Typische Schmerzlokalisation	Mögliche Bedeutung
☐ Achillessehne	– Achillessehnenentzündung (Seite 116) – Achillessehneneinrisse (Seite 116)
☐ Ferse (nachts)	– Überlastung Achillessehne (Seite 116) – Bechterew-Krankheit
☐ Ferse (belastungsabhängig)	– Sehnenplattenentzündung der Fußsohle mit oder ohne Fersensporn (Seite 112) – Arthrose des unteren Sprunggelenks (Seite 120) – Überlastung Achillessehne (Seite 116) – Einrisse im Fersendruckpolster (Seite 21)
☐ Innenknöchel	– Sehnenentzündung z. B. beim Tibialis-posterior-Syndrom (Seite 88) – Bänderzerrung, alter Bänderriss
☐ Außenknöchel	– Sehnenentzündung; springende Sehne – Bänderzerrung, alter Bänderriss
☐ Zwischen Innen- und Außenknöchel	– Arthrose des oberen Sprunggelenks (Seite 120)
☐ Fußsohle	– Sehnenplattenentzündung der Fußsohle mit oder ohne Fersensporn (Seite 112) – Hohlfuß, Überlastung Fußsohle (Seite 92)
☐ Längsgewölbeinnenseite	– Gewölbeüberlastung – Knick- (Seite 80), Senk- oder Plattfuß (Seite 84)
☐ Großzehengrundgelenk	– Hallux valgus mit Knochendruckschmerz (Schuhe drücken gegen den Knochen, Seite 100) – chronische Schleimbeutelentzündung – Arthrose Großzehengrundgelenk (mit Versteifung: Hallux rigidus, Seite 104) – Gicht oder andere Gelenkentzündungen
☐ Vorfußballen	– Spreizfuß mit Hornhaut an der Ballenmitte (Seite 96) – Knochendruckschmerz (Metatarsalgien, Seite 96) – Nervendruckschmerz (Morton-Neuralgie, Seite 124)
☐ Zehen (elektrisierender Schmerz) ☐ deformierte Zehen	– Hallux valgus (Seite 100) – Krallen- und Hammerzehen (Seite 108) – Hühneraugen, Pilzbefall zwischen Zehen (Seite 172)

Sichtbare Alarmzeichen: Bemerken Sie Schwellungen?

Ob die Temperatur eines Fußes erhöht ist, erspüren Sie am besten mit dem Handrücken im Vergleich zum anderen Fuß. Bei schmerzfreier Schwellung drücken Sie sanft mit dem Mittelfinger hinein. Das typische Zeichen für Ödeme ist eine bleibende Delle nach dem Nachlassen des Fingerdrucks.

Schwellung am Fuß oder Bein	Mögliche Bedeutung
☐ lokale schmerzhafte Schwellung nach Gewalteinwirkung	- Verletzung, Unfall* - Bluterguss, Fraktur* - Bänderriss, Sehnenriss (Seite 88) - aktivierte Arthrose (Seite 120)
☐ lokale, schmerzarme, langsam aufgetretene Schwellung	- Arthrose (Seite 104, 120) - Entzündung - Tumor* - Knochennekrose - Ermüdungsbruch
☐ lokale, plötzlich aufgetretene schmerzhafte Schwellung, eventuell mit Rötung und Überwärmung	- Infektion, Gelenkentzündung* - Ermüdungsbruch - Arthrosen (Seite 120)
☐ generalisierte, plötzlich aufgetretene schmerzhafte Schwellung eines Fußes oder Beines	- Beinvenenthrombose*(Seite 132) - andere Ursachen
☐ generalisierte, plötzlich aufgetretene schmerzhafte Schwellung beider Füße	- Beckenvenenthrombose*(Seite 132) - andere Ursachen
☐ generalisierte schmerzlose Schwellung beider Füße, Ödeme mit bleibenden Dellen nach Daumendruck	- Herz*, Nieren*, Bluteiweiß* - chronische Venenprobleme (Seite 132) - Nebenwirkung Medikament*
☐ schmerzhafte Schwellung hinter dem Fußknöchel	- Überlastung Sehnenscheide z. B. beim Tibialis-posterior-Syndrom (Seite 88) - springende Sehne
☐ schmerzhaftes Überbein	- Drucküberlastung des Knochens - Schleimbeutelentzündung - überzähliges Fußknöchelchen
☐ Knochenablagerung in Gelenknähe	- Arthrosezeichen (Seite 104, 120)

Notfall: Die mit * gekennzeichneten Verdachtsdiagnosen können lebensbedrohlich sein und erfordern in aller Regel das sofortige Aufsuchen eines Notarztes.

Ist die Haut verfärbt?

Hautverfärbung am Fuß oder Bein	Mögliche Bedeutung
☐ plötzliche Blässe mit rasenden Bein- oder Fußschmerzen	- Gefäßverschluss* (Seite 47)
☐ (plötzliche) Dunkelverfärbung mit (starken) Bein- oder Fußschmerzen; Venenzeichnung verstärkt sichtbar	- Venenthrombose* (Seite 132)
☐ heftige Schmerzen (anfallsartig) mit intensiver Rötung von Fuß und Zehen	- Durchblutungsstörung (Seite 47, Seite 130) - Unterkühlung, Sonnenbrand
☐ lokale Verfärbung, Flecken	- ganzes Spektrum Hauterkrankungen (Hautarzt)
☐ schmerzhafte Risse zwischen den Zehen	- Fußpilz; Hygienemangel (Seite 172)
☐ Hornhaut an der Fußsohle	- Zeichen für Drucküberlastung (z. B. beim Spreizfuß, Seite 96)
☐ Warzen, Dornwarzen	- Drucküberlastung und Hygienemangel (Seite 172)

Notfall: Die mit * gekennzeichneten Verdachtsdiagnosen können lebensbedrohlich sein und erfordern in aller Regel das sofortige Aufsuchen eines Notarztes.

Sind die Fußnägel verfärbt?

Verfärbungen der Fußnägel	Mögliche Bedeutung
☐ Verfärbungen ganzer Nagel	- Blutarmut (weißlich) - Herzschwäche (bläulich) - Kälte (bläulich) - Stoffwechselstörungen (verschiedene) - Vergiftung (verschiedene)
☐ Verfärbung fleckförmig	- Unfall (blauschwarzer Zehennagel) - Schuppenflechte (gelblich) - Pilzbefall (Seite 172) - Muttermal, selten Tumor (dunkel)
☐ Verfärbung streifenförmig	- Mangelerscheinung - Vergiftung*
☐ Eingewachsene Zehennägel	- Veranlagung und Druckschäden durch falsche Schuhe (ab Seite 145)

Notfall: Die mit * gekennzeichneten Verdachtsdiagnosen können lebensbedrohlich sein und erfordern in aller Regel das sofortige Aufsuchen eines Notarztes.

Bemerken Sie einen Kraftverlust oder Gefühlsstörungen?

So prüfen Sie die Motorik: Hüpfen Sie mal links, mal rechts auf einem Bein, gehen Sie auf Ihren Fersen und steigen Sie Treppe. Jeder der Tests prüft einen anderen Nerv. Und so prüfen Sie die Berührungsempfindlichkeit: Streichen Sie mit einem Wattestäbchen bei geschlossenen Augen fein über die Haut. Fällt es Ihnen schwer, die Berührung exakt zu lokalisieren? Sind Seitenunterschiede fühlbar? Sind markante Unterschiede zwischen Fuß und Hand wahrnehmbar? Wenn dies der Fall ist, suchen Sie umgehend einen Arzt auf.

Kraftverlust im Fuß und/oder Bein	Mögliche Bedeutung
☐ Kraftverlust in einem Bein – Einbeinhüpfen, Fersengang oder Treppensteigen nicht mehr möglich	- Ischiasschmerz, Bandscheibe - andere Ursachen*
☐ Hängefuß	- Fußheberlähmung
☐ plötzlicher Kraftverlust in beiden Beinen, Lähmung beim Aufstehen, Gefühlsverlust, Blasenstörung	- Rückenmark* - andere Ursachen*
☐ Scheinbarer Kraftverlust infolge Fußschmerz z. B. normale Kraft bei unbelastetem Fuß	- schmerzbedingte Pseudolähmung

Gefühlsstörung am Fuß und/oder Bein	Mögliche Bedeutung
☐ Kribbeln und Taubheitsgefühl entlang eines Beines – vorne, seitlich oder hinten	- Ischiasschmerz, Bandscheibenvorfall - anderes* wie Tumor, Entzündung
☐ plötzliches Kribbeln und Taubheitsgefühl in beiden Beinen mit Kraftverlust, Lähmung beim Aufstehen	- Rückenmark* - anderes* wie Tumor, Entzündung
☐ kribbliges Unruhegefühl in beiden Beinen, vor allem nachts; wird besser beim Aufstehen und Umhergehen	- ruhelose Beine (Restless Legs, Seite 128) - Störung der Blutelektrolyte - nächtliche Wadenkrämpfe

Notfall: Die mit * gekennzeichneten Verdachtsdiagnosen können lebensbedrohlich sein und erfordern in aller Regel das sofortige Aufsuchen eines Notarztes.

Haben Sie kleinere oder größere Fußverletzungen?

Unfälle mit äußerer Gewalteinwirkung stellen die klassische Kategorie der Verletzungen dar. Sie erfordern eine ärztliche Untersuchung, meist mit Röntgenbild. Schwieriger einzuordnen sind chronische Überlastungsverletzungen, etwa ein Knochenriss im Mittelfuß nach intensivem Lauftraining. Eine Sonderkategorie stellen geringfügige Hautverletzungen bei bekanntem Diabetes oder bei chronischer Durchblutungsstörung dar. Infektionen oder chronische Wundheilungsstörungen lauern als ständige Gefahren bereits hinter ganz banalen kleinen Verletzungen. In diesem Fall suchen Sie bitte ohne Verzug den Arzt auf!

Verletzung am Fuß	Mögliche Bedeutung
☐ plötzliches Ereignis, Gewalteinwirkung, Unfall	▬ ganzes Spektrum der Unfälle*
☐ vorausgegangene Belastung, akute lokale Symptome	▬ Ermüdungsbruch, Überlastung
☐ Bagatell-Verletzung bei Diabetes, Durchblutungsstörung	▬ Infektgefahr*, Blutvergiftung*

Notfall: Die mit * gekennzeichneten Verdachtsdiagnosen können lebensbedrohlich sein und erfordern in aller Regel das sofortige Aufsuchen eines Notarztes.

Ist der Fuß instabil?

Auch die Instabilität des Fußes kann mehrere unterschiedliche Ursachen haben. Füße lügen nicht! Das subjektive Gefühl, dass im Fuß irgendetwas instabil ist, ist präziser als sämtliche diagnostischen Tests.

Instabilität des Fußes	Mögliche Bedeutung
☐ Der Fuß findet im Schuh keinen Halt und fühlt sich instabil an.	▬ Der Schuh ist (hinten) zu breit (Seite 147) ▬ schmale Füße, schmale Fersen
☐ Der Fuß knickt plötzlich nach außen weg, auch beim Barfußgehen; tritt speziell beim Abstoßen auf	▬ alter Bänderriss? Bandinstabilität? ▬ springende Sehne am Außenknöchel ▬ Veranlagung zu lockeren Bändern
☐ Gefühl, als ob der Fuß wegknickt; tritt speziell beim in die Kniegehen auf wie beim Skifahren	▬ Einklemmen der Gelenkkapsel ▬ Anschlagen von Knochen an Knochen im oberen Sprunggelenk

Schritt 3: der richtige Arzt für Ihre Füße

Welche Leitsymptome auf welche mögliche Erkrankung hinweisen, haben Sie gerade im zweiten Schritt gelesen. Vielleicht haben Sie nun schon einen Verdacht, um was für ein Problem es sich bei Ihnen handelt. Doch: keine effektive Therapie ohne vorherige eindeutige Diagnose. Lassen Sie daher in jedem Fall Ihre Vermutung von einem entsprechenden Facharzt bestätigen. Für die Diagnostik der meisten Fußprobleme, um die es in diesem Buch geht, ist der Orthopäde zuständig. Auch wenn Sie anhand des Orthotests schon die Fehlhaltungen erkannt haben, wie Knick-, Senk- oder Spreizfuß, die vermutlich zu Ihren Beschwerden führen, lassen Sie Ihre Füße dennoch von einer orthopädischen Fachkraft überprüfen.

Es ist klar, dass Sie mit allen Unfallfolgen oder akuten, plötzlich auftretenden Schmerzen, Schwellungen, Lähmungen, Gefühlsstörungen oder Verfärbungen unverzüglich einen Arzt/Notarzt aufsuchen sollten bzw. sich in die Notfallambulanz der nächsten Klinik begeben.

Bei schon länger bestehenden Beschwerden, die keinen Notfall darstellen, können Sie direkt oder per Überweisung durch den Hausarzt den zuständigen Facharzt ansteuern.

- Der Orthopäde ist für alle Probleme, die mit dem Bewegungsapparat zusammenhängen – Knochen, Muskeln, Sehnen, Gelenke –, die richtige Anlaufstelle.
- Bei allen Beschwerden, die vermutlich mit dem Nervensystem zusammenhängen, sind Sie mit einem Neurologen gut beraten: Nervenschmerzen, Gefühlsstörungen, Lähmungserscheinungen, ruhelose Beine (Restless Legs).
- Stellen Sie fleckige Haut- oder Nagelverfärbungen fest oder haben Sie Fußpilz oder Warzen, suchen Sie einen Dermatologen (Hautarzt) auf. Lesen Sie auch wie sich Fußinfektionen behandeln und zukünftig vermeiden lassen (Seite 172). Fachmännische Fußpflege erhalten Sie beim Podologen (Seite 142).
- Die Angiologie ist das Fachgebiet, das sich speziell mit den Blutgefäßen beschäftigt – Durchblutungsstörungen, Raucherbein – während Phlebologen insbesondere für die Venen zuständig sind, also die Spezialisten für Krampfadern (Varizen).
- Bei Diabetes ist der Hausarzt oder Internist der Ansprechpartner für die allgemeine medikamentöse Versorgung. Bei Fußproblemen (diabetischer Fuß) kommen Hautarzt, Neurologe, Fußchirurg etc. zum Einsatz, je nachdem, um welchen Bereich es gerade geht.
- Der letzte Arzt in der Liste ist der Fußchirurg. Er sollte erst zum Zuge kommen, wenn alle anderen Bemühungen nicht gefruchtet haben oder die Fußdeformität zu ausgeprägt ist.

Schritt 4: die optimalen Übungen

Wenn die Diagnose klar ist, können Sie mit der effizienten Selbsthilfe anfangen. Die beginnt im Kopf. Sie wissen jetzt vielleicht, dass Sie einen Knickspreizfuß haben, aber Sie wissen noch nicht genau, was ein Knickspreizfuß ist. Lesen Sie also zunächst das Wesentliche zu Ihrem Fußproblem bzw. Problemen – meistens sind es mehrere, die sich gegenseitig verstärken und bedingen. Diese Informationen befinden sich im Kapitel Spezialübungen.

- Knickfuß (Seite 80)
- Senk- oder Plattfuß (Seite 84)
- Tibialis-posterior-Syndrom (Seite 88)
- Hohlfuß (Seite 92)
- Spreizfuß (Seite 96)
- Hallux valgus (schiefe Großzehe, Seite 100)
- Hallux rigidus (eingesteiftes Großzehengrundgelenk, Seite 104)
- Krallenzehen und andere Zehendeformitäten (Seite 108)
- Fersensporn und andere Knochenhöcker (Seite 112)
- Achillessehne (Seite 116)
- Arthrose (Seite 120)
- Nervenschmerzen im Fuß (Morton-Neurom, Seite 124)
- Durchblutungsstörungen in Bein und Fuß (Raucherbein, Seite 130)
- Varizen (Krampfader, Seite 132)
- Restless Legs (ruhelose Beine, Seite 128)
- Fußpilz (Seite 172)

Bitte widerstehen Sie aber der Versuchung, gleich mit den Spezialübungen anzufangen, in der Hoffnung so raschere Linderung für Ihre Beschwerden zu erfahren. Das wird schief gehen und Sie demotivieren. Bevor die Spezialübungen an der Reihe sind, gilt es die Wahrnehmung, Beweglichkeit, Kraft und Reflexe Ihrer Füße zu trainieren. Dazu dienen die Basisübungen (Seite 55), die Sie regelmäßig und konsequent – täglich eine halbe Stunde – anwenden sollten, um eine stabile Basis zu schaffen. Wichtig ist anschließend auch die Integration in den Alltag. Auch hierzu erhalten Sie konkrete Anleitungen (Seite 68). Erst wenn Sie merken, dass Sie auch außerhalb der Übungen die Füße richtig belasten, abrollen etc. – die Grundprinzipien der Spiraldynamik® Ihnen also in Fleisch und Blut übergegangen sind –, beginnen Sie mit den Spezialübungen. So vorbereitet, werden Sie mit den Spezialübungen Ihre Fußprobleme wirksam überwinden oder zumindest lindern können.

Profi-Check: Holen Sie sich Gewissheit

Neurologe, Orthopäde oder doch der Angiologe? Welcher Facharzt ist nun tatsächlich der richtige für Ihr individuelles Fußproblem und welche Untersuchungen erwarten Sie dann? Entscheidend ist – als dritter Schritt Ihrer Selbsthilfe – Ihre Annahme von einem Spezialisten überprüfen zu lassen.

Der Orthopäde: die erste Anlaufstelle

Am Anfang jeder Therapie und Selbsthilfe steht eine klare Diagnose. Bitte verzichten Sie niemals darauf. Dem Orthopäden steht ein breites Spektrum an klinischen und instrumentellen Untersuchungen zur Verfügung: Fußuntersuchung, Check des Bewegungssystems, Gang- und Laufanalyse, Fußdruckmessung beim Abrollen, Ausschluss rheumatisch-entzündlicher Erkrankungen, Laboruntersuchungen, Röntgenbilder, Magnetresonanz-Aufnahmen usw. In vielen Fällen ist die orthopädische Diagnose aufgrund der körperlich-klinischen Untersuchung eindeutig. Bei unklarer Datenlage sind weitere Abklärungen notwendig und sinnvoll. Beschleicht Sie allerdings das Gefühl, der Arzt wolle unnötige Abklärungen durchführen, können Sie ihn fragen, welchen Erkenntnisgewinn er sich davon verspricht und welche therapeutischen Konsequenzen dies für Sie hat.

Ursachenforschung: Struktur oder Funktion

Es gilt die Faustregel: Ein Drittel ist genetische Veranlagung, zwei Drittel hängen davon ab, was Sie daraus machen. Gemäß Lehrbuch kommen Fußdeformitäten durch eine Schwäche der Fußmuskeln und Fußbänder zustande. Das ist unlogisch: Warum sollten beim gesunden jungen Menschen ausgerechnet die Fußmuskeln und Fußbänder schwach sein und alle anderen Muskeln und Bänder des Körpers gesund? Viel wahrscheinlicher ist: Die vermeintliche „Schwäche" der Muskeln, Bänder und Sehnen im Fuß ist Folge von Fehlbelastung und Trainingsmangel. Die Unterscheidung ist wesentlich. Liegt die Ursache in der Struktur oder in den Genen, kann sie nicht behoben werden. Liegt die Ursache in der Alltagsfunktion – beispielsweise in einer chronischen Fehlbelastung –, eröffnen sich für die Selbsthilfe neue Perspektiven.

Fehlbelastungen korrigieren

Orthopädische Fußdeformitäten – egal ob Spreiz-, Platt- oder Hohlfuß – gelten heute als „unheilbar", das Fortschreiten des Fußleidens als unabwendbar. Aber: Knochen, Bänder und Muskeln passen sich der effektiven Belastung an. Diese kann verändert werden. Was durch chronische Fehlbelastung aus dem Gleichgewicht geraten ist, kann durch Korrektur der Fehlbelastung wieder ins Lot kommen. Zumindest bis zu einem gewissen Grad. Doch ohne Ihr Zutun läuft bei statischen Fußdeformitäten gar nichts. Im Gegenteil, Ihre aktive Mitarbeit steht im Mittelpunkt. Eigenverantwortung ist gefordert und wird konkret gefördert.

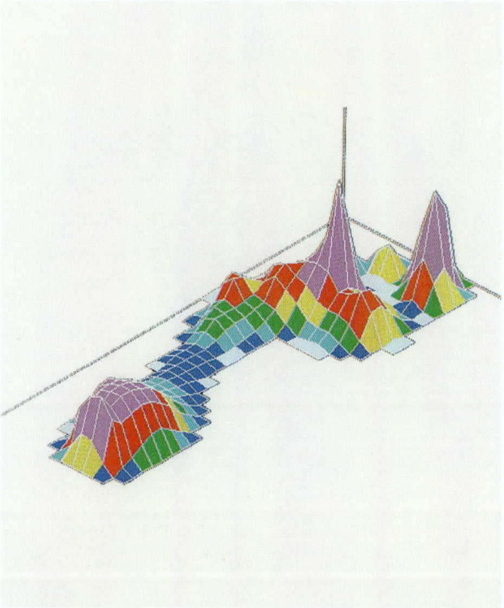

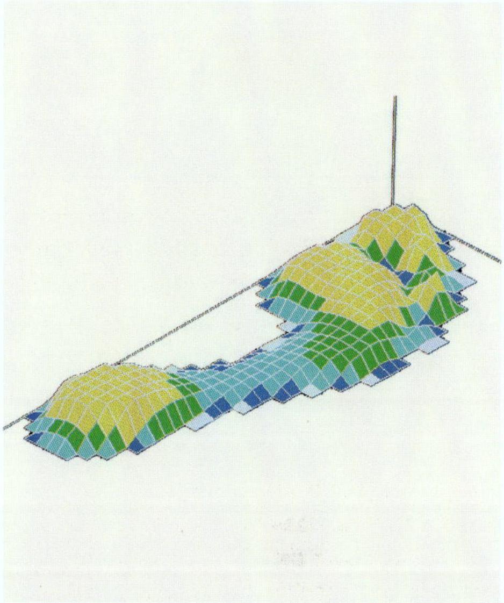

▲ Fußdruckmessung: Links: Die „rosa Bergspitzen“ entsprechen massiven und schmerzhaften Drucküberlastungen bei einem Spreizfuß. Im Vergleich dazu rechts ein gesunder rechter Fuß mit „ gelber Hügellandschaft“ dank gleichmäßiger Druckverteilung.

Fußdruckmessung und Ganganalyse

Die dynamische Fußdruckmessung und die Videoganganalyse gewinnen zunehmend an Bedeutung bei der funktionellen Beurteilung der Füße und Beine. Die Vorteile liegen auf der Hand: Die Belastung kann effektiv gemessen werden; zudem entstehen Bilddokumente, die eine objektive Verlaufs- und Erfolgskontrolle ermöglichen. Die Untersuchungsgeräte werden zunehmend praxistauglicher und erschwinglicher im Anschaffungspreis. Die dynamische Fußdruckmessung ist dabei, sich von einer universitären Luxusanalyse zur unentbehrlichen Messung der effektiven Kräfte und der Druckverteilung beim Gehen zu mausern. Vorwiegend Orthopäden, Sportmediziner oder Sporttherapeuten führen derzeit diese Untersuchungen durch.

Zwei Worte zur Physik von Kraft und Druck. Kraft kann für den Hausgebrauch mit Gewicht gleichgesetzt werden. Steht ein Erwachsener mit 60 kg auf dem Boden, wirkt über seine beiden Füße eine Kraft von 60 kp beziehungsweise von rund 600 Newton auf den Boden ein. Druck ist etwas ganz anderes, Druck ist Kraft pro Fläche: Steht ein Erwachsener mit beiden Füßen auf dem Boden, verteilt sich die Last seiner 60 kg auf eine Fläche von zweimal 100 cm^2 – von dieser Größenordnung ist die Kontaktfläche der Füße am Boden. Das ergibt eine Druckbelastung von 0,3 kg/cm. Stellt sich die Person nun auf die Vorfußballen, verkleinert sich die effektive Bodenkontaktfläche auf ein Viertel der Standfläche; entsprechend vervierfacht sich die Druckbelastung im Vorfuß. Das Gewicht, die Kraft, bleibt gleich, aber die Fläche nimmt ab und dadurch steigt der Druck. Steht derselbe Mensch mit dem Vorfuß auf zwei kleinen Kieselsteinen, wird die Standfläche nochmals um einen Faktor 10

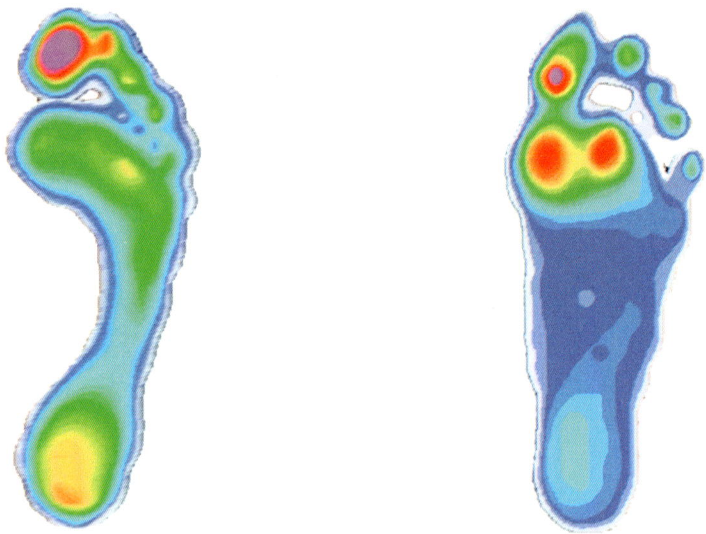

▲ Dynamische Fußdruckmessung: Sie gibt Aufschluss über die Fußgesundheit. Vier Füße im Vergleich. Links: Normfuß; rechts: Plattfuß (Mittelfuß verbreitert)

kleiner und die Druckbelastung um einen Faktor 10 größer. Auf den zweiten Blick gar nicht so kompliziert, der Unterschied zwischen Kraft und Druck. Entscheidend ist die Druckmessung: Wie gleichmäßig kann der Fuß das Gewicht von oben auf der Bodenfläche verteilen? Während ein Spreizfuß mit massiven Druckspitzen auf seinen Mittelfußköpfen über den Boden rollt, vermag der muskelgefederte gesunde Fuß sanft und flächig über den Boden abzurollen.

Podoskop: Fußansicht von unten

Ein Podoskop besteht aus einem Metallrahmen, einer Glasplatte aus bruchfestem Glas, auf die man sich barfuß stellt, und einem schräg gestellten Spiegel, um die belasteten Fußsohlen von unten ansehen zu können.

Vorteil: einfach und günstig. Nachteil: vermittelt wertvolle optische Eindrücke über die Druckverteilung, liefert aber keinen echte Messwerte. Zweiter Nachteil: Es ist nur eine statische Beurteilung im Stehen möglich, nicht aber eine dynamische Untersuchung im Gehen.

Dynamische Fußdruckmessung

Auf einer zirka 30 × 50 cm messenden Druckmessplatte sind Messsensoren eingebaut, welche die punktuelle Druckbelastung erfassen. Die dynamische Fußdruckmessung stellt den Goldstandard für die Praxis dar – egal ob Arzt, Therapeut oder Orthopädiegeschäft. Die Vorteile liegen auf der Hand: Es können effektive Druckmesswerte erhoben werden und dies während der gesamten Kontaktzeit des Fußes am Boden – von Aufsetzen der Ferse bis zum Abrollen über die Zehen. Die häufigsten Befunde, die mittels einer dynamischen Fußdruckmessung gemessen und so objektiviert werden können:

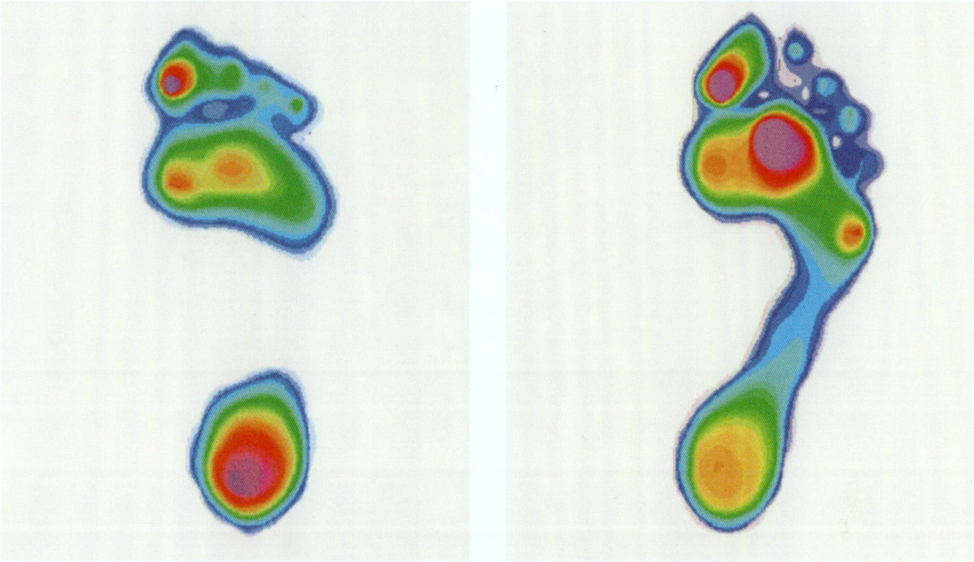

▲ Links: Hohlfuß (Fußabdruck zweigeteilt); rechts: Spreizfuß (Drucküberlastung Vorfußmitte)

- Harter Fersenaufprall: erkennbar an der initialen Druckspitze beim Aufsetzen der Ferse am Boden.
- Senk- und Plattfuß: erkennbar an der Verbreiterung der Bodenkontaktfläche im Mittelfußbereich.
- Hohlfuß: Die Bodenkontaktfläche im Mittelfußbereich ist verschmälert.
- Knickfuß: Der Verlauf der Kraftangriffslinie ist nach innen verschoben.
- Spreizfüße: Die Druckbelastung im Vorfußbereich ist erhöht, meist direkt unter den Mittelfußköpfen. Druckbelastungsspitzen können bis zum Fünf- oder gar Zehnfachen des Normwertes ansteigen. Schmerzen beim Abrollen sind programmiert.
- Verkürzte Wadenmuskulatur: Die Fersen bleiben nicht lange genug auf dem Boden, die Verkürzung der Wadenmuskulatur führt zu einer verfrühten Fersenablösung vom Boden, wodurch die Druckbelastung auf den Vorfuß massiv zunimmt und verlängert wird.

Spezialmessgeräte

Es gibt eine Vielzahl raffinierter Messverfahren, um den effektiven Belastungen der Füße auf die Spur zu kommen. So gibt es Einlagesohlen mit integrierten Messsensoren, mit deren Hilfe die gemittelte Druckbelastung in Alltagschuhen beispielsweise bei der Arbeit oder beim Sport gemessen werden kann. Genial! Insbesondere bei Patienten mit diabetischen Fußproblemen. Die Krafteinwirkung des Fußes am Boden wird dreidimensional gemessen: senkrecht von oben, Schub- und Bremskräfte nach vorne und nach hinten sowie Scherkräfte zur Seite hin. Spezialmessplatten messen unter anderem Gangqualität und Bewegungsökonomie – die Liste ließe sich fortsetzen. In den allermeisten Fällen sind solche Spezialmessgeräte aus Zeit- und aus Kostengründen universitären oder privaten Forschungseinrichtungen vorbehalten und finden in der Praxis selten Verwendung.

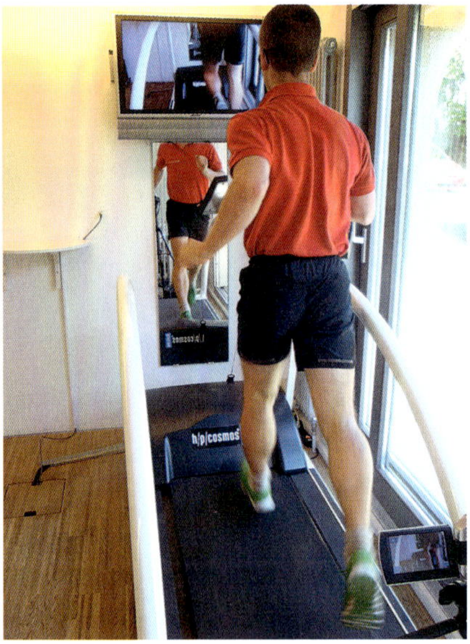

▲ Laufbandanalyse: Laufband, Spiegel, Kamera und Monitor – so kann der Laufstil analysiert und gleich „unter Sicht" verbessert werden.

Gang- und Laufanalyse: digital gefilmt und ausgewertet

Ab aufs Laufband und los geht's – Gehen oder Laufen oder beides. Vorne ein Spiegel, hinten eine einfache Videokamera – und fertig ist die kleine Videoanalyse des Gangbildes. Die computerassistierte Gang- und Laufanalyse auf dem Laufband ist meines Erachtens das zweite sehr hilfreiche Messverfahren für die Praxis, speziell auch im Hinblick auf Schuh- und Einlagenversorgung.

Die klassische Gang- oder Laufanalyse umfasst drei Elemente: die statische Beurteilung der Fuß-, Bein- und Körperachsen. Zweitens eine dynamische Fußdruckmessung (Seite) und drittens die kinematische Beurteilung des Bewegungsablaufs. Der Begriff Kinematik beschreibt Position, Geschwindigkeit und Beschleunigung des Körpers im Raum und ist verwandt mit dem französischen Cinema (Kino). Die visuellen Analysen des Bewegungsablaufs werden meist mit digitalen Highspeedkameras durchgeführt. Sie erlauben eine individuelle Einlagen- und Schuhversorgung und ermöglichen konkrete Tipps zur Laufstilverbesserung sowie zu sinnvollen Therapie- und Trainingsübungen.

Eine Videoganganalyse wird durchgeführt, um

- Fehlstellungen wie beispielsweise das Einknicken der Ferse unter Belastung (Hyperpronation) klar zu erkennen und objektiv zu dokumentieren,
- Hinweise zu Lauftechnik, Bewegungsökonomie und muskulärem Ungleichgewicht zu erhalten,
- je nach Fragestellung wertvolle Hinweise zu den Ursachen und Behandlungsmöglichkeiten von Schmerzen im Bereich von Fuß, Knie, Hüfte, Becken und Rücken zu bekommen,
- aussagekräftige Daten für eine individuelle Anpassung von Schuhen, speziell Laufschuhen und Einlagen zu erhalten.

Der Neurologe: wenn's mal richtig nervt

Sind die Nerven „schuld an den Beschwerden", ist der Neurologe der zuständige Facharzt. Er diagnostiziert und behandelt beispielsweise schwere Nervenerkrankungen wie Morbus Parkinson und Multiple Sklerose, aber auch vergleichsweise leichtere, dafür häufig verbreitete Störungen wie das Restless-Legs-Syndrom (ruhelose Beine, kurz RLS). Ein häufiger Grund ist das Morton-Neurom: eine Verdickung des Nervs zwischen den Mittelfußköpfchen, die durch Fehlbelastung entsteht. Typisch sind stechende Schmerzen im Vorfuß beim Gehen.

Meist landet man erst beim Neurologen, wenn der Orthopäde oder Hausarzt einen konkreten Verdacht hat. Könnte zum Beispiel ein Morton-Neurom vorliegen, wird der Neurologe gezielt die Leitfähigkeit des Nervs messen und eventuell ein MRT anfertigen lassen. Die Behandlung hängt u. a. von der Größe des Neuroms ab. Oft reichen bereits die hier beschriebenen Übungen aus (Seite 125). Eine OP ist die allerletzte Option (Seite 174).

RLS-Beschwerden

Die Symptome der ruhelosen Beine sind so typisch, dass es zur Diagnose meist keiner weitreichenden Untersuchungen bedarf:

- Bei Müdigkeit bzw. längerem Stillsitzen oder -liegen treten Missempfindungen in den Beinen auf. Typischerweise im Bett vor dem Einschlafen.
- Das Reißen, Ziehen, Kribbeln, Brennen führt zu starkem Bewegungsdrang der Beine.
- Bewegt der Betroffene die Beine, indem er aufsteht und umhergeht, verschwinden die Beschwerden meist rasch.

Ausgeprägte Beschwerden können den Schlaf so beeinträchtigen, dass der Betroffene unter extremer Müdigkeit und Konzentrationsstörungen leidet. In schweren Fällen wird der Neurologe ein Medikament verschreiben. Bei leichter Ausprägung reichen häufig Selbsthilfemaßnahmen wie regelmäßige Bewegung am Tag und ein kleiner Abendspaziergang vorm Schlafengehen, kaltes Abduschen der Beine oder Massagen und das Meiden von Genussgiften wie Koffein, Alkohol und Tabak.

Hohlfuß

Breit angelegte Untersuchungen von Kinderfüßen in Europa fördern erstaunliche 16 Prozent Hohlfüße zutage. Bestimmte neurologische Erkrankungen sind mit charakteristischen Hohlfußproblemen assoziiert. Zum Beispiel der „spastische Hohlfuß". Die typische Spitzfußstellung mit erhöhtem Muskeltonus tritt bei Hirn- und Rückenmarksverletzungen auf. Oder der „schlaffe Hohlfuß" bei Patienten, die an Kinderlähmung erkrankt waren. Ob eine Lähmung „spastisch" oder „schlaff" ist, hängt vom Ort der Störung ab: Zerstörungen im Hirn und im Rückenmark führen zu spastischen Lähmungen, Verletzungen im peripheren Nervensystem zu schlaffen Lähmungen.

Gibt es keine neurologische Ursache für einen Hohlfuß, liegt häufig eine genetische Veranlagung vor. Mädchen sind häufiger betroffen als Jungen. Zudem mutieren viele Senkfüße später zu Hohlfüßen: Was in Jugendjahren einmal ein Senkfuß war, entwickelt sich mit zunehmendem Alter „plötzlich" zum Hohlfuß. Mit anderen Worten: Die Häufigkeit der Plattfüße nimmt mit dem Alter ab, jene der Hohlfüße zu. Eine wissenschaftliche Erklärung fehlt bisher.

Der Phlebologe: Ihre Venen unter der Lupe

Bei der fachärztlichen Untersuchung durch einen Phlebologen wird das Venensystem unter die klinische Lupe genommen. Bei den Stammvarizen ist die V. saphena erweitert und weist eine undichte Mündungsklappe in der Leiste auf. Bei den Astvarizen sind lediglich einzelne Venenäste erweitert, die Mündungsklappe in der Leiste ist meist dicht. Durch spezielle Lagerungs- und Aufstehtests können Flussrichtung und Klappensuffizienz klinisch untersucht werden. Die Befunde lassen sich mittels Ultraschall bestätigen. Je nach Fall sind weitere bildgebende Verfahren, Laboruntersuchungen und Spezialuntersuchungen notwendig.

So geht der Arzt Venenprobleme an
- Diagnostik: Klinik, Ultraschall
- Speziell: Labor, Röntgen
- Therapie: Bewegung, Stützstrümpfe
- Speziell: Blutverdünnung, Gefäßchirurgie

Therapieprinzip: Blutfluss sichern

Die Therapie bei Venenproblemen zielt darauf, den Blutrückfluss in Richtung Herz wieder in Gang zu bringen. Dies geschieht durch Bewegung, Medikamente und in bestimmten Fällen durch chirurgische Eingriffe. Hier der Überblick über das therapeutische Arsenal:
- Bei Varizen stehen Bewegung, Stützstrümpfe, Verödung, Varizen-Stripping zur Auswahl. Trägt man ein Jahr lang Stützstrümpfe, reduziert sich das Risiko einer chronisch venösen Insuffizienz um 50 Prozent.
- Bei der chronisch venösen Insuffizienz sind es Bewegung, Hochlagern und Kompressionstrümpfe.
- Bei den Thrombosen geht es darum, die gefährlichen Embolien zu verhindern. Dies geschieht mittels Blutverdünnung, dosierter Bewegung und in bestimmten Fällen mittels gefäßchirurgischer Eingriffe.

Auffallend ist: Bei allen drei Venenproblemen – Varizen, Insuffizienz und Thrombosen – kommt der Bewegung eine entscheidende Bedeutung zu. Mehr zur Pumpwirkung der Füße und Beine (Seite 132).

Häufigkeit

Die Hälfte aller Erwachsenen in Europa leidet an Venenproblemen. Um genau zu sein, an einer chronischen Insuffizienz des Venensystems mit geschwollenen, müden und bleischweren Beinen. 30 Prozent haben Varizen (Krampfadern): Frauen sind doppelt so häufig betroffen; Männer sind jedoch dabei, diesen Rückstand aufzuholen.

Ursachenforschung: Rückstau statt Rückfluss

Veneninsuffizienz und Varizen lassen sich auf den gemeinsamen Nenner „Rückstau statt Rückfluss“ bringen. Gemeint ist jede Beeinträchtigung des Blutrückflusses von den Füßen Richtung Herz. Spitzenreiter sind Bewegungsmangel, ständiges Sitzen mit gebeugter Hüfte und stehende Berufe. Hinzu kommen Schwangerschaft, Herzinsuffizienz oder erlittene tiefe Venenthrombosen.

Viele Venenprobleme lassen sich durch genügend Bewegung verhindern. Nutzen Sie jede Chance auf Bewegung zwischendurch. Beachten Sie vor allem die Ausführungen zum dynamischen Stehen (Seite 71) und bauen die Übung Veno-Pump (Seite 133) so oft es geht in Ihren Alltag ein.

Der Angiologe: Hilfe bei verstopften Arterien

Mit Durchblutungsstörungen und allen anderen arteriellen Problemen sind Sie beim Angiologen – dem Facharzt für Blutgefäße – richtig. Bei der peripher arteriellen Verschlusskrankheit sind die Beinarterien chronisch so verstopft, dass sie die arbeitende Beinmuskulatur nicht mehr mit genügend Blut versorgen können. Typische Beschwerden sind belastungsabhängige Beinschmerzen. Betroffene legen beim Gehen regelmäßig Zwangspausen ein. Oft sind Raucher betroffen. Die Blutgefäße werden mittels Ultraschall oder Kontrastmitteldarstellung untersucht, um die Diagnose zu sichern und das Ausmaß der Krankheit zu erkennen. Es werden vier Stadien unterschieden:

1. unsichtbar, unspürbar
2. Belastungsschmerz
3. Ruheschmerz
4. offene Hautstellen

Verstopfung auf leisen Sohlen

Die peripher arterielle Verschlusskrankheit ist gewissermaßen der Bruder der koronaren Herzkrankheit. Zehn Prozent der über 40-Jährigen weisen ein symptomfreies Frühstadium auf. Alles beginnt harmlos mit einer Schwellung der Gefäßinnenwand. Dann wird Fett eingelagert, danach Cholesterinkristalle und schließlich Kalk – und fertig ist die Arterienverkalkung. Progression ist Programm. Rauchen, Bluthochdruck, Diabetes und Bewegungsmangel sind Hauptsünder bei der Entstehung von Durchblutungsstörungen.

Ein ganz anderes Erscheinungsbild zeigt der akute Verschluss einer Arterie. Die fünf Alarmzeichen: rasender Schmerz, Kältegefühl, Lähmung, Blässe, fehlende Fußpulse. Das Überleben von Fuß, Bein und schließlich des Menschen hängt davon ab, wie schnell die richtige Therapie einsetzt.

Therapieprinzip: Gehzeit, Gehtraining und Lifestyle

Hart, aber wahr: Für das Überleben von Raucherbeinen und -füßen ist eine radikale Umstellung der Lebensgewohnheiten unerlässlich. Im Klartext heißt das: Rauchstopp, regelmäßige Bewegung, gesunde Ernährung und erfolgreiches Gewichtsmanagement. Neben der Umstellung des Lebensstils kommt dem strukturierten Gehtraining entscheidende Bedeutung zu (Seite 131). Vor Beginn des Trainings messen Sie bitte die schmerzfreie und die absolute Gehzeit. Und so funktioniert es: Wählen Sie eine Ihnen angenehme Standardstrecke und marschieren Sie in gleichmäßigem Tempo los. Etwa ein Schritt pro Sekunde. Wie viele Minuten dauert es, bis die Schmerzen auftauchen (= schmerzfreie Gehzeit) und wie lange, bis Sie stehen bleiben müssen (= absolute Gehzeit)? Diese beiden Kenngrößen sind entscheidend für die Erfolgsbeurteilung des regelmäßigen Gehtrainings. Bei Durchblutungsstörung der Haut kann das Gehtraining gefährlich sein. Durch Tieflagerung der Beine und gefäßchirurgische Eingriffe versucht man, die Durchblutungssituation zu verbessern.

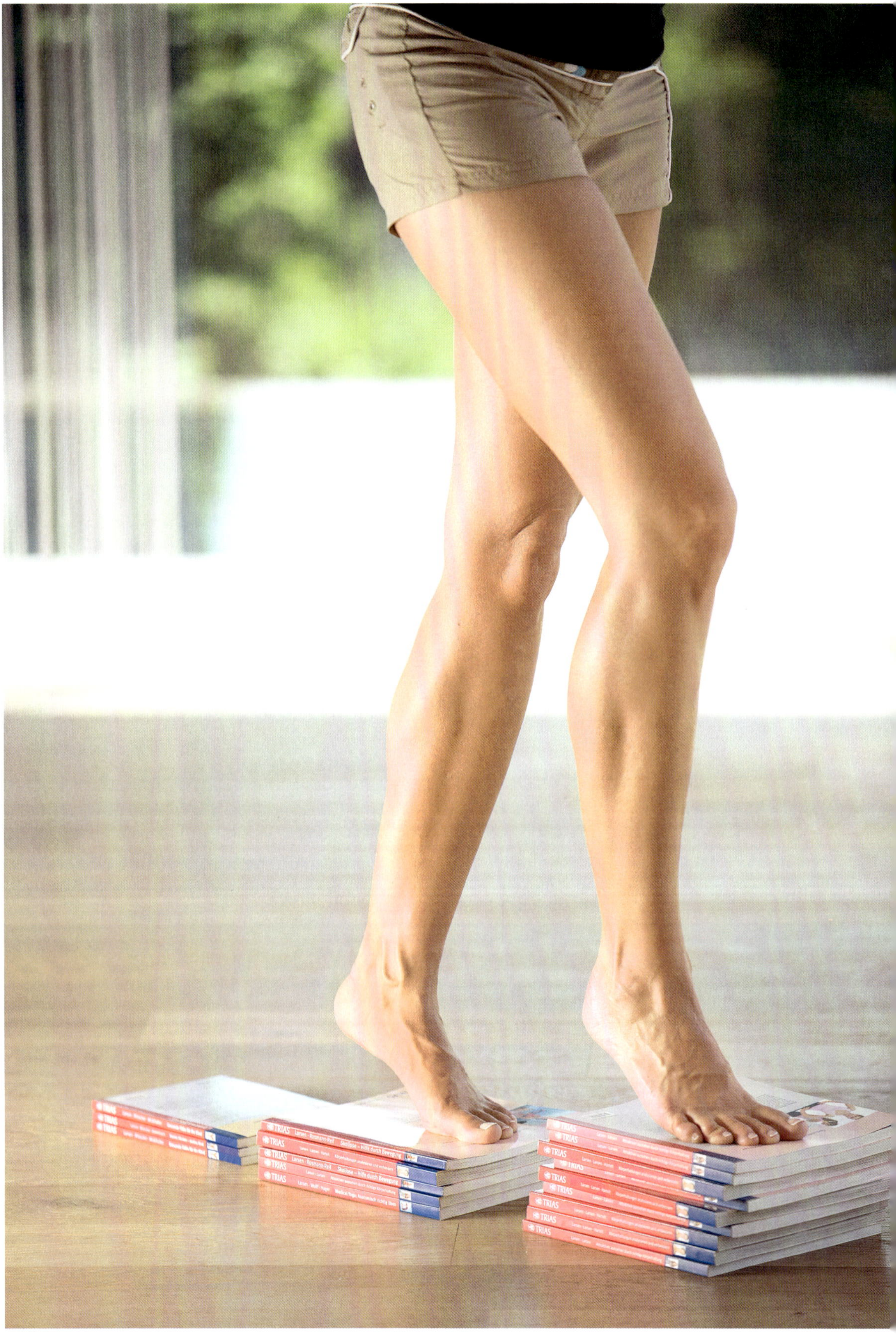
TRIAS

Übungen: gut zu Fuß mit Spiraldynamik®

Mit der Spiraldynamik®-Fußschule können Sie Fußfehlhaltungen und -belastungen mit den daraus resultierenden Beschwerden und Schmerzen effektiv entgegenwirken. Gewinnen Sie Schritt für Schritt Ihre Bewegungsintelligenz, Geschmeidigkeit und Kraft zurück, damit Ihre Füße Sie (wieder) gesund durchs Leben tragen.

In 4 Schritten zum eigenen Fußprofil

Die Basisübungen bilden das Grundgerüst. Diese konsequent einzuüben ist der 1. und sie in den Alltag zu integrieren der 2. Schritt. Der Schmerz lässt nach, die Gehzeit wird länger: Die Erfolgskontrolle ist der 3. wichtige Schritt. Erst dann sind als 4. Schritt die Spezialübungen sinnvoll und wirksam.

Selbsthilfe: was, warum und wie funktioniert

Seit 20 Jahren kümmere ich mich als Arzt um Füße – täglich. Das gesunde Sichelfüßchen eines Neugeborenen, der verkrüppelte Hohlfuß nach durchgemachter Kinderlähmung, die leistungsstarke, aber strapazierte Pratze eines Marathonläufers, das in rosa Bändern eingewickelte Pfötchen der Primaballerina. Ich habe Menschen begleitet, die wahre Wunder vollbracht haben: Der Senior, der mit 60 Lenzen auf dem Buckel aus zwei Plattfüßen zwei normale Füße bewerkstelligt. Die 50-Jährige, die ihre schiefen Großzehen (Hallux valgus) allein durch konsequentes Üben wieder begradigt hat. Ich habe erlebt, wie Menschen zur persönlichen Höchstform auflaufen und zu Bildhauern werden, die mit Bewegung und Bewusstsein statt mit Hammer und Meißel ihren Körper neu definieren bis runter in die Knochenstruktur. Und ich habe das Gegenteil gesehen: Menschen, bei denen sich trotz großer Bemühung nur bescheidene Erfolge einstellen. Es stellt sich die entscheidende Frage: Welche Faktoren sind erfolgsentscheidend?

Biologisches Alter
Bei jungen Menschen ist das Potenzial für Regeneration und Wiederherstellung der Funktion größer; ältere Menschen haben dafür mehr Lebens- und mehr Lernerfahrung – was einiges zu kompensieren vermag.

Körper- und Bewegungsgefühl
Üben heißt sich bewegen und Bewegung ist ein komplexer sensomotorischer Prozess. Es geht um die Fähigkeit, den eigenen Körper wahrzunehmen und bestimmte Muskeln gezielt anzusteuern. Die Mehrheit der Menschen hat das Gefühl für die eigenen Füße verloren, spürt außer Schmerz nichts mehr und ist meilenweit entfernt von einer differenzierten Ansteuerung der fast 100 Muskeln im Fundament des menschlichen Körpers.

Geduld und Motivation
Es sollte auf der Hand liegen – ein Fußleiden, das sich über Jahrzehnte hinweg entwickelt hat, verschwindet nicht über Nacht.

Das Einmaleins der Füße

Schweregrad des Fußleidens
Ein leichter und noch flexibler Hallux valgus ist einfacher zu therapieren als eine massive und eingesteifte Großzehe in Schieflage.

Killerkriterien und Negativliste

Verletzungen
Unfallfolgen mit (Früh-)Arthrose sind in der Regel schwieriger zu behandeln als langsam fortschreitende degenerative Prozesse.

Gerissene Sehne

Sehnen, die mehr als ein Drittel angerissen sind, erholen sich selten durch Therapie und Fußübungen. Häufige Beispiele sind die Achillessehne und die Tibialis-posterior-Sehne.

Ausgeleierte Bänder

Zerstörte oder ausgeleierte Bänder können durch aktive Therapie bestenfalls stabilisiert, aber nicht mehr korrigiert werden. Zum Beispiel das Einreißen der Gelenkkapsel im Zehengrundgelenk bei Krallenzehen: Eine Zehe, die sich innerhalb weniger Wochen bis Monate senkrecht aufstellt und so einsteift, lässt sich nur chirurgisch wieder begradigen. Zweites Beispiel: der Hallux valgus. Der Schiefstand der Großzehe führt zur mechanischen Lockerung der Führungsverankerung von Beuge- und Strecksehnen über dem Großzehengrundgelenk. Einmal aus der Verankerung herausgerissen, ziehen diese kräftigen Sehnen die Großzehe immer mehr in Schieflage, der Prozess ist unumkehrbar.

Nervenschmerzen

Nervenschmerzen, die von einem Morton-Neurom stammen, das größer als 10 mm ist, Phantom- und andere Nervenschmerzen lassen sich funktionell nicht behandeln.

Trumpfkarten und Positivliste

Fehlbelastungen

Fußschmerzen sind am häufigsten durch Fehlbelastung und mechanische Überlastung bedingt. Hier feiert die aktive Fußtherapie ihre größten Erfolge – allen voran bei der Behandlung des schmerzhaften Spreizfußes.

Frühes Stadium, geringes Alter

Im Anfangsstadium ist fast alles reversibel, sofern die Ursache exakt diagnostiziert und eliminiert werden kann. Knochen sind gut durchblutet und können sich den effektiven Belastungskräften positiv anpassen. Dies gilt insbesondere für das noch wachsende Skelett von Kindern und Jugendlichen.

Prävention

80 Prozent aller Fußprobleme gehen auf das Konto Zivilisation und Lifestyle. Es fehlt an Auslauf, Berührungs- und Sinneserlebnissen, Frischluft, unebenem Gelände, gezielten Trainingsreizen. Es gilt die beschwerdefreie Zeit zwischen 20 und 40 Jahren zu nutzen, um in der zweiten Lebenshälfte vom Ertrag des Fuß-Gesundheitskontos leben zu können.

Fallstricke kennen und vermeiden

Es gibt drei Hauptgründe, warum eine funktionelle Therapie bei richtiger Indikation nicht den gewünschten Erfolg bringt:

Fokus auf Spezialübungen

Sie beginnen gleich mit den Spezialübungen, ohne die Basisübungen zu beherrschen. Das ist wie Grammatik ohne Kenntnis des Alphabets. Ist zum Scheitern verurteilt.

Verkümmerte Wahrnehmung

Die Füße sind weit weg vom Kopf – im wörtlichen wie im übertragenen Sinn. Wer mit 50 Jahren noch das Hightech-Instrument Fuß erlernen möchte, muss sich darauf einlassen. Pro Fuß gibt es 26 Knochen, 33 Gelenke, 107 Bänder und 30 Muskeln, dies es zu bespielen gilt. Sie werden zum Dirigent eines ganzen Symphonieorchesters.

Üben statt Integration in den Alltag

Wer fleißig übt, ohne das Geübte im Alltag umzusetzen, ist wie der Musiker, der endlos Tonleitern übt, aber nie Musik spielt. Der Misserfolg ist vorprogrammiert. Üben Sie im Alltag, der Alltag ist Übung und Prüfstein zugleich.

Erstellen Sie Ihr Übungsprogramm

1. Schritt: Basisübungen

Wer sich übereifrig auf die Spezialübungen stürzt, ohne die Basisübungen zu beherrschen, ist wie ein Möchtegern-Rennfahrer, der ohne Führerschein in ein Rennauto steigt. Der Misserfolg ist vorprogrammiert. Schaffen Sie sich zuerst ein stabiles Fundament mit den Basisübungen: So optimieren Sie die Grundfunktionen Ihrer Füße. Der Aufwand ist zu Beginn recht groß, wird jedoch geringer, je konsequenter Sie üben: am besten eine halbe Stunde täglich. Sobald Sie eine Übung beherrschen, können Sie diese aus dem Programm streichen.

2. Schritt: Anwendung im Alltag

Eine Übung beherrschen Sie, wenn Sie außerhalb des Trainings bemerken, dass Sie es im täglichen Gebrauch richtig tun. Damit steht und fällt die Anwendung. Erst danach folgen die Spezialübungen.

3. Schritt: Erfolgskontrolle

Erfolgskontrolle bedingt konkrete Ziele. Abstrakte, nicht messbare Ziele führen Sie aufs Glatteis der Selbsttäuschung. Entscheiden Sie sich für zwei bis drei messbare Ziele. So können Sie Erfolg und Misserfolg erkennen und belegen. Das ist sehr wichtig für Ihre Motivation, denn die meisten Menschen vergessen, wie stark der Schmerz, wie lang die exakte schmerzfreie Gehzeit vor drei Monaten waren. Der Erfolg ist da, bleibt aber unentdeckt. Dies sind die bewährtesten messbaren Ziele:

- Fußschmerz auf einer persönlichen Skala von 0–100% oder 0–10 (0 = kein Schmerz, 100% oder 10 = maximaler Schmerz)
- schmerzfreie Gehzeit in Minuten oder Stunden
- Gehtempo (km/h)
- Einbeinstand (Sekunden)
- Fußabdruck (Seite 30)
- schmerzfreie Belastbarkeit in Kilogramm auf der Personenwaage

Konkret könnte es bedeuten: Der Schmerz soll auf der persönlichen Skala von 0–10 von durchschnittlich 8 auf 5 sinken, also spürbar nachlassen. Oder die schmerzfreie Gehzeit soll sich von bisher 5 Minuten auf 10 Minuten erhöhen. Der Erfolg muss spürbar, aber natürlich auch realistisch sein.

4. Schritt: Spezialübungen

Begegnen Sie individuellen Fußproblemen mit maßgeschneiderten Übungen. Hier finden Sie Aufbauübungen, die Ihrem Selbsthilfeprogramm zu maximaler Wirksamkeit verhelfen. Die Spezialübungen bauen auf denselben Modulen auf wie das Basisprogramm: wahrnehmen, üben, anwenden. Erst im Alltag entfalten die Spezialübungen ihre volle Wirkung. Gehen Sie auch diese Übungen sanft und mit viel Aufmerksamkeit an.

Üben mit Köpfchen

Jede Übung beginnt im Kopf. Das „Warum" und „Wie" einer Übung sind Schlüssel zum Erfolg: „Warum" ist Kopfsache, „Wie" Gefühlssache. Kopf und Körper wollen die Übung begriffen haben, bevor Sie trainieren. Warten Sie also auf Ihr persönliches „Aha-Erlebnis". Erst von dem Moment an wirkt die Übung. Wahrnehmung bedeutet, eine Bewegung bewusst, präzise und rhythmisch auszuführen und körperlich zu erfühlen, was Sie tun. Diese Wahrnehmung ist anspruchsvoll, denn Sie arbeiten mit einer Problemzone. Also mit einem Bereich, der Ihnen Schwierigkeiten bereitet, weil er „blinde Flecken" hat. Genau das ist die Herausforderung: Wahrnehmung lässt sich nicht aus Büchern lernen, man muss ihr auf die Schliche kommen. Wahrnehmung ist eine Entdeckungsreise durch die eigenen Füße, immer wieder.

Viel Intelligenz und ein bisschen Disziplin

Sinn und Zweck der Übung ist, Ihre Wahrnehmung zu schärfen (Seiten 56 und 57). Täglich eine halbe Stunde ist gut für den Anfang. Mit der Zeit nimmt die Übungszeit ab, da Sie das Gelernte mehr und mehr in den Alltag integrieren. Üben ist ein fortschreitender Lernprozess. Jede Wiederholung ist etwas Neues: Üben hat nichts mit mechanischer Wiederholung zu tun. Gefragt sind Sensibilität und Bewegungsintelligenz. Ein bisschen Disziplin am Anfang ist hilfreich, bis sich der Körper an das Neue gewöhnt hat. Übungsintelligenz und Übungsqualität sind gefragt, mechanisch pflichtschuldiges Exerzieren und Abspulen sind sinnlos. Bei Unbehagen oder Schmerzen brechen Sie die Übung bitte sofort ab. Wagen Sie sich später wieder einmal daran, wenn die Füße fitter geworden sind.

Automatisierung

Der Schlüssel zum Erfolg liegt in der Automatisierung der Übungsinhalte im Alltag. Das funktioniert am besten mit dem „Ankerprinzip": Koppeln Sie einen bestimmten Lerninhalt an eine alltägliche Situation. Beispielsweise an einen Signalton: Der Übungsinhalt „Fersenlot" ist jedes Mal angesagt, wenn Ihr Handy oder die Türglocke klingelt, usw. Bei jedem Signalton lenken Sie Ihre Aufmerksamkeit für ein paar Sekunden auf Ihre Füße und richten Ihre Fersen gerade. Andere Anker sind der Blick in den Spiegel, Halten vor einer Ampel, Warten an Kassen, Bushaltestellen oder vor der Kaffeemaschine. All diese Zeit lässt sich ohne weiteren Aufwand nutzen. Ab zehn Wiederholungen pro Tag automatisiert sich die Übung. Die Belastungsgewohnheiten beginnen sich dauerhaft zu ändern – der Schlüssel zum Erfolg ist gefunden.

Motiviert bleiben

Sie fördern Ihre Motivation, indem Sie

- achtsam mit sich umgehen
- auf Sicherheit achten
- intelligente Hilfsmittel nutzen wie zum Beispiel eine Gehstütze oder Schuheinlagen
- sich realistische Ziele setzen
- den Wochenplan einhalten
- das Training in Stufen aufbauen
- Überforderungen vermeiden
- Ihren Erfolg kontrollieren
- in Gruppen lernen
- professionelle Unterstützung annehmen

Wie ist meine Prognose?

Wie wichtig die Füße sind, merken viele Menschen erst, wenn Probleme und Schmerzen auftreten. Ist die Fortbewegung eingeschränkt oder wird das Gehen zur Qual, bringen drei Fragen das individuelle Fußproblem auf den Punkt: Wie lautet die exakte Diagnose? Welche Therapiemöglichkeiten gibt es? Wie sieht die Prognose aus?

Das oberste Ziel ist eine möglichst vollständige Heilung. In vielen Fällen ist dies möglich, beispielsweise bei Dornwarzen, manchen Hornhautschwielen, Knicksenkfüßen und bei leichten Vorfußdeformitäten. Voraussetzung: Bestehende Fehlbelastungen werden erkannt und verändert. Oft ist aber eine vollständige Heilung nicht mehr möglich, daher spricht man auch von Defektheilung.

Defektheilung: fast so gut wie neu

Defektheilung bedeutet: Der Fuß hat ein definiertes Problem, funktioniert aber wieder gut. Typischerweise geht es um Fußprobleme, die Sie durch Therapie und Selbsthilfe gut in den Griff bekommen, ohne eine vollständige Heilung zu erreichen. Praktisches Beispiel: der schmerzende X-förmige Großzehenschiefstand mit Ballenbildung. Im Verlauf der Therapie wird er zwar schmerzfrei und recht gerade, aber eben nicht vollständig. Der Begriff „Defektheilung" wird in der Chirurgie im gleichen Sinn verwendet. Muss etwa ein Zehengelenk versteift werden, ohne dass Funktion und Aussehen nennenswert darunter leiden, entspricht selbst das perfekteste Operationsresultat genau genommen einer Defektheilung.

Chronischer Verlauf: Das Problem wird zum Dauerthema

Chronisch-rezidivierend

Die Beschwerden flackern immer wieder auf und wechseln mit beschwerdefreien Intervallen, zum Beispiel beim Gichtanfall im Großzehengrundgelenk. Die meisten orthopädischen Fußprobleme fallen in die Kategorie „chronisch" und nehmen mit fortschreitendem Alter tendenziell zu. Fehlbelastungen spielen dabei eine wichtige Rolle. Eine wesentliche Verbesserung ist angesichts der Altersprogression nur denkbar, wenn Fehlbelastungen im Alltag gezielt identifiziert und korrigiert werden.

Chronisch-stabil

Das Fußproblem bleibt mehr oder weniger ein Dauerproblem, wie beispielsweise belastungsabhängige Vorfußschmerzen beim Spreizfuß. Werden ursächliche Fehlbelastungen rechtzeitig erkannt und verändert, können sich Füße im Rahmen des Möglichen erholen. Das Ziel der Selbsthilfe besteht darin, die Befindlichkeit der Füße um jeweils eine Stufe zu verbessern – beispielsweise von chronisch-progredient zu chronisch-stabil.

Chronisch-progredient

Die chronisch-progrediente Entwicklung ist die unangenehmste Verlaufsform. Die Krankheit führt zu stetiger Zunahme von Beschwerden und Funktionsstörungen. Typische Beispiele sind die aktivierte Arthrose oder rheumatisch-entzündliche Erkrankungen. Die Behandlung ist schwierig. Oft muss zu einschneidenden Maßnahmen gegriffen werden: Bei rheumatischen Entzündungen zu Medikamenten, bei Deformationen zu Operationen.

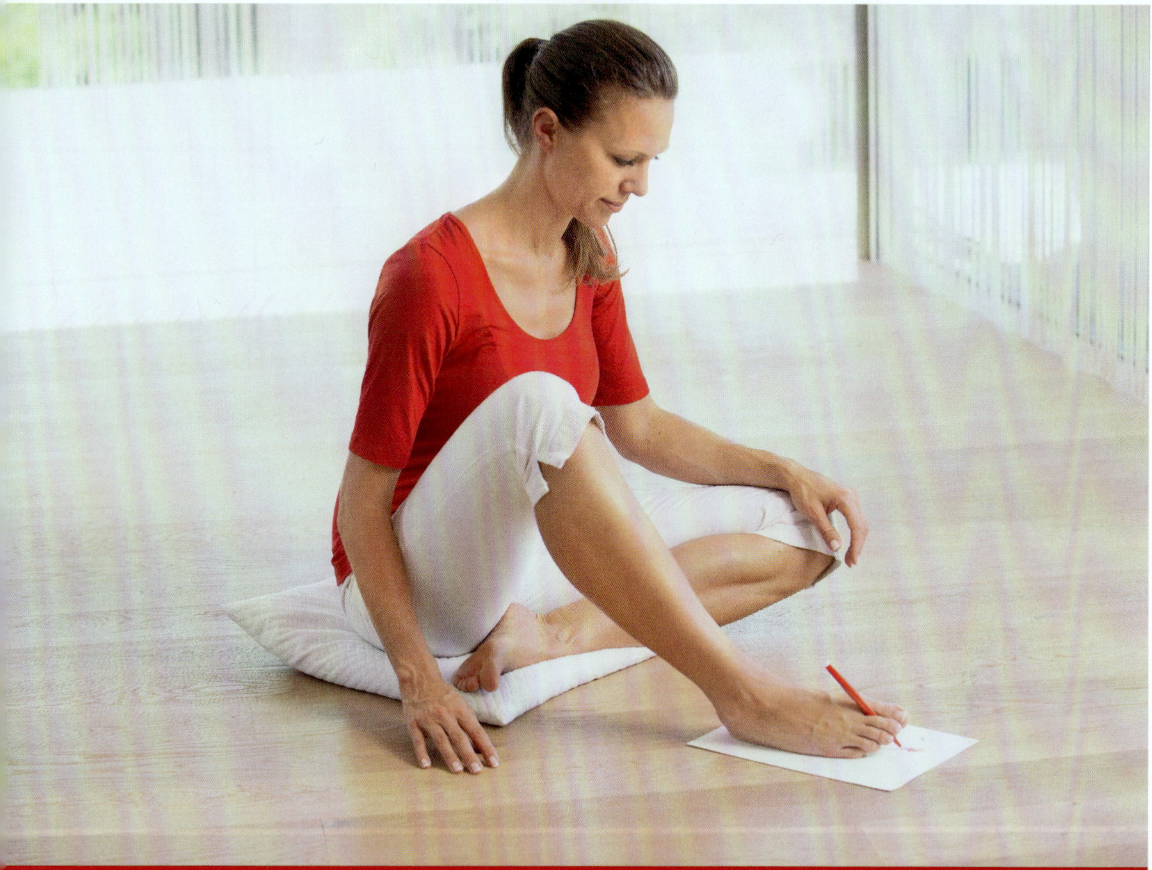

Basisübungen: das Fundament legen

Egal, welche Fußfehlstellung Sie angehen wollen, beginnen Sie mit den folgenden Basisübungen. Diese schulen Wahrnehmung, Beweglichkeit, Kraft, Balance und Reflexe Ihrer Füße.

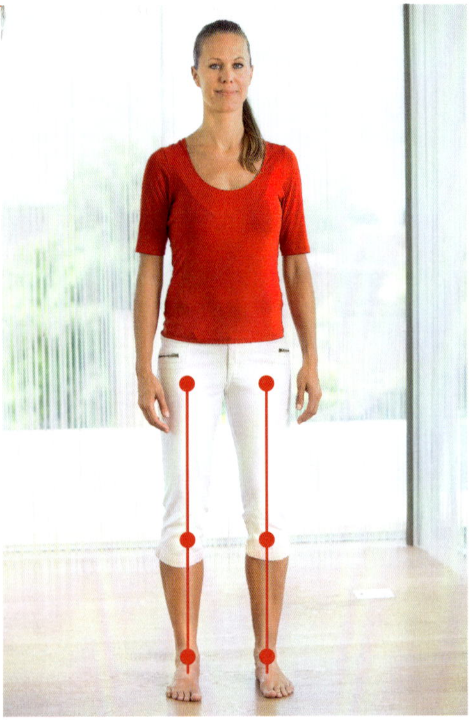

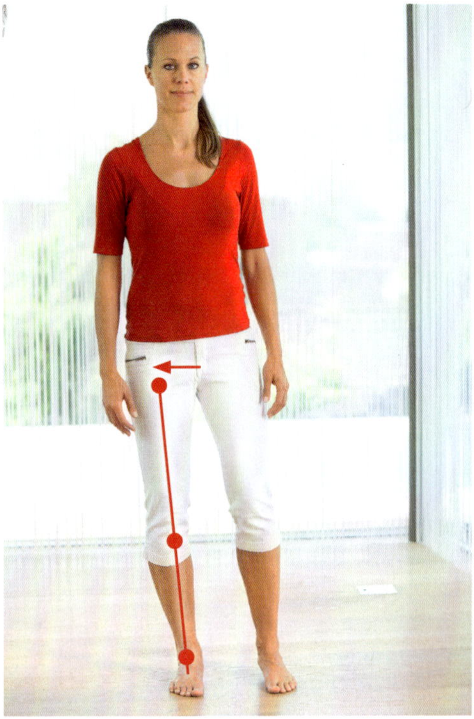

▲ Pendeln Sie aus der Mitte nach links und rechts, vor und zurück. Nehmen Sie den Bodenkontakt intensiv wahr. Wo spüren Sie Druck? Bleiben Sie zum Schluss genau lotrecht stehen.

Wahrnehmung: Bodengefühl

Ziel

Entdecken Sie ein ganz neues Fußbewusstsein. Schärfen Sie Ihren Sinn für die optimale Druckverteilung im Fuß:

- fördert Ihre intuitive Auswertung
- ideal für Schwangere
- verdeutlicht Ihr Bodengefühl
- vermittelt Standfestigkeit

Hilfsmittel und Ausgangsposition

Ein Blatt weißes Papier, Farbstifte. Sie beginnen im Stehen. Schließen Sie die Augen.

Übung

1. Durch Pendeln des Körpers nach links, rechts, vorn und hinten verändert sich die Druckverteilung im Fuß. Experimentieren Sie mit Ihrer „Bodenhaftung", mit Ihrer „Verwurzelung" – wie ein Baum im Wind. Wandern Sie mit dem inneren Auge unter Ihre Fußsohlen und schauen Sie, wo Druck ist und wo weniger. Erspüren Sie die Auflagefläche, die Hauptbelastungszonen, den Spannungszustand der Zehen. Pendeln Sie sich zum Schluss in die Mitte ein.
2. Öffnen Sie die Augen und zeichnen Sie das „Bodengefühl" intuitiv auf ein Blatt Papier: Umriss, Belastungspunkte, Fußstellung, blinde Flecken. Wiederholen Sie die Übung nach ein paar Monaten und vergleichen Sie das Ergebnis mit dem ersten: Wie hat sich Ihr Bodengefühl entwickelt?

Variation: auf instabiler Unterlage Fersenproprio (Seite 66).

Kontrolle: Bei Gleichgewichtsstörungen besteht Sturzgefahr. Leiden Sie daran, schließen Sie die Augen nur halb oder halten Sie sich mit einer Hand ganz leicht an einem Geländer fest.

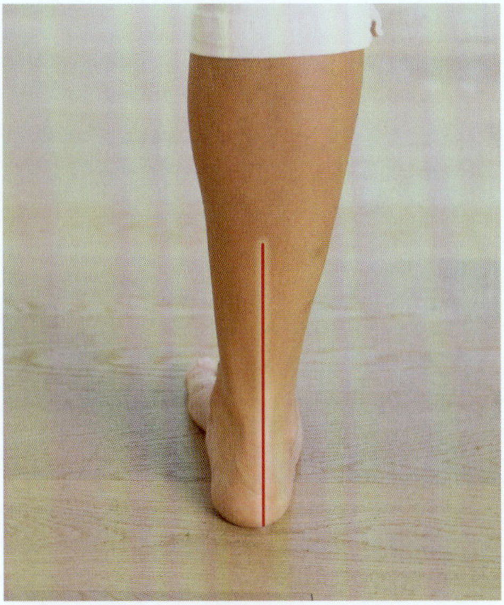

▲ Ferse im Lot: Die Ferse steht lotrecht, die Achillessehne verläuft gerade.

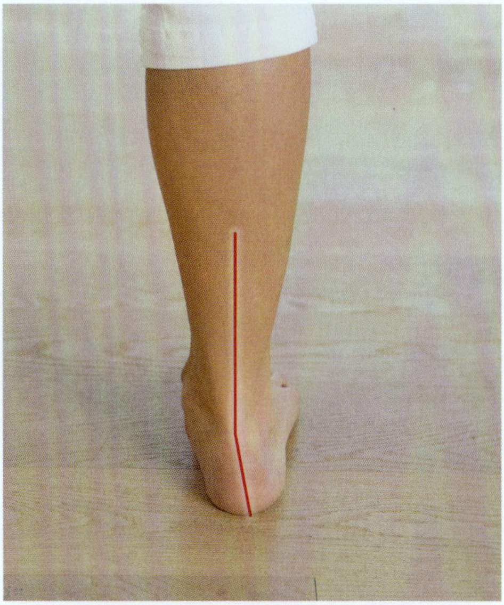

▲ Knickfuß nach innen: Die Ferse steht schräg, die Achillessehne verläuft bogenförmig.

Wahrnehmung: Fersenlot

Ziel

Lernen Sie, zwischen Knickfuß und gerader Fersenstellung zu unterscheiden. Können Sie 30 Sekunden lang mit geraden Fersen stehen?

- Anti-Knicksenkfuß-Übung
- Basisübung gegen Knickhohlfuß
- ideal für Kinder
- ideal für Hyperpronierer im Laufsport

Hilfsmittel und Ausgangsposition

Spiegel oder Doppelspiegel. Alternative: Bitten Sie jemanden, Ihre Fersen von hinten zu beobachten. Sie stehen, haben Ihre Augen halb geschlossen. Lenken Sie Ihre Aufmerksamkeit nun in die Fersen.

Übung

1. Verlagern Sie Ihr Gewicht abwechselnd auf die Fersenaußenkanten, danach auf die Innenkanten. Wiederholen Sie die Bewegung rhythmisch: nach außen – nach innen. Lassen Sie die Bewegung kleiner werden, bis die Fersen gefühlsmäßig felsengerade stehen.
2. Jetzt nicht mehr bewegen und genau in den Spiegel schauen: Stimmen Gefühl und Realität überein? Richten Sie bei Abweichungen Ihre Fersen mithilfe des Spiegels tatsächlich gerade aus. Bleiben Sie so und halten Sie die Stellung 30 Sekunden lang. Ideales Übungsfeld: beim Zähneputzen.

Variation: Flamingo im Einbeinstand (Seite 63); Fersenproprio mit Wackelbrettern (Seite 66); Nurejew und Sprunglandung (Seite 119); Fersentraining auf hohen Hacken.

Kontrolle: Bei einer übertriebenen Aufrichtung verliert die Großzehe den Bodenkontakt.

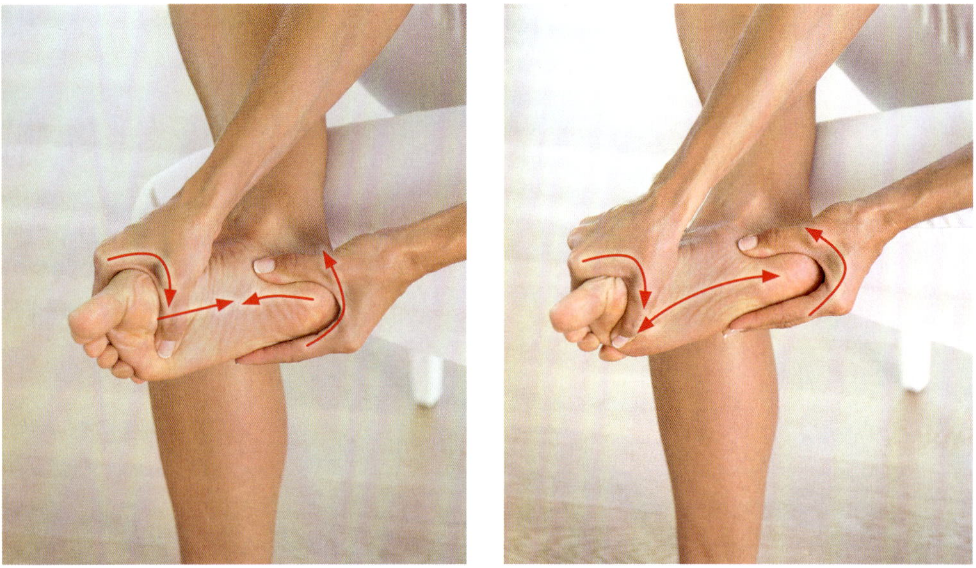

▲ Umfassen Sie mit einer Hand den Vorfuß, mit der anderen die Ferse. Drehen Sie die Ferse in die eine und den Vorfuß in die andere Richtung; beim Plattfuß Fußsohle anspannen (links), beim Hohlfuß entspannen (rechts). „Wringen" Sie den Fuß aus.

Beweglichkeit: Fußspirale

Ziel

Fördern Sie die Beweglichkeit im Mittelfuß. Lernen Sie, die Drehrichtungen „Supination im Rückfuß" und „Pronation im Vorfuß" zu beherrschen:

- tolle Fußmassage
- für Kinder selbstverständlich
- gut gegen steife Knicksenkfüße
- fördert die Bewegungsintelligenz

Hilfsmittel und Ausgangsposition

Stuhl. Setzen Sie sich bequem hin. Nehmen Sie einen Fuß in beide Hände. Eine Hand umfasst die Ferse, die andere den Vorfuß. Fuß und Unterschenkel bilden einen rechten Winkel.

Übung

1. „Wringen" Sie jetzt den Fuß mit beiden Händen wie ein Handtuch „aus". Drehen Sie die Ferse nach außen (Supination), den Vorfuß nach innen (Pronation) – Grundlage für die Fußspirale.
2. Wiederholen Sie die Bewegung rhythmisch. Die Intensität sollte im Wohlfühlbereich liegen. Dauer 2–5 Minuten pro Fuß.

Variation: Beim Senkplattfuß gilt: Spannen Sie die Fußsohlenmuskulatur an und verkürzen Sie das Längsgewölbe während der Fußspirale (linkes Foto) aktiv. Beim Hohlfuß bleiben die Drehrichtungen dieselben, entspannen Sie jedoch die Fußsohlenmuskulatur und verlängern Sie aktiv das Längsgewölbe während der Fußspirale (rechtes Foto).

Kontrolle: Machen Sie keinen Spitzfuß! Der Fuß bleibt im rechten Winkel zum Unterschenkel. Kein Sichelfuß: Der Vorfuß schaut „geradeaus". Die Zehen sind entpannt, die Zehengrundgelenke leicht gebeugt.

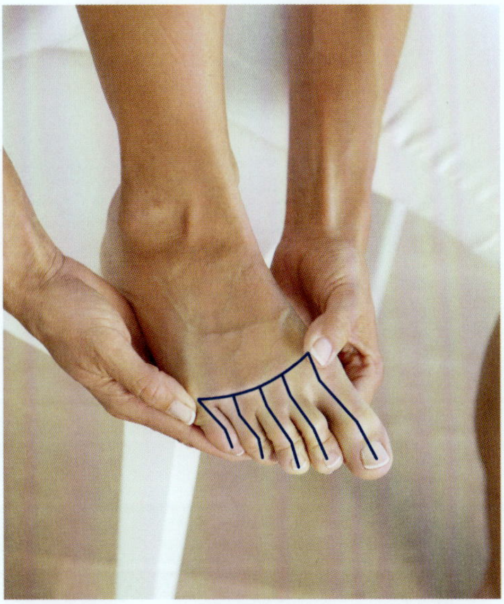

▲ So sollte es nicht aussehen: Die Zehen sind verkrallt, der Vorfuß platt.

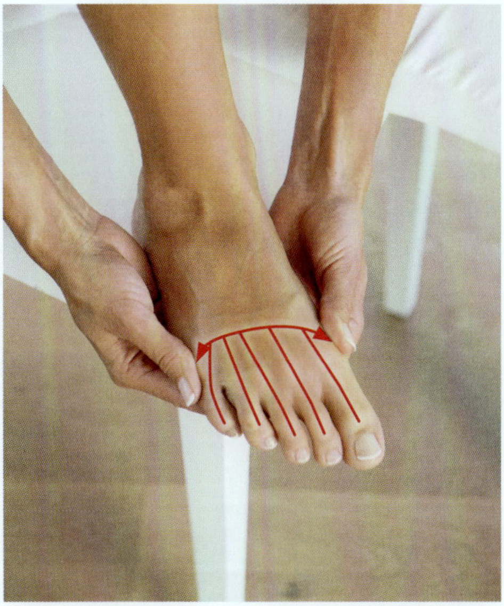

▲ Ein schöner C-Bogen entsteht, wenn Sie Groß- und Kleinzehengrundgelenk gegeneinander einrollen.

Beweglichkeit: C-Bogen

Ziel

Mobilisieren Sie Ihr Vorfußquergewölbe selbst und bauen sie einen gleichmäßigen C-Bogen mit fünf gut sichtbaren Fußknöcheln auf:

- belebt den Vorfuß
- wirkt gegen Spreizfüße
- wirkt gegen Krallenzehen
- tolle Fußmassage

Hilfsmittel und Ausgangsposition

Stuhl. Nehmen Sie jetzt Groß- und Kleinzehengrundgelenk in je eine Hand und drehen Sie diese mit einer Einrollbewegung gegeneinander – genau wie Daumen und Kleinfinger beim Ergreifen eines Apfels.

Übung

1. Es entsteht ein gleichmäßiger C-Bogen, eine Bogenbrücke. Beim eingesteiften Vorfuß halten Sie die Zehengrundgelenke gebeugt und die Zehen gestreckt.
2. Zusätzlich können Sie die Mittelfußknochen von unten mit den Fingern abstützen. Bewegung rhythmisch wiederholen. Intensität im Wohlfühlbereich. Dauer 2–5 Minuten pro Fuß.

Variation: Haben Sie, z. B. bei Hüftproblemen, Schwierigkeiten, Ihre Füße mit den Händen zu erreichen, legen Sie einen halbierten Tennisball auf den Boden und stellen Ihren Vorfuß darauf.

Kontrolle: Alle fünf Fußknöchel sollen gut sichtbar sein, machen Sie keine Krallenzehen. Groß- und Kleinzehengrundgelenk nicht „auseinanderziehen“, das fördert die Entwicklung des Spreizfußes.

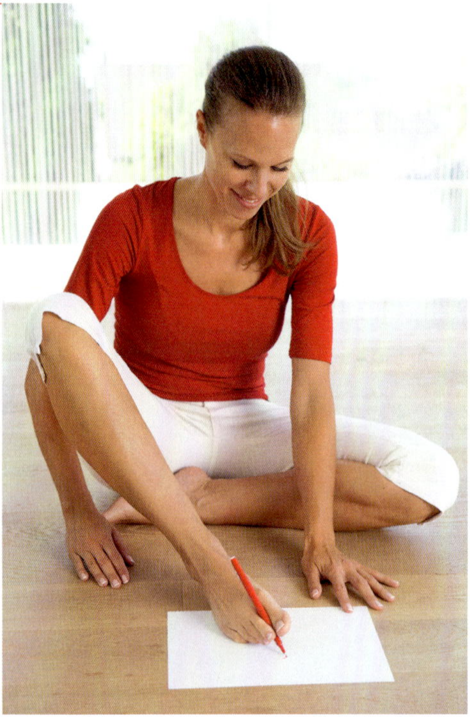

▲ Der Fuß dreht den Stift Richtung Papier. Federführend ist der lange Wadenbeinmuskel.

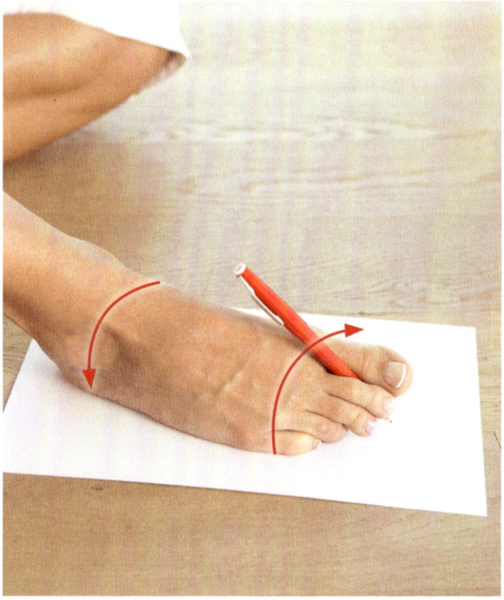

▲ Die Fersenaußenkante bleibt am Boden. Malen mit dem Vorfuß; heben Sie nicht das Knie.

Kräftigung: Fuß-Picasso

Ziel

Kräftigen Sie die langen Fußmuskeln – die lange Wadenbein- und Schienbeinmuskulatur koordiniert die Spiralschraubung:

- fördert den Großzehenbodenkontakt
- stabilisiert die Ferse
- trainiert die Fußspirale
- ideal bei Senkplattfüßen
- gut für die Hüftgelenke

Hilfsmittel und Ausgangsposition

Filzschreiber oder Bleistift, Papier, Theraband. Sie sitzen im Schneidersitz. Klemmen Sie einen Stift zwischen große und 2. Zehe. Wichtig: Die Ferse liegt mit ihrer Außenkante immer stabil auf dem Boden.

Übung

1. Drehen Sie jetzt den Vorfuß aktiv Richtung Boden, die Ferse nicht mitbewegen. Mit dem Stift zeichnen Sie Kreise, schreiben Buchstaben oder malen einfach etwas.
2. Zur Steigerung des Schwierigkeitsgrads wickeln Sie das Theraband um das Großzehengrundgelenk. Gleiche Übung, diesmal gegen den Widerstand des Therabands. Täglich 2–5 Minuten üben. Geben Sie sich mindestens 2 Wochen Zeit für erbauliche künstlerische Resultate!

Variation: Die Picasso-Übung wird dem Gewölbetyp des Fußes angepasst: aktive Verkürzung beim Senkplattfuß, Entspannung und Verlängerung beim Hohlfuß.

Kontrolle: Das ganze Bein bleibt entspannt, nur der Vorfuß arbeitet. Auch die Zehen bleiben möglichst entspannt. Wenn Sie Probleme im Schneidersitz haben, machen Sie die Übung sinngemäß auf einem Hocker.

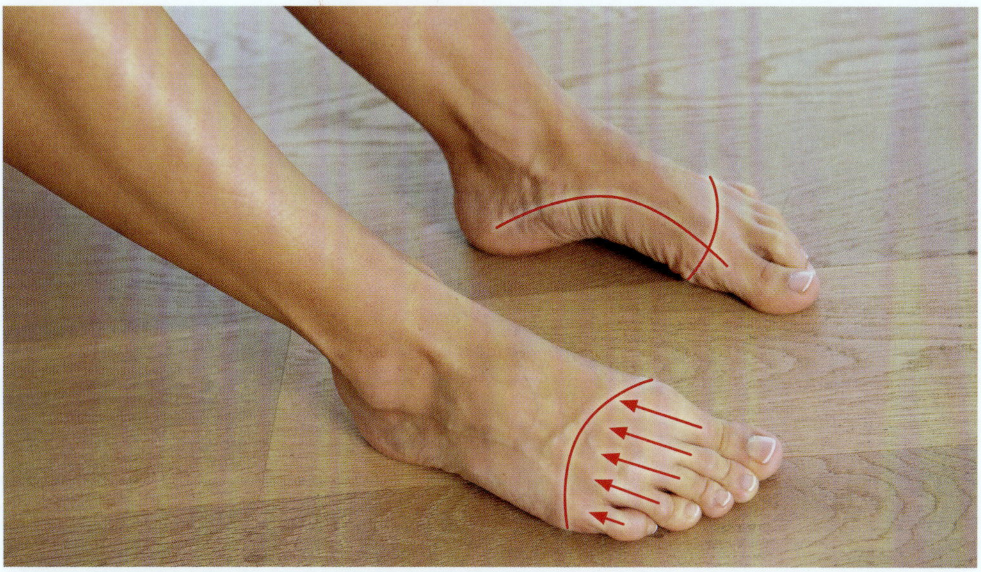

▲ Die tiefe Ballenmuskulatur hebt die Zehengrundgelenke vom Boden – das Quergewölbe baut sich auf. Beim Plattfuß wandern die Zehenraupen rückwärts Richtung Ferse, das Längsgewölbe nimmt zu.

Kräftigung: Zehenraupen

Ziel

Kräftigen Sie die tiefe Ballenmuskulatur, indem Sie die Zehengrundgelenke mit gestreckten Zehen beugen. In diesen kleinen Muskeln stecken rund 40 Prozent des Kraftpotenzials:

- kräftigt Ballenmuskulatur
- macht müde Füße munter
- wirkt gegen Spreizfüße
- hilft Platt- und Hohlfüßen
- schont Knie- und Hüftgelenke

Hilfsmittel und Ausgangsposition

Hocker. Ihr Fuß ruht auf dem Boden.

Übung

1. Bauen Sie dosiert das Quergewölbe auf, halten Sie den C-Bogen ein paar Sekunden. Spüren Sie die geballte Kraft im Ballen, dann lassen Sie wieder los. Bewegen Sie die Zehengrundgelenke wie kleine Raupen rhythmisch auf und ab. Täglich 1–3 Minuten. Die Kräftigung der Ballenmuskulatur erfordert eine angemessene Belastung des Vorfußes, am besten mittels Körpergewichtsverlagerung. Der Muskel wächst am Widerstand. Steigern Sie die Teilbelastung langsam bis zur Vollbelastung im Stehen.
2. Bauen Sie die Übung in Ihren Alltag ein und lassen Sie die Zehenraupen zum Beispiel bei jedem Ton loskrabbeln – egal ob Sie das Telefon, die Kirchenglocke oder Sirene hören.

Variation: Beim Plattfuß wandern die Zehenraupen rückwärts, das Längsgewölbe nimmt an Höhe zu. Beim Hohlfuß heißt es Vorwärtskrabbeln, das Längsgewölbe flacht ab.

Kontrolle: keine Krallenzehen machen! Vorsicht beim Hohlfuß: Das Längsgewölbe darf sich nicht verstärken!

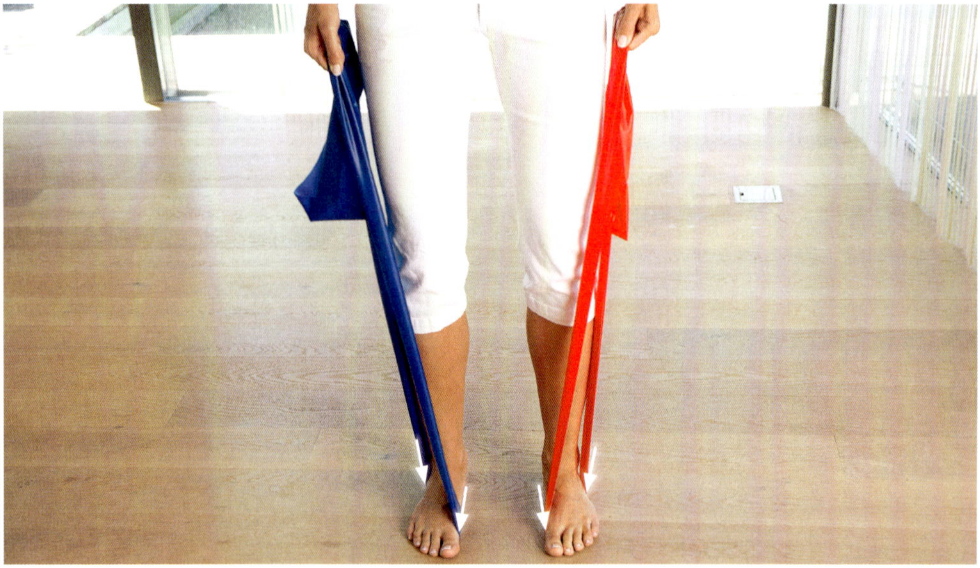

▲ Sie halten die freien Enden des Bands mit den zwei Fußdruckpunkten – Großzehengrundgelenke und Fersenaußenseite – am Boden fest. Verlieren Sie das Gleichgewicht, schnellt das Band unter dem Fuß weg.

Stehen: Vierpunkte-Stand

Ziel

Führen Sie die aktive Fußspirale aus. Erkennen Sie eindeutig die vier Fußsohlen-Kraftpunkte beider Füße im Stehen: Fersen gerade, Großzehengrundgelenke haben Bodenkontakt:

- vermittelt Standfestigkeit
- fördert richtige Belastung
- erleichtert richtiges Abrollen
- dient als integriertes Feedback
- mindert Sturzgefahr

Hilfsmittel und Ausgangsposition

Zwei Therabänder. Stabiler Zweibeinstand.

Übung

1. Platzieren Sie die vier freien Enden der Bänder als gekreuztes X unter den vier Fußsohlen-Kraftpunkten: Großzehengrundgelenke und Fersenaußenseiten der beiden Füße. Verlieren Sie einen Kraftpunkt, schnellt das Band unter Ihrem Fuß weg. Dauer 1–3 Minuten.
2. Verlagern Sie dabei Ihr Gewicht, fangen Sie Bälle, jonglieren oder sagen Sie Zahlenreihen rückwärts auf, erhöhen Sie den Schwierigkeitsgrad.

Variation: Sie erreichen beim Hohlfuß eine maximale Bodenkontaktfläche, indem Sie die Fußsohlenmuskulatur entspannen. Registrieren Sie das reflexartige Zusammenziehen der Fußsohlenmuskulatur bewusst und lösen Sie es wieder bewusst.

Kontrolle: Überprüfen Sie die korrekte Lage der Bänder! Bei Knickfußstellung oder Großzehbodenkontaktverlust muss das Band sofort wegschnellen. Lassen Sie die Fuß- und Beinmuskeln locker, verkrampfen Sie nicht.

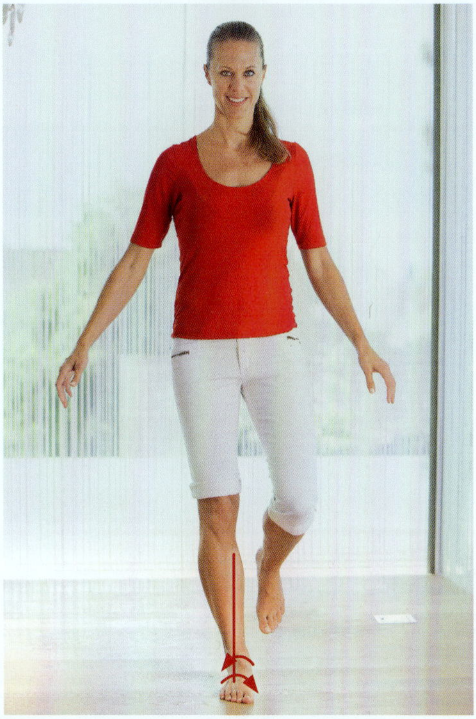

▲ Um einen guten Flamingo abzugeben, stellen Sie sich genau lotrecht auf ein Bein.

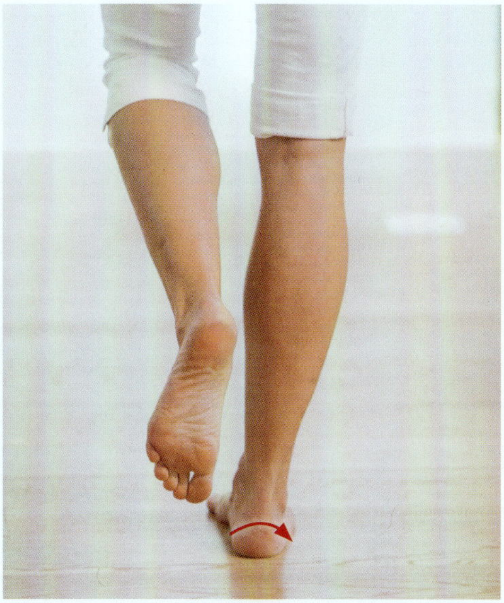

▲ Versuchen Sie, 30 Sekunden so stehen zu bleiben und den Fuß aktiv zu stabilisieren.

Einbeinstand: Flamingo

Ziel

Halten Sie 30 Sekunden lang den Flamingostand auf jedem Bein – mit felsengeraden Fersen und ohne Fremdhilfe:

- stabilisiert die Knie
- richtet das Becken auf
- mehr Gleichgewicht
- verbessert Gangsicherheit
- mehr Kraft in den Beinen

Hilfsmittel und Ausgangsposition

Bei Standunsicherheit achten Sie auf ein Geländer in Griffnähe. Sie stehen entspannt. Richten Sie jetzt beide Fersen lotrecht aus, ohne den Bodenkontakt mit dem Großzehengrundgelenk zu mindern.

Übung

1. Verlagern Sie Ihr Gewicht auf das rechte Bein, stabilisieren Sie die Ferse aktiv. Heben Sie vorsichtig das linke Bein. Bleiben Sie innerlich und äußerlich ruhig. Halten Sie die Position 30 Sekunden lang.
2. Wechseln Sie die Seiten mehrmals.

Variation: Senken Sie das Becken auf der Standbeinseite langsam ab, heben Sie es auf der anderen Seite mithilfe der Bauchmuskulatur an. Machen Sie kein Hohlkreuz. Üben Sie vor dem Spiegel, um diese Beckenbewegung beobachten zu können. Lassen Sie den Fuß dabei stabil.

Kontrolle: Halten Sie die Ferse gerade. Die Kniescheibe „schaut" geradeaus nach vorn, vermeiden Sie die Einwärtsdrehung des gesamten Beins. Halten Sie den Körperschwerpunkt gut zentriert über der einfüßigen Standfläche. Das Becken soll sich nicht zur Seite verschieben.

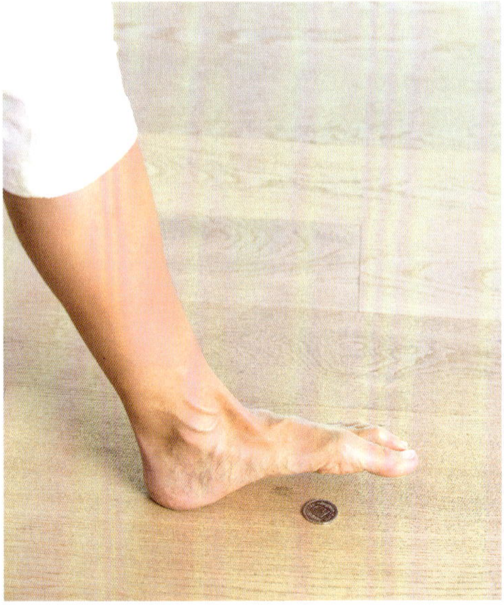

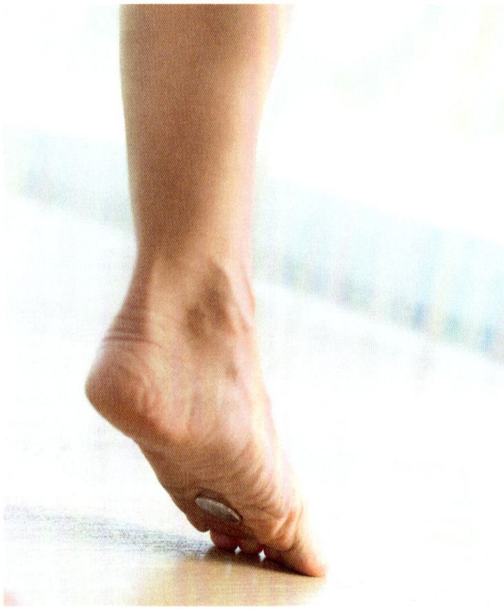

▲ Sammeln Sie beim Gehen Münzen mit der tiefen Ballenmuskulatur auf. Setzen Sie die Ferse so auf, dass Ihr Ballen direkt auf der Münze landet (links), und saugen Sie diese beim Abrollen an (rechts). Keine Krallenzehen machen!

Gehen: Sternensammler

Ziel

Aktivierung des Vorfußimpulses beim Gehen. Beim Aufsetzen des Vorfußes dämpft die tiefe Ballenmuskulatur den Aufprall. Die in den Muskeln gespeicherte Energie wird beim Abstoßen wieder frei und vermittelt dem Gang Leichtfüßigkeit:

- belebt den Vorfuß
- entlastet die Hüftgelenke
- stabilisiert die Knie
- ideal für Kinder
- fördert Leichtfüßigkeit

Hilfsmittel und Ausgangsposition

Verstreuen Sie mehrere Münzen im Raum und sammeln Sie sie mit beiden Füßen wieder ein.

Übung

Nehmen Sie eine Schrittstellung ein, setzen Sie die Ferse des vorderen Beins auf, der Vorfuß ist noch in der Luft. Eine Münze befindet sich am Boden genau dort, wo gleich der Vorfuß landen wird. Nehmen Sie beim Abrollen und Abstoßen die Münze mit. Das Quergewölbe nimmt die Münze wie ein Saugnapf vom Boden auf und lässt sie dann wieder fallen.

Kontrolle: Krallen Sie nicht mit Ihren Zehen! Das Einsammeln erfolgt durch Ansaugen mit dem Fußballen – einem impulsartigen Aufbau des Quergewölbes im Moment des Abstoßens. Der Impuls kommt sicht- und spürbar aus dem Vorfuß, nicht von den Hüftbeugern. Halten Sie die Fersen immer möglichst gerade.

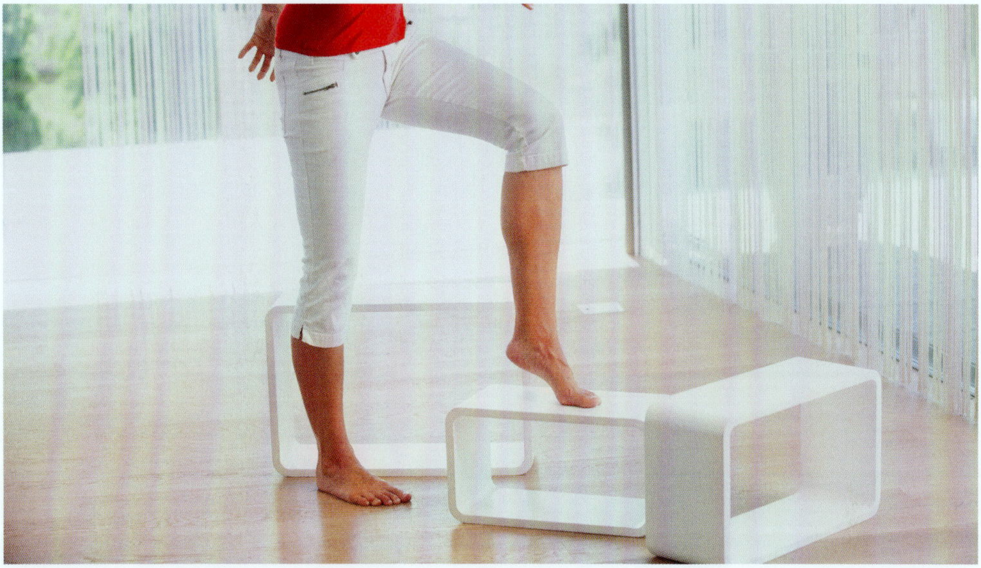

▲ Werden Sie zur Raubkatze: Auf Samtpfoten über Tücher, Balken und andere Hindernisse hinweg. Die Elastizität des Fußes wird spürbar, der weiche Auftritt „hörbar lautlos".

Gehen: Raubkatzengang

Ziel

Erfahren Sie die Kombination von Stabilität und Entspannung im Fuß:

- sorgt für geschmeidige Füße
- ruft geballte Sprungkraft hervor
- schont die Gelenke
- vermittelt Leichtfüßigkeit, Gangsicherheit

Hilfsmittel und Ausgangsposition

Hindernisse wie Stufen, Balken, Matten oder Bälle. Sie sind barfuß. Wie eine Raubkatze, allerdings auf zwei Beinen, besteigen Sie diverse Hindernisse im Zeitlupentempo.

Übung

1. Setzen Sie die Ferse geräuschlos und gerade auf. Bringen Sie jetzt langsam Ihr Körpergewicht auf den Fuß, die Ferse bleibt gerade, halten Sie Ihre Balance perfekt im Gleichgewicht – selbst auf wackeliger Unterlage. Steigen Sie vom Hindernis wieder herunter, weich auf dem Vorfuß landend. Dann gehen Sie zum nächsten Hindernis.
2. Kurzum: Erleben Sie Ihre Füße als Samtpfoten: federnder Stoßdämpfer und geballt verhaltene Sprungkraft. 2–5 Minuten.

Variation: Betonen Sie beim Senk- oder Plattfuß die Sprungkraft: Spannen Sie Ihre Samtpfoten an, damit der Fuß nicht auf den Boden platscht. Umgekehrt beim Hohlfuß: Entspannen Sie die Fußsohlenmuskulatur, bis sich der Fuß weich wie Samt anfühlt.

Kontrolle: Achten Sie auf sichtbare Elastizität und die akustische Qualität des Aufpralls. Halten Sie die Fersen und Knie gerade, die Füße möglichst parallel. Achtung: erhöhte Unfallgefahr durch Abrutschen oder Umkippen von Hindernissen.

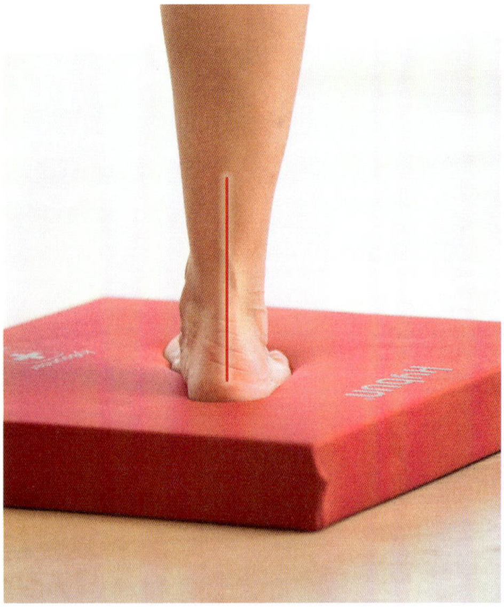

▲ Reflexartiges Training: Beim Stehen auf einer labilen Unterlage soll die Ferse stabil bleiben …

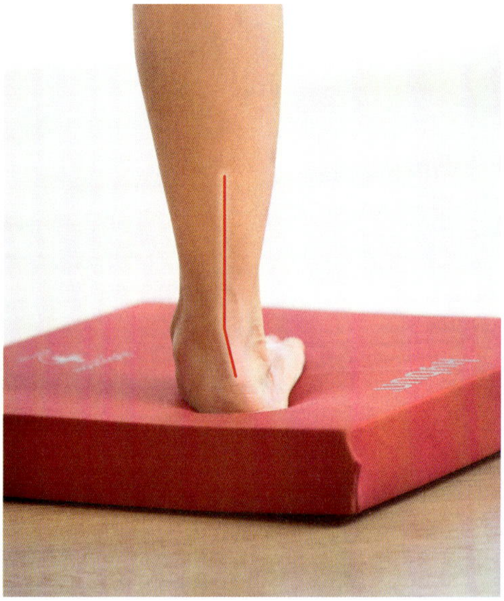

▲ … und der Fuß nicht einknicken.

Training: Fersenproprio

Ziel

Die stabilisierende Fuß- und Unterschenkelmuskulatur wird reflexschnell trainiert. Stehen Sie freihändig 30 Sekunden lang auf labiler Unterlage, möglichst ohne mit den Fersen einzuknicken:

- Trainingsersatz für Naturböden
- schützt die Sprunggelenke
- erhöht die Gangsicherheit
- sichert das Gehen auf hohen Hacken

Hilfsmittel und Ausgangsposition

Eine Schaumstoffmatte, Matratze oder zusammengelegte Decke. Stellen Sie sich mit beiden Füßen auf die labile Unterlage.

Übung

Eine ausreichend instabile Unterlage führt zu Bewegungsausschlägen mit reflexartigen Korrekturbewegungen. Bewegung und Gegenbewegung laufen blitzschnell ab, die Ausschläge können größer oder kleiner werden. Das Bewusstsein konzentriert sich auf die vier Kraftpunkte (Seite 62), während die Stabilität in den Sprunggelenken reflexartig trainiert wird. Täglich 1–3 Wiederholungen.

Variation: Der Einbeinstand sorgt für ein anspruchsvolles Training. Das Üben mit geschlossenen Augen macht es noch schwieriger. Legen Sie zu Hause eine weiche Matte ins Badezimmer, so kommen Ihre Füße automatisch zum täglichen Reflextraining.

Kontrolle: Trainieren Sie nicht länger als 20–30 Sekunden, da sich die Reflexe schnell erschöpfen. Halten Sie die Fersen möglichst gerade. Bei Standunsicherheit passen Sie den Schwierigkeitsgrad an und sorgen Sie für eine Haltemöglichkeit in Greifnähe.

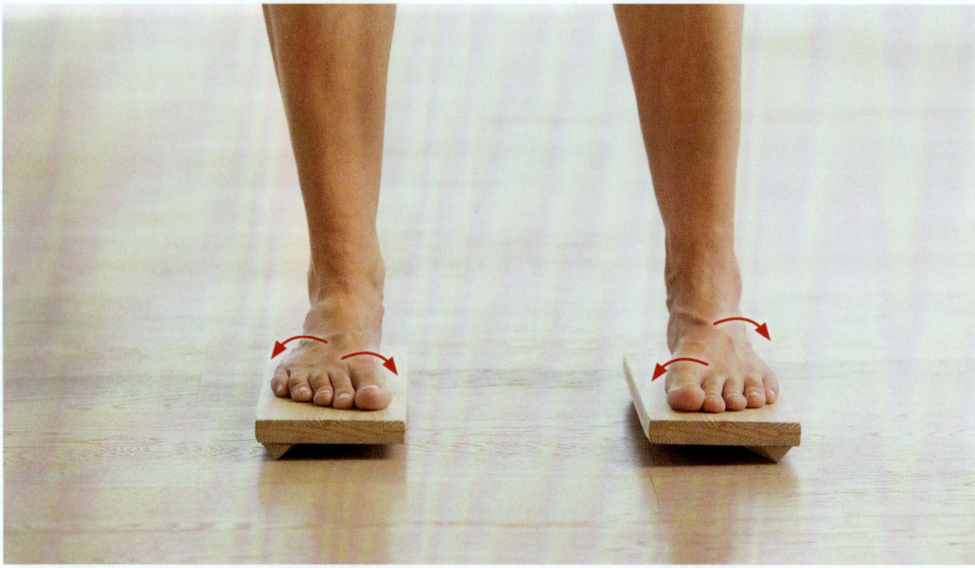

▲ Auf einem Wackelbrettchen können Sie die Spiralschraubung im Fuß reflexartig trainieren. Die Druckpunkte sind die Fersenaußenkanten und das Großzehengrundgelenk.

Training: Wackelbretter

Ziel

Propriozeptives Reflextraining kombiniert mit aktiver Fußspirale im Stehen. 30 Sekunden auf zwei Wackelbrettern freihändig stehen.

- ist ein Reflextraining fürs Gehirn
- macht Groß und Klein Spaß
- erhöht die Gangsicherheit
- schützt die Sprunggelenke
- fördert einen stabil-flexiblen Stand

Hilfsmittel und Ausgangsposition

Befestigen Sie unter einem Holzbrettchen schräg eine halbrunde Holzleiste (eine genauere Bauanleitung finden Sie auf Seite 150). Alternativ könnten Sie auch unter Schuhen mit fester Sohle eine Holzleiste befestigen. Der Verlauf der Holzleiste kann variiert werden. Die Standardbefestigung geht von der Ferseninnenkante zur Kleinzehe.

Übung

Stellen Sie sich mit beiden Füßen auf die Wackelbretter. Balancieren Sie das Gleichgewicht mit „Ferse nach außen und Großzehengrundgelenk nach innen" 30 Sekunden lang. Kann mehrmals täglich wiederholt werden.

Variation: Übung mit (halb) geschlossenen Augen. Ausführung im Einbeinstand Flamingo.

Kontrolle: Zentrieren Sie sich, möglichst ohne Ruderbewegungen der Arme bzw. ohne plötzliche Ausgleichbewegungen des Rumpfes. Im Idealfall (das klappt nicht immer gleich) arbeiten nur noch die Füße.

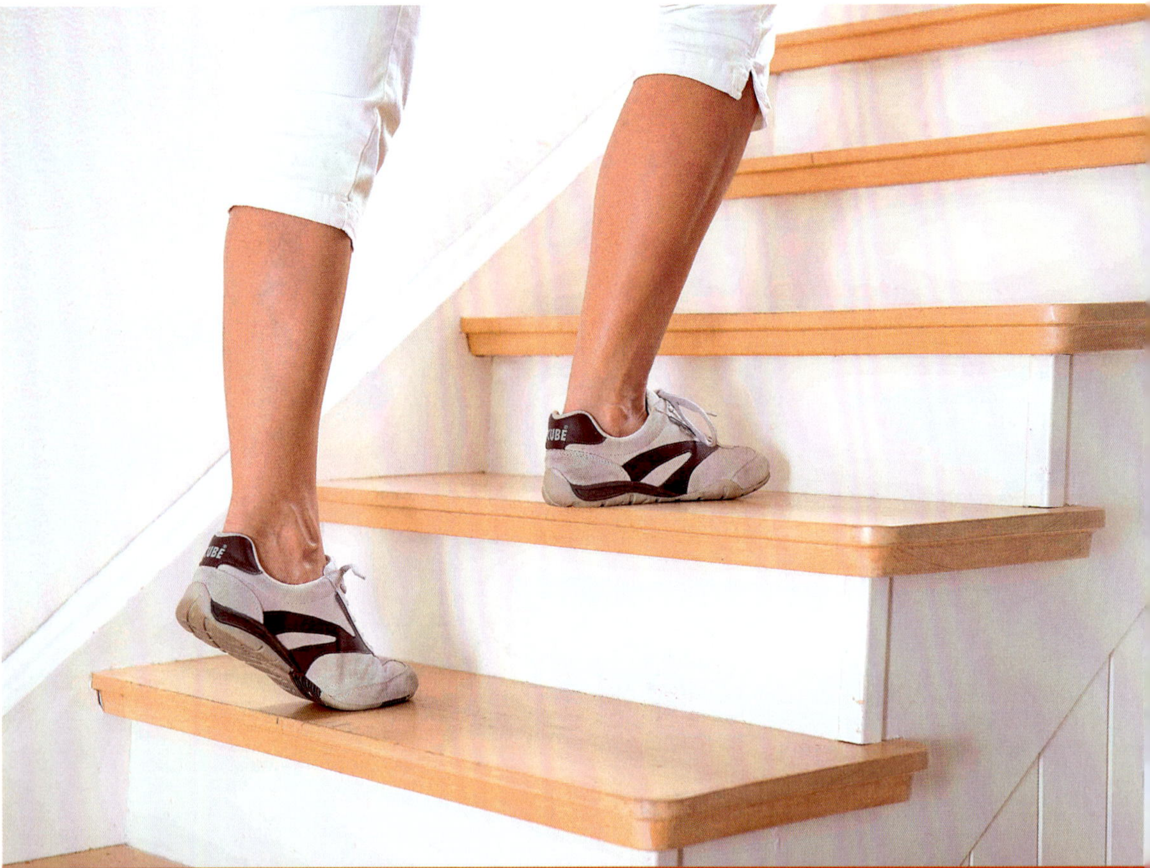

Anwendungsübungen für jeden Tag

Anwendung ist die wichtigste aller Übungen. Die zwölf Basisübungen haben Sie Schritt für Schritt in die Geheimnisse gesunder Füße eingeführt. Jetzt geht es um die aktive Umsetzung im Alltag.

Übungen in den Alltag integrieren

Wer fleißig übt, ohne das Gelernte in die täglichen Bewegungen einzubauen, hat kaum Aussicht auf Erfolg. Es ist wie mit einer Fremdsprache, die Sie nicht anwenden können: Sie ist im Kopf, aber die Gespräche fehlen.

Der Alltag ist das beste Training. Anfangs müssen Sie natürlich einiges lernen, wieder wie bei einer Fremdsprache: Zuerst ist Vokabelnlernen angesagt. Aber schon bald geht es in die alltägliche Konversation. „Blitzübungen" sorgen für die nötige Automatisierung und das tägliche Training ohne zusätzlichen Zeitaufwand. Das individuelle Anforderungsprofil an die Füße ist sehr unterschiedlich. Denken Sie an den Briefträger, die Verkäuferin. An den Büromenschen, der ewig vor dem Computer hockt. An den 75-jährigen Läufer, der sich auf den nächsten Marathon vorbereitet. An das Topmodell, das den ganzen Tag in engen Modeschuhen unterwegs ist. Entscheidend ist, das Einmaleins gesunder Füße (Seite 50) im Alltag umzusetzen – im Stehen, Sitzen, Gehen und Laufen, barfuß und in Schuhen. Egal wie das Alltagsleben Ihrer Füße aussieht, Qualität entscheidet! Richtig dosierte und qualitativ hochwertige Belastung macht Ihre Füße stark. Fehlbelastung schwächt die Füße und macht sie krank. Erwecken Sie Ihre Füße zu neuem Leben: durch anatomisch richtige Belastung im Alltag.

Übung: Füße unterwegs

Ziel

Belasten Sie Ihre Füße im Alltag richtig und verbessern Sie Ihre Selbstkontrolle. Achten Sie auf folgende Kontrollpunkte:

- Ferse
- Spiralgewölbe
- C-Bogen
- Zehen
- Knie
- Kreuz

Übung

Bei jedem Klingeln des Telefons, dem Läuten der Kirchenuhr oder einem anderen Signalton stellen Sie Ihren Füßen eine dieser Fragen. Üben Sie je einen Merkpunkt pro Woche. Jeder dieser Merkpunkte hat charakteristische Fehlerquellen:

- Sind die Fersen gerade? – Ferse knickt nach innen (selten nach außen)
- Ist das spiralige Längsgewölbe spürbar? – Spiralschraubung fehlt (selten zu stark)
- Zeigt der Vorfuß einen C-Bogen? – C-Bogen fehlt, Stempelkissen-Vorfuß
- Sind die Zehen entspannt? – Krallenzehen, Zehen verspannt
- Zeigen die Knie geradeaus? – Knie dreht nach innen (selten nach außen)
- Ist der untere Rücken lang und entspannt? – Hohlkreuz, verspannte Rückenmuskulatur

Variation: Einfach ist die Selbstkontrolle im Sitzen oder Stehen. Schwieriger wird es in der Dynamik, beispielsweise beim Gehen. Klingelt es mitten in komplexen Bewegungsabläufen, konzentrieren Sie sich auf einzelne Merkpunkte.

Kontrolle: Lassen Sie sich von Telefon und Glocke an die Übung erinnern.

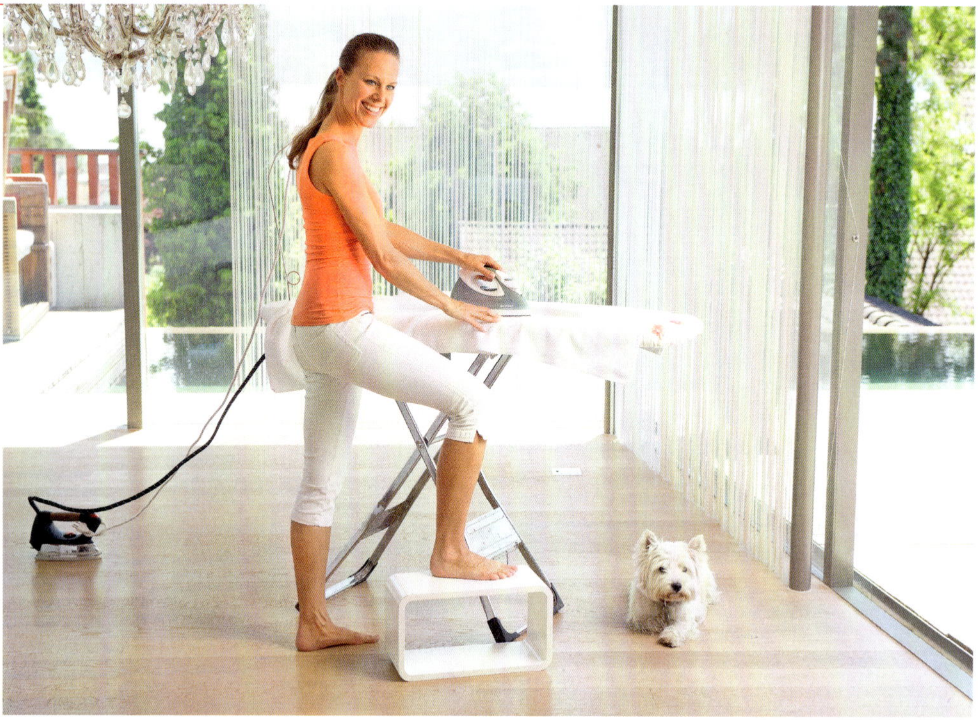

▲ Clevere Entlastungshaltung: Einen Fuß zirka 30 cm erhöht platzieren bei allen Tätigkeiten, die stehend ausgeführt werden. Mal den linken, mal den rechten Fuß entlasten.

Stehen – standhaft und leichtfüßig

Friseure, Verkäufer und Museumswärter haben etwas gemeinsam: Sie stehen den ganzen Tag auf den Füßen. Der Dauerstehstress führt zu einem bleiernen Schweregefühl – schleichendes Gift selbst für gesunde Füße: Das Blut sackt in den Venen nach unten, die Muskeln erstarren in Tatenlosigkeit, die Gelenke werden einseitig belastet, der Knochenstoffwechsel erlahmt, die Nerven schlafen ein. Kurzum: Den Füßen fehlt das Lebenselixier Bewegung. Der menschliche Fuß ist für lange Wanderschaft gebaut, nicht für langes Stehen. In der Tierwelt hat die Evolution eigens Steh- und Stelzbeine erschaffen – wie etwa bei Dauer-Steh-Profis wie Flamingos oder Störchen.

Entlastung: Bewegung ist Trumpf

Hauptsache Bewegung. Fast alles ist erlaubt, nur Stillstehen ist tabu. Museumswärter im Walzertakt oder Friseure im Laufschritt muten allerdings komisch an. Doch auch wenn Sie einen typischen Stehberuf haben, ist es oft möglich, kleine Bewegungseinheiten einzubauen, die gar nicht weiter auffallen. Der springende Punkt ist Ihre Kreativität: Bauen Sie kurze Gehstrecken ein, belasten Sie den linken und rechten Fuß abwechselnd, sitzen Sie zwischendurch, wippen Sie mit Ihren Füßen kurz auf und ab oder stellen Sie einen Fuß auf einem Podest ab. Begleiten Sie den Kunden bis zum Ausgang, benutzen Sie die Treppe statt den Lift, suchen Sie ein entferntes WC auf. Mausern Sie sich zum begeisterten Botengänger, besprechen Sie das Dauerstehproblem mit Kolleginnen, unterbreiten Sie dem oder der Vorgesetzten einen konkreten Vorschlag usw. Gehen Sie Ihren Arbeitsweg wenn möglich zu Fuß. Nutzen Sie die Mittagspause nicht nur zum Essen, sondern auch für einen Spaziergang.

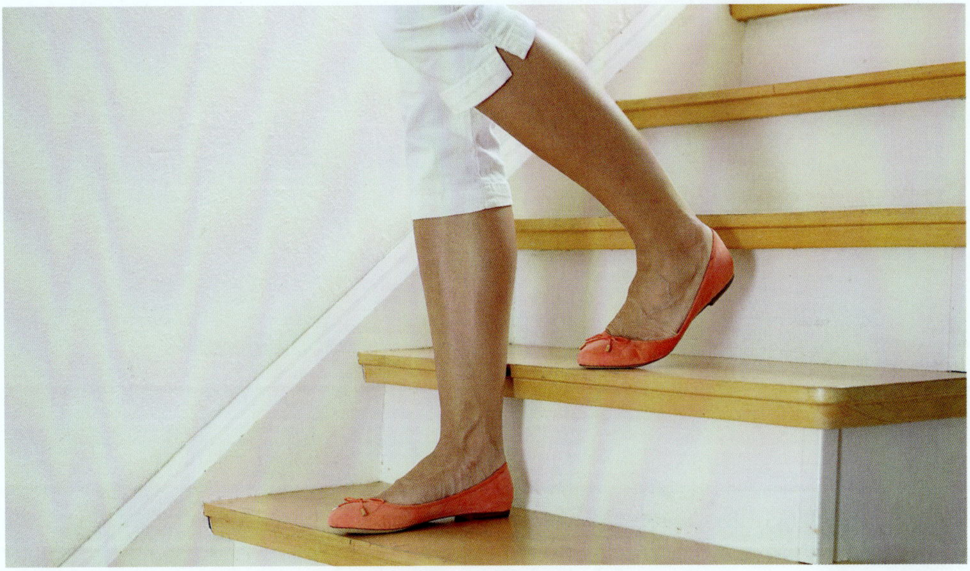

▲ Nutzen Sie jede Gelegenheit, um in Bewegung zu kommen. Treppenlaufen ist noch dazu ein super Kreislauftraining.

Übung: Dynamisches Stehen

Ziel

Die Kunst des dynamischen Stehens. Abwechslung wider den grauen Stehalltag. Setzen Sie die Übungs-Checkliste eigenverantwortlich um.

Übung

Die Checkliste umfasst sechs Punkte. Die Punkte 1 bis 3 sorgen für dynamische Intermezzos nach dem Motto „lieber gehen statt stehen". Die Punkte 4 bis 6 fokussieren auf eine subtile Dynamisierung des Stehens. Schaffen Sie sich zu jedem Punkt mindestens drei konkrete Anwendungsmöglichkeiten.

1. Gehen statt stehen (z. B. Rolltreppe)
2. Extrabewegung (z. B. Botengänge)
3. Treppen nutzen (z. B. statt Aufzüge)
4. Muskelpumpe aktivieren (z. B. Beinmuskeln rhythmisch an- und entspannen, Wippen, Treten am Ort)
5. Gewichtsverlagerung (z. B. links/rechts abwechseln)
6. Entlastungshaltung (z. B. ein Fuß auf Podest; Stehhocker)

Variation: Der eigenen Fantasie sind keine Grenzen gesetzt. Stange, Podest, Sockel genügen, um einen Fuß bequem höher zu stellen und so Bein und Rücken gezielt zu entlasten. Asymmetrische Stellungen mit häufigem Links-rechts-Wechsel aktivieren die Muskelpumpe im Fuß.

Kontrolle: Der häufigste Fehler besteht darin, die eingefahrenen Stehgewohnheiten nicht zu ändern. Wenn Sie nichts ändern, bleibt alles, wie es ist. Auch für Ihre vernachlässigten Füße. Dynamisches Stehen ist schon fast ein Muss für alle Stehberufe – und eine Wohltat für Füße und Venen.

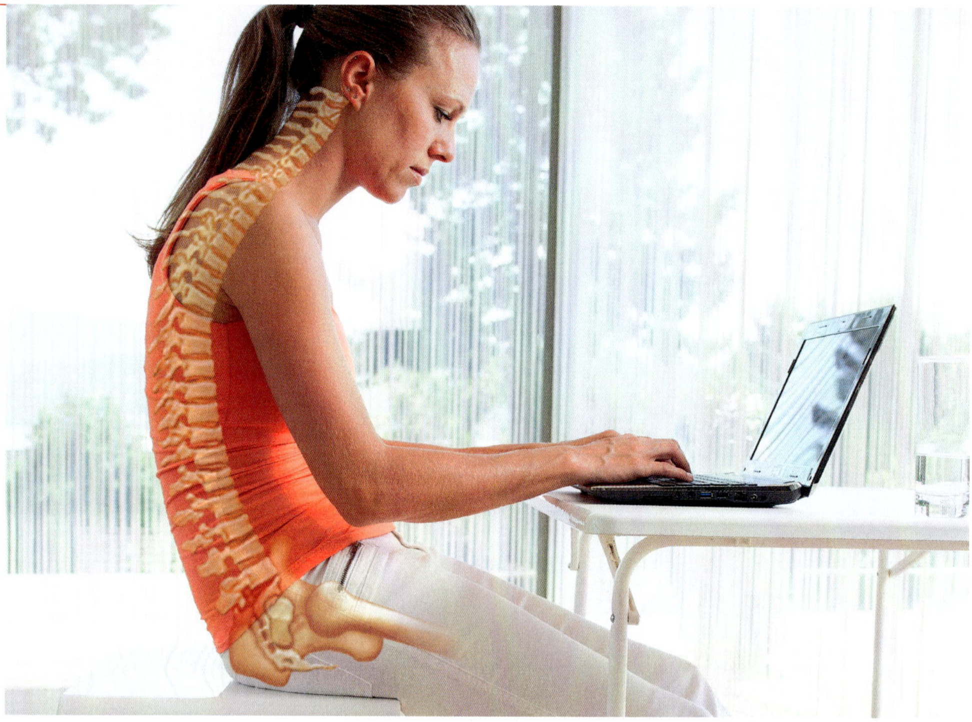

▲ Sieht „bequem“ aus, ist aber – vor allem wenn Sie lange so hocken – Gift für Muskelen, Bänder und Bandscheiben.

Sitzen – es rostet von Kopf bis Fuß

Die Bandscheiben besitzen im Inneren einen gallertartig weichen Kern, dessen Konsistenz an Pudding erinnert. Und er verhält sich auch so. Ohne Bewegung wird der Gallertkern zäh. Nach längerem Sitzen wird die Wirbelsäule steif und unbeweglich, als hätten Sie einen krummen Stock verschluckt. Erst durch Bewegung werden die Bandscheiben wieder geschmeidig. Jetzt kann sich die Wirbelsäule in ihrer Form den Bewegungen anpassen. Analoges gilt für den Hüft-, Knie- und Fußgelenkknorpel: Ohne rhythmische Belastung rostet alles ein. Das Blut sackt nach unten, die Muskelpumpe fehlt. Kurzum: Statisches Sitzen belastet Wirbelsäule, Beine, Füße und den gesamten Organismus.

Aktiv sitzen statt still sitzen

Was für das Stehen gilt, gilt selbstverständlich auch für das Sitzen. Fast alles ist erlaubt, nur Stillsitzen ist tabu. Gefragt ist wiederum Ihre Kreativität: Gehen Sie zwischendurch ein paar Schritte, stehen Sie zur Begrüßung von Kollegen auf, stellen Sie das Telefon auf den Nebentisch, gehen Sie beim Nachdenken ein paar Schritte, stehen Sie zwischendurch einfach so auf. Laufen Sie beim Sitzen unter dem Tisch mit den Füßen an Ort und Stelle, spannen Sie Ihre Muskeln rhythmisch an und lassen Sie sie wieder los. Oder nutzen Sie ein Ballkissen: Die sanfte Bewegungsmassage von Becken, Wirbelsäule und Hüftgelenken ist sehr wohltuend. Eventuell ist gar ein modernes Sitz-Steh-Pult angesagt. Damit können Sie Ihre Position laufend wechseln. Da freuen sich beide – Wirbelsäule und Füße.

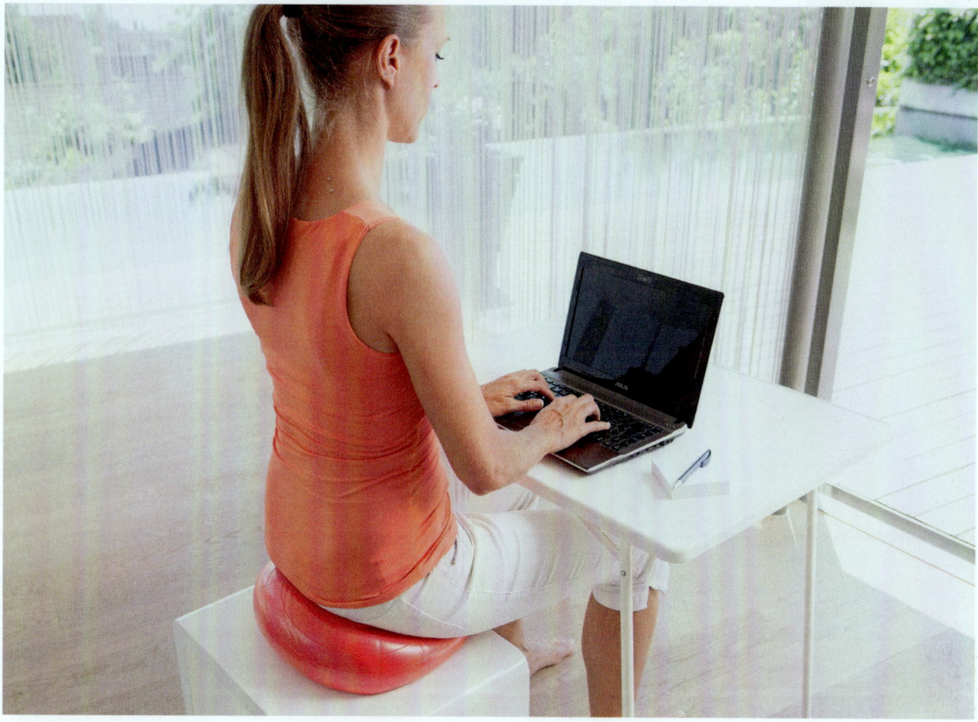

▲ Ein Ballkissen sorgt dafür, dass Ihr Becken und Ihre Wirbelsäule permanent kleine Ausgleichsbewegungen ausführen.

Übung: Dynamisches Sitzen

Ziel

Nie mehr ruhig sitzen! Zumindest nicht im Büroalltag. Setzen Sie die Übungs-Checkliste eigenverantwortlich um.

Hilfsmittel: Stuhl, Sitzball, Sitzkissen, eventuell Stehpult.

Übung

Die Checkliste umfasst neun Punkte. Die Punkte 1 bis 3 sorgen für dynamische Intermezzos unter dem Motto „lieber aufstehen statt sitzen bleiben“. Die Punkte 4 bis 9 fokussieren auf eine subtile Dynamisierung des Sitzens. Finden Sie zu jedem Punkt mindestens drei konkrete Anwendungsmöglichkeiten. Aufschreiben und gleich umsetzen:

1. Aufstehen (z.B. Begrüßung)
2. Gehen statt sitzen (z.B. telefonieren, nachdenken)
3. bewegte Pausen (z.B. kurze Dehnübung vor dem Kaffee)
4. Beckenboden aktivieren (z.B. tief einatmen)
5. Gewichtsverlagerung (z.B. Sitzkissen, Sitzball)
6. Entlastungshaltung (z.B. die Sitzposition ändern)
7. Beine abwechselnd strecken
8. Füße an Ort und Stelle durchtreten, Muskeln kurz anspannen
9. Füße kraftvoll in den Ballenstand

Kontrolle: Der häufigste Fehler besteht wie bei den Stehgewohnheiten darin, die Sitzgewohnheiten nicht zu ändern, einfach alles beim Alten zu lassen. Wer nichts ändert, bekommt mehr von dem, was er schon hat: Fuß-, Bein- oder Rückenbeschwerden.

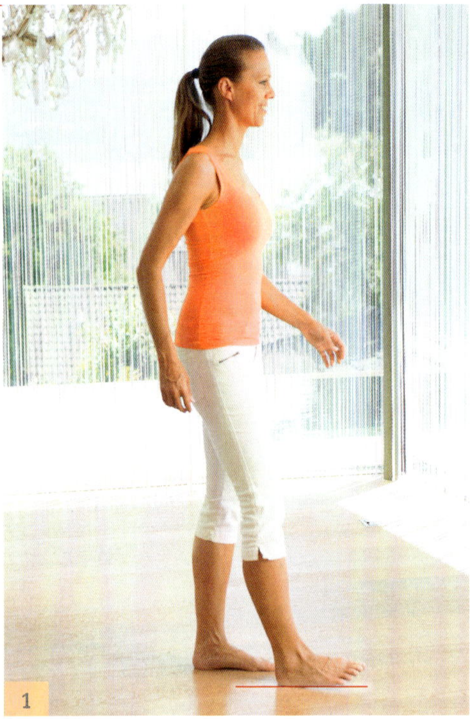

▲ Setzen Sie die Ferse weich und gerade auf, sie darf nicht nach innen kippen.

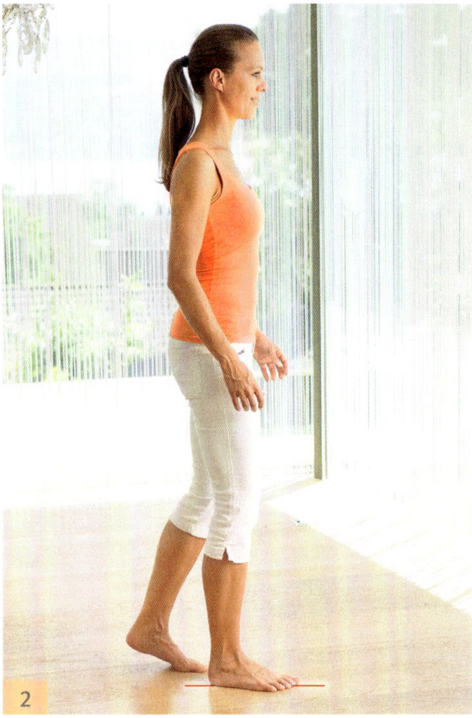

▲ Belasten Sie den Fuß und halten Sie dabei die Ferse gerade und das Gewölbe stabil.

Gehen – Gangzyklus mit Rhythmus

Gehen ist rhythmische Bewegung. Jeder „Gangzyklus" beginnt mit dem geraden Aufsetzen der Ferse. Das natürliche Fußsohlenpolster mit spiralförmiger Unterteilung dämpft den Aufprall. Beleben Sie Ihren Vorfuß: Beim Aufsetzen erfüllt die tiefe Ballenmuskulatur diese Aufgabe. Einmal gerade und sicher auf dem Boden aufgesetzt, wird der Fuß sukzessive belastet. Das Gewölbe bleibt dabei in sich verschraubt, die Keilbeine garantieren die notwendige Belastungsstabilität. Jetzt folgt das Abrollen: Die Muskeln und Sehnenplatten in der Tiefe der Fußsohle geraten wie elastische Gummibänder unter Zug – rund 100-mal mehr als im Stehen. Die gespeicherte Energie wird beim Abstoßen wieder frei, sicht- und spürbar als kräftiger Vorfußimpuls im Moment des Abstoßens. Das funktionelle Abrollen erfolgt über die Großzehe. Gehen ist die beste Medizin. Täglich eine halbe Stunde.

Aber genau wie wir Lesen und Schreiben lernen, will auch das Gehen gelernt werden. Angeboren ist das Potenzial, nicht aber die Fähigkeit. Es gab Zeiten und gibt Orte, in denen die Kunst des Gehens systematisch geübt wird – im antiken Griechenland, hinter Klostermauern oder als Tai Chi in China. Wer anatomisch richtig geht, tut sich Gutes – die Gelenke werden richtig belastet, die Muskeln arbeiten orchestriert. Wer sich mit gewohnten Fehlhaltungen bewegt, trainiert zwar Herz und Kreislauf, schadet aber unter Umständen seinem Bewegungssystem: Senkfüße werden platter, X-oder O-Beine werden krummer, die Rückenschmerzen nehmen zu etc. Kurzum: Lernen Sie Ihre individuellen Stärken und Schwächen genau kennen, bevor Sie losgehen.

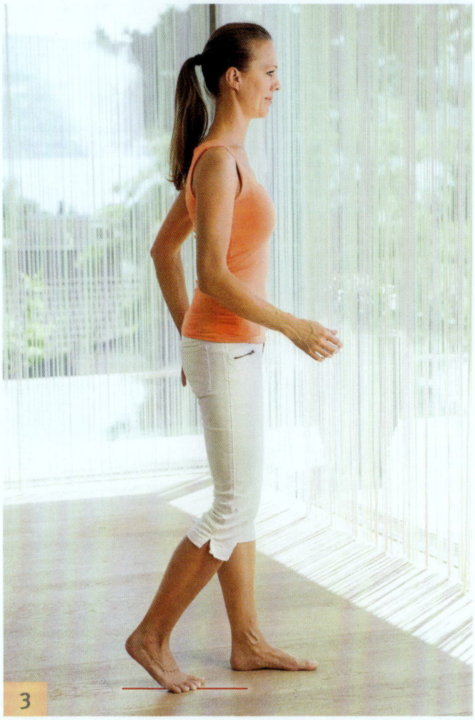

▲ Rollen Sie gerade über den Großzehballen ab, ...

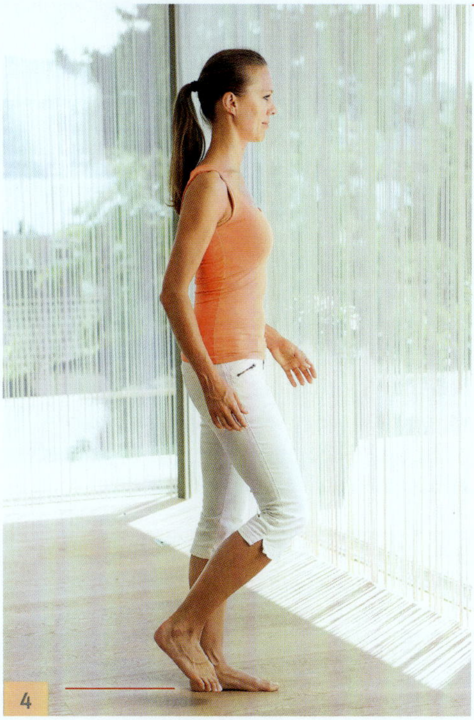

▲ ... und stoßen Sie sich mit einem Vorfußimpuls ab. Lassen Sie die Zehen entspannt.

Übung: Zeitlupengehen

Ziel

Die Kunst des anatomisch richtigen Gehens. Richtige Belastung von A wie Achillessehne bis Z wie Zehenspitzen.

Übung

Gehen Sie in Zeitlupe. Konzentrieren Sie sich auf eine der vier Phasen. Die vier Phasen sind:

1. Bodenkontakt: Setzen Sie die Ferse weich und gerade auf, die Vorfußballenmuskulatur ist zum Abfedern bereit.
2. Belastung: Halten Sie die Ferse gerade, das Gewölbe stabil, richten Sie die Knie geradeaus, machen Sie den unteren Rücken lang.
3. Abrollen: Halten Sie Vorfuß – Ferse – Knie in einer Linie, die Leiste offen.
4. Abstoßen: Vorfußimpuls; lassen Sie nach dem Abstoßen die Zehen entspannt.

Variation: Übertragen Sie das neue Körperbewusstsein ins alltägliche Gehen und konzentrieren Sie sich dabei zunächst nur auf eine der vier Phasen.

Kontrolle: Jede der vier Phasen hat ihre charakteristischen Herausforderungen. Versuchen Sie Folgendes zu vermeiden:

1. Bodenkontakt: harter und ungedämpfter Aufprall auf dem Boden, Ferse kippt nach innen (selten nach außen).
2. Belastung: Ferse knickt nach innen (selten nach außen); Knie dreht nach innen (selten nach außen).
3. Abrollen: Becken kippt vor, Hohlkreuz; Leiste bleibt geschlossen.
4. Abstoßen: Vorfußimpuls fehlt, Zehen verspannt und überstreckt.

Walking – den Füßen Beine machen

Walking bedeutet flottes Gehen mit betontem Armeinsatz. Dabei bleibt ein Fuß stets im Kontakt mit dem Boden. Das ist gelenkschonend und macht Walking zur sichersten und beliebten Sportart der Gegenwart. Insgesamt werden 100 Gelenke und 700 Muskeln bewegt. Herz-Kreislauf, Atmung und Stoffwechsel kommen auf Touren.

Wie fit sind Sie? Gehen Sie zügig und gleichmäßig eine zwei Kilometer lange Strecke. Aber Vorsicht: Mangelnde Fitness darf nicht mit Ehrgeiz kompensiert werden. Um psychisches Durchhaltevermögen von körperlicher Leistungsfähigkeit zu unterscheiden, ist die Pulskontrolle obligatorisch, am besten mittels Pulsmessgerät. Gemessen werden die Zeit, die Sie für die 2-Kilometer-Strecke benötigen, und die Pulsfrequenz unmittelbar nach dem Test.

Zügiges Gehen bietet speziell für ältere Menschen ein effizientes und sicheres Training.

Regelmäßiges Walking verbessert die Leistungsfähigkeit und ist zudem die perfekte Möglichkeit, mit Gleichgesinnten zusammenzukommen: Der Hauptnutzen liegt in der Erhaltung der Selbstständigkeit.

Bei vorhandenen Risikofaktoren sollten Sie vor dem 2-Kilometer-Test unbedingt einen Arzt aufsuchen. Er wird die Risiken abschätzen und notwendige Abklärungen zu Ihrer Sicherheit vornehmen.

Ein Arztbesuch ist obligatorisch bei

- Alter über 40 Jahre
- Blutdruck über 140/90
- Body-Mass-Index (BMI) über 25
- Taillenumfang mehr als 102 cm bei Männer, mehr als 88 cm bei Frauen
- mehr als 5 Zigaretten pro Tag
- Ernährung: zu wenig Ballaststoffe
- erhöhte Blutfettwerte

Altersabhängige Normzeiten 2-km-Walking-Test

Alter	Männer min/sec	Frauen min/sec	Idealer Testpuls = 80 % der max. Herzfrequenz
20	13:45 bis 15:15	15:45 bis 17:15	160
30	14:15 bis 15:45	16:00 bis 17:30	152
40	14:45 bis 16:15	16:15 bis 17:45	144
50	15:15 bis 16:45	16:30 bis 18:00	136
60	15:45 bis 17:45	16:45 bis 18:15	128
70	16:45 bis 18:15	17:15 bis 18:45	120

Die Gehgeschwindigkeiten für diese Normwerte reichen von 6,4 km/h bis 9,3 km/h.

Maximale Herzfrequenz = 220 minus Alter

Übung: Abc für Walking-Einsteiger

Ziel

Sicherer Einstieg, sorgfältiger Trainingsaufbau. Dazu gehören gute Schuhe und atmungsaktive Kleidung. Eine Pulskontrolle mittels Pulsuhr ist sinnvoll, Gehstöcke je nach Terrain.

Ausführung

Marschieren Sie nach alter Väter Sitte los. Am besten auf einer bekannten flachen Strecke. Pulskontrolle nicht vergessen! Die Formel zur Berechnung der maximalen Herzfrequenz lautet 220 minus Alter. Das ergibt 200/min für den 20-Jährigen, 160/min für den 60-Jährigen. Die optimale Herzfrequenz für den Trainingsaufbau liegt bei 60–80 Prozent der maximalen Herzfrequenz. Für einen untrainierten 60-jährigen Senioren beispielsweise lautet die Formel: Optimale Startfrequenz = 60 Prozent der maximalen Herzfrequenz = (220–60) × 60 % = 96 Pulsschläge pro Minute. Aufgepasst: Die meisten Menschen trainieren mit zu hohem Puls!

Typische Pulsfrequenzen

– bezogen auf die maximale Herzfrequenz (= 220 minus Alter):

- Spaziergang: 50 %
- Gesundheitsgehen: 60 %
- Fettverbrennung: 70 %
- Herz-Kreislauf-Training: 80 %
- Leistungstraining: 90 %

30 Minuten täglich walken – ein Leben lang – sorgen für Wohlgefühl, Vitalität und besseres Aussehen. So schützen Sie sich vor Herzinfarkt, Diabetes, Krebs und Depression.

So gelingt Ihnen der Einstieg ins Walken

Junge und Profis	**Woche 1–4**	**Woche 5–8**	**Woche 9–12**
Trainingseinheiten pro Woche	2–3	3–4	4–7
Minuten pro Einheit	30–45	45–60	› 60
Optimale Herzfrequenz*	60–75 %	75–80 %	75–80 %
Jüngere und Fortgeschrittene	**Woche 1–4**	**Woche 5–8**	**Woche 9–12**
Trainingseinheiten pro Woche	2–3	3–4	3–5
Minuten pro Einheit	20–45	30–45	45–60
Optimale Herzfrequenz*	60–75 %	60–75 %	75 %
Senioren, Leistungsschwächere, Anfänger	**Woche 1–4**	**Woche 5–8**	**Woche 9–12**
Trainingseinheiten pro Woche	2	2–3	3–4
Minuten pro Einheit	15–30	30–45	30–60
Optimale Herzfrequenz*	60 %	60–70 %	65–75 %

* Bezogen auf die maximale Herzfrequenz (= 220 minus Alter)

Jogging: natürlich und gesund

Laufen ist natürlich, kostengünstig und fast überall möglich. Es setzt an den drei wichtigsten Risiken der modernen Zivilisationsgesellschaft an: Joggen verbrennt Fett, senkt den Blutdruck und reduziert die Lust auf den blauen Dunst. Alle positiven Gesundheitseffekte des Walkings gelten sinngemäß auch für das Jogging. Verletzungen und chronische Überlastungen stellen die Schattenseite des Joggens dar. Angesichts der ständigen Wiederholung der immer gleichen Bewegung kein Wunder! Jeder zweite Marathonläufer berichtet von Problemen. Gesundheitsjoggern ergeht es nicht viel besser. Bei 25 Laufkilometern pro Woche scheint die Verträglichkeitsgrenze zu liegen. Mehr Wochenkilometer bedeuten mehr Verletzungen. Die Mehrzahl der Beschwerden ist auf Trainingsfehler zurückzuführen: Übertraining, Trainingswechsel, Terrainwechsel, unbewegliche Hüften, straffe Beinmuskeln, Knick-, Platt-, Hohlfüße, O-Beine, X-Beine, Beckenschiefstand.

Ziel

Sicherer Einstieg und sorgfältiger Trainingsaufbau sind oberstes Ziel. Gute Laufschuhe, atmungsaktive Kleidung und Pulskontrolle gehören zur Sicherheitsausrüstung.

Übung

Aller Anfang ist leicht. Muss leicht sein! Laufen Sie langsam, nicht zu lange und möglichst auf ebener Strecke. Steigern Sie Ihr Laufpensum von Woche zu Woche. Gewöhnen Sie Ihren Körper an das Laufen, indem Sie zwischen Gehen und Joggen wechseln:

- 1. Woche: 1 Min. gehen, 1 Min. joggen (15 Min., 2–3×/Woche)
- 2. Woche: 2 Min. joggen, 1 Min. gehen (15 Min., 2–3×/Woche)
- 3. Woche: 3 Min. joggen, 1 Min. gehen (15 Min., 2–3×/Woche)
- ab 6. Woche: Gehpausen verkürzen; die Trainingszeit verlängern
- 8.–12. Woche: Joggen ohne Gehpausen (30 Min., 3×/Woche)

So joggen Sie sicher und gesund

Situation	Bitte beachten
Arztbesuch	Kriterium: Alter über 40, Wiedereinsteiger, bekannte Risikofaktoren
Lauftechnik	Füße weich aufsetzen, Arme pendeln, frei atmen, aufgerichtet joggen
Atemkontrolle	Das Sprechen ganzer Sätze bleibt möglich.
Pulskontrolle	60–80 % der maximalen Herzfrequenz (220 minus Alter)
Hautblasen	Schuhgröße und Passform, Qualität der Strümpfe, Fußhygiene
Muskelkater	Trainingsmangel, neues Terrain, neue Schuhe
Seitenstechen	zu wenig Aufwärmen; Essen/Trinken direkt vor dem Joggen
Muskelkrämpfe	Kälte, alte Verletzungen, Überanstrengung, zu wenig getrunken
Schmerz	beginnende Überlastung, Fehlbelastung

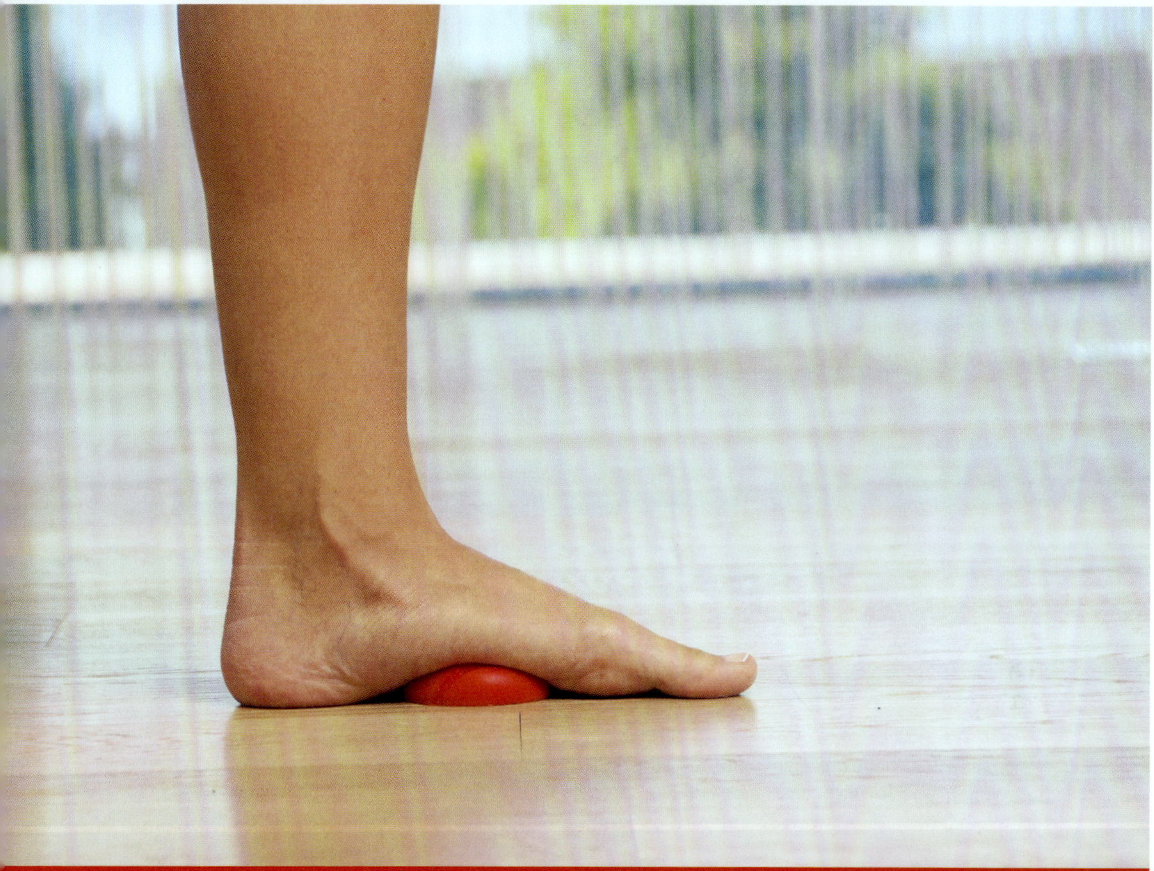

Spezialübungen: gezielte Selbsthilfe

Nach den „Basis-Pflichtübungen“ kommt nun die Kür: Mit spezifischen Übungen können Sie Knickfuß und Co. jetzt wirksam zu Leibe rücken. Die Spiraldynamik® bietet dazu maßgeschneidertes Training.

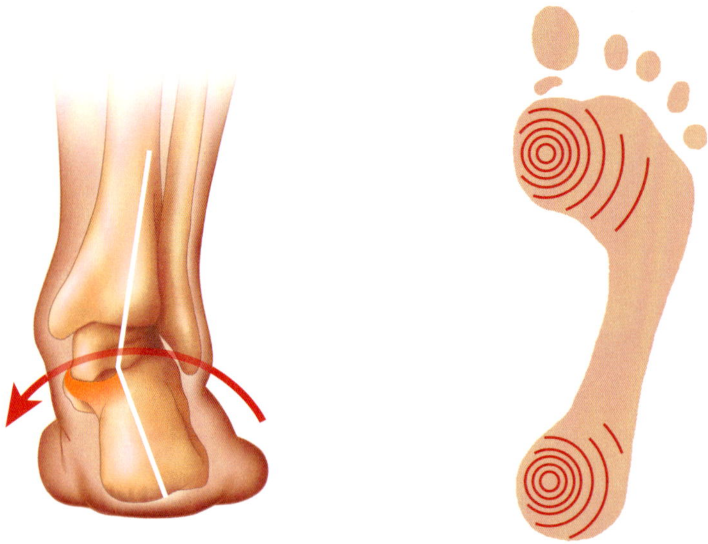

▲ Klassischer Knickfuß mit nach innen gekippter Ferse und bogenförmigem Verlauf der Achillessehne; die Innenseite der Fußsohle wird stärker belastet.

Knickfuß

Bedeutung

Mehr als die Hälfte der Menschheit läuft mit Knickfüßen durchs Leben. Medizinisch wird dem Knickfuß keine große Bedeutung zugemessen und dennoch steht er häufig am Anfang einer verhängnisvollen Kette von Fußproblemen.

Risikofaktoren

Wegbereiter für Knickfüße beim Erwachsenen sind fast immer Knickfüße im Kindesalter. Hier gibt es eine wichtige Altersgrenze: Muskuläre Knickfüße im Kleinkindesalter bis zur Einschulung mit sechs oder sieben Jahren wachsen sich in vielen Fällen spontan zurecht. Danach korrigiert sich der Knickfuß so gut wie nie mehr spontan. Die Fachliteratur ist in diesem Punkt eindeutig, obschon viele Ärzte und Kinderärzte immer noch an das Gegenteil glauben.

Diagnose

Klinik: Die Ferse von hinten betrachtet steht schräg.
Fußdruckmessung: Die Kraftangriffslinie ist nach innen verschoben.
Gang-Laufanalyse: Hyperpronation während der Belastungsphase

Der Knickfuß ist eine klassische Blickdiagnose. Im Stand mit parallelen Füßen kann die Fersenstellung von hinten betrachtet und beurteilt werden. Idealerweise steht das Fersenbein im Lot und in Verlängerung der Unterschenkel Längsachse. Ein Knick zwischen Ferse und Unterschenkel deutet auf Knickfüße hin. Bei der Gang- und Laufanalyse lässt sich genau dies in der Dynamik erkennen: Der Rückfuß knickt unter Belastung ein, der Fachmann spricht von Hyperpronation, eines der häufigsten Probleme im Laufsport überhaupt.

Steckbrief Knickfuß

Definition: Winkel zwischen Ferse und Unterschenkel verläuft geknickt statt im Lot.
Medizinisch: Pes valgus

Übungen

Wahrnehmung:	Fersenlot (Seite 57)
Mobilisierung:	Fußspirale (Seite 58)
Kräftigung:	Turmspringer (Seite 82)
Koordination:	Nurejew (Seite 119)
Integration:	Ortho-Gang: Ferse stabil (Seite 83)

Sport

Empfehlenswert:	Tanz, Eiskunstlauf, Turnen, Kampfsportarten
Aufgepasst:	Laufsport, Ballsportarten, klassisches Ballett

Alltagstipp

Fersen gerade! Im Stehen, Gehen und beim Laufen.

Affirmation

Alles im Lot – auch die Füße!

Die dynamische Fußdruckmessung weist durch eine Verlagerung der Kraftangriffslinie nach innen auf die Fehlbelastung hin.

Verlauf

Meist im Kleinkindesalter erworben, im Kindesalter nicht korrigiert, bleibt die Knickfüßigkeit im Erwachsenenalter lebenslang bestehen und steift über die Jahre hinweg ein. Der Knickfuß allein besitzt medizinisch gesehen keinen großen Krankheitswert. Erst wenn seine Langzeitfolgen – Senk-, Platt- und Spreizfuß sowie Hallux valgus – in Erscheinung treten, gerät er ins medizinisch-therapeutische Visier.

Übungstherapie

Der Knickfuß eignet sich bestens für eine funktionelle Therapie. Die Ferse dreht aus der Knickfußstellung zurück ins Lot. Wichtigste Übung ist das Fersenlot (Seite 57).

Schuhe

- Achten Sie auf eine gute Abstützung des Fußlängsgewölbes auf der Innenseite.
- Wenn Sie hohe Absätze nur selten tragen, sind sie von Vorteil, denn sie zwingen die Ferse ins Lot.

Einlagen

- Korrigierend wirken Einlagen mit Supinationsstütze auf der Innenseite des Fußlängsgewölbes.
- Spezialeinlagen fassen die Ferse mechanisch.
- Propriozeptive Einlagen aktivieren die fersenstabilisierenden Muskeln.
- Hilfreich sind Sporteinlagen mit Supinationsstütze des Rückfußes.

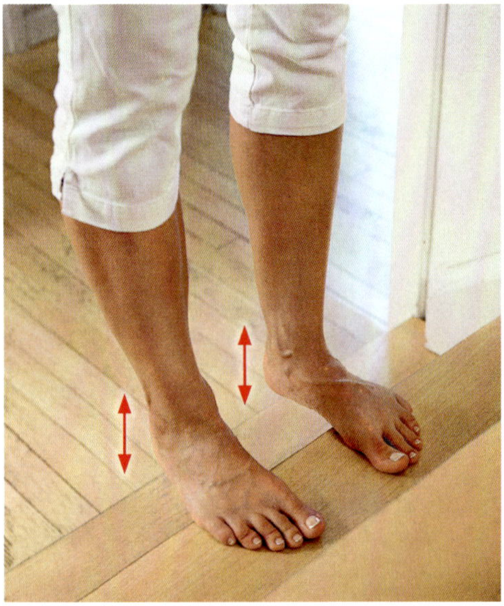

▲ Senken Sie beide Fersen langsam ab und heben Sie sie danach wieder an, aber nicht ganz bis in den Ballenstand.

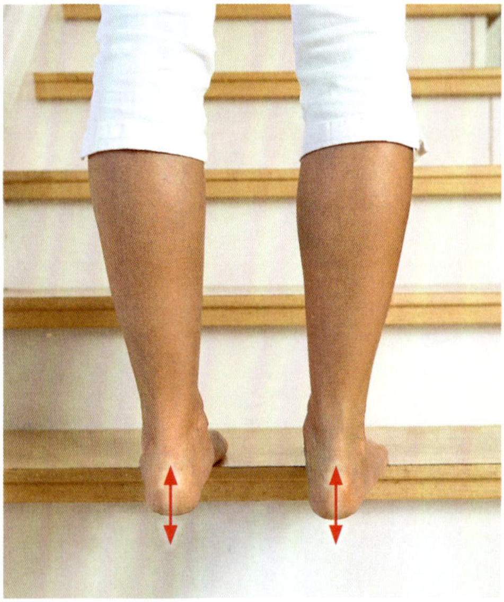

▲ Achten Sie darauf, dass die Ferse immer gerade bleibt.

Sprunggelenk kräftigen: Turmspringer

Ziel

Aktive Stabilisierung der Ferse. Fördert Beweglichkeit und Stabilität der Sprunggelenke, kräftigt die tiefe Ballenmuskulatur und dehnt die Wadenmuskulatur:

- ist eine Anti-Knickfuß-Übung
- baut das Fußlängsgewölbe auf
- ideal bei Plattfüßen
- kräftigt Ballenmuskulatur
- stärkt die Sprunggelenke

Hilfsmittel und Ausgangsposition

Unterste Treppenstufe, Geländer. Sie stehen mit beiden Vorfüßen stabil auf der untersten Treppenstufe. Beide Fersen ragen gerade und frei über die Stufe heraus.

Übung

Jetzt senken und heben Sie abwechselnd die Fersen langsam. Aber aufgepasst: Nicht ganz bis nach oben in den Ballenstand, das würde Spreizfüße fördern! Die Fersen bleiben immer gerade, kein Einknicken nach innen, kein Wegknicken nach außen. 30 Wiederholungen, zweimal pro Tag.

Variation: Legen Sie ein dickes Buch auf den Boden, dort, wo Sie voraussichtlich mit der Ferse „landen" werden. Der genaue Kontaktpunkt der Ferse auf dem Buch hilft Ihnen, das „Absenken ohne Knickfüßigkeit" zu kontrollieren. 20 Wiederholungen, jeweils 5–10 Sekunden beide Fersen knapp über dem Buchdeckel schwebend. Steigerung: freihändig stehen.

Kontrolle: Kontrollieren Sie die Fersenausrichtung mithilfe eines Spiegels oder bitten Sie jemanden, Ihre Fersen genau zu beobachten. Machen Sie während der Übung keine Krallenzehen. Betont wird das Absenken der Fersen.

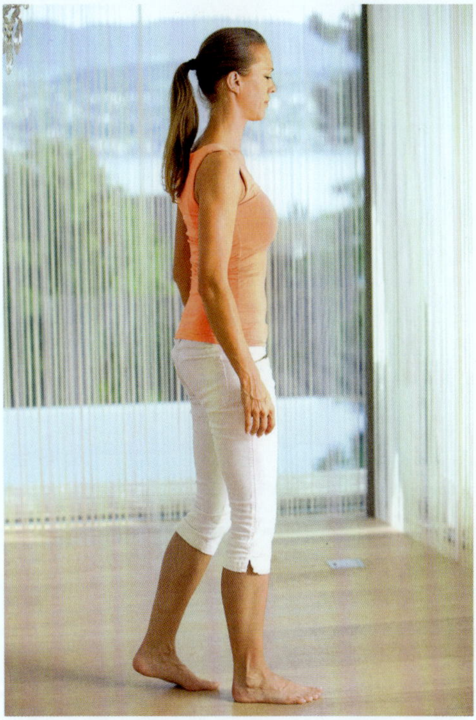

▲ Gehen Sie langsam und setzen Sie die Ferse behutsam und weich auf den Boden.

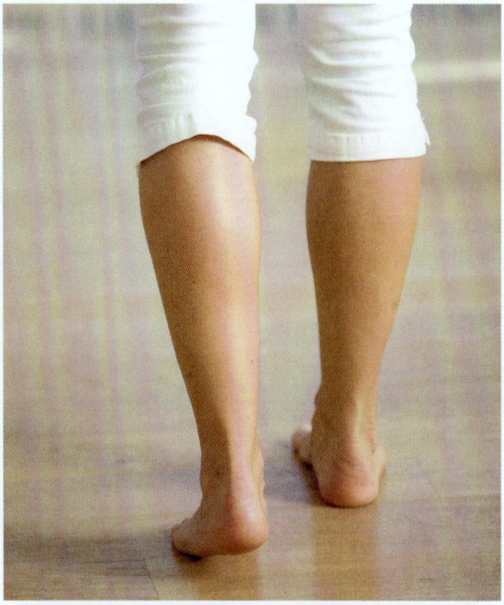

▲ Achten Sie besonders auf eine gerade Ferse, wenn Sie Ihr Gewicht auf den Fuß bringen.

Ortho-Gang: Ferse stabil

Ziel

Hierbei geht es darum, die anatomisch richtige Belastung der Ferse beim Gehen zu beherrschen und zu halten.

Übung

Gehen Sie in Zeitlupe, setzen Sie die Ferse langsam und gerade auf. Rollen Sie gleich über die Fersenrundung ab. Vermeiden Sie ein hartes Aufprallen der Ferse. Wer nicht sicher ist, spitze die Ohren: Der harte Aufprall ist auf Holzdielenböden gut hörbar. Jetzt, sobald der ganze Fuß Bodenkontakt hat, kommt das Körpergewicht auf den Fuß. Dies ist der entscheidende Moment: die frühe Standbeinphase, in der Sie darauf achten, dass die Ferse nicht einknickt. Dann steigern Sie das Gehtempo bis hin zu normalem Tempo. Achten Sie Schritt für Schritt immer während der frühen Standbeinphase auf eine gerade Ferse. Zunächst nur der rechte Fuß, dann der linke, dann beide. Die Übung besteht aus kurzen Achtsamkeitsimpulsen, die nur den Bruchteil einer Sekunde dauern. Dauerkonzentration ist nicht angesagt. Das Gehirn funkt im Rhythmus des Schreitens den Befehl „Ferse bleibt stabil!" nach unten. Zweimal 10 Minuten pro Tag. Noch besser: Machen Sie sich dies beim Gehen zur Gewohnheit. Einmal gelernt, immer anwendbar – wie Fahrradfahren.

Variation: gleiche Übung analog beim Laufen

Kontrolle: Gerade bedeutet immer gerade, aber nicht zwangsläufig dasselbe für alle. Wer einen X-Knickfuß (Pes valgus) hat, verlagert das Gewicht mehr nach außen. Wer einen O-Knickfuß hat (Pes varus) muss die Belastung nach innen verdichten, weil die Ferse tendenziell nach außen wegknickt.

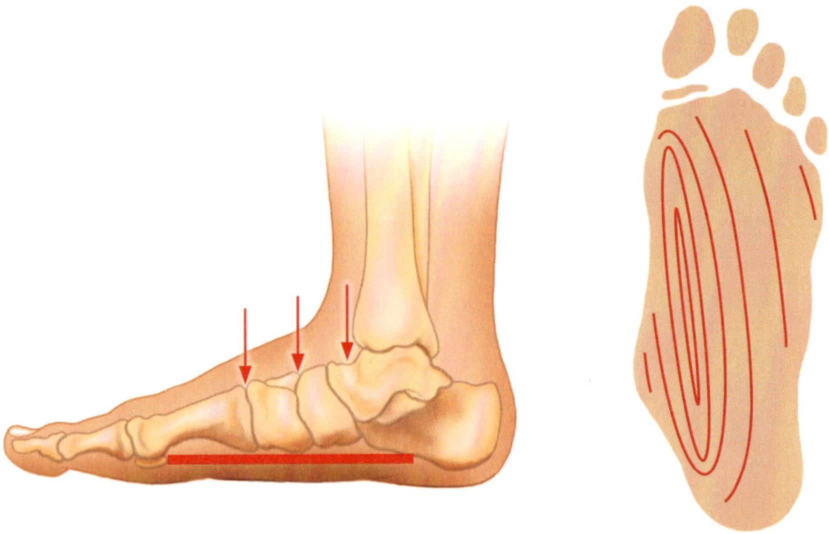

▲ Beim Senkfuß ist das Fußlängsgewölbe abgeflacht, beim Plattfuß nicht mehr vorhanden: Die gesamte Fußsohle hat Bodenkontakt – auch auf der Innenseite (vergleiche Abb. Seite 42).

Senk- oder Plattfuß

Bedeutung

Jeder fünfte Mensch steht auf Senkfüßen mit abgeflachtem Längsgewölbe. Echte Plattfüße bei jungen Erwachsenen sind zum Glück relativ selten, ein paar Prozent der Bevölkerung sind betroffen. Die Übergänge zwischen Senk- und Plattfuß sind hier fließend: Senkfuß bedeutet Abflachung, Plattfuß bedeutet Totalkollaps des Fußgewölbes und stellt immer eine schwere und folgenschwere Störung der Fußstatik dar.

Risikofaktoren

Am Anfang steht meist eine jahrzehntelange Knicksenkfuß-Fehlbelastung. Hinzu kommen laxe Bänder, schwache Muskeln, Bewegungs- und Trainingsmangel, Übergewicht sowie eine entsprechende genetische Veranlagung.

Diagnose

Klinik: Das Fußgewölbe ist platt. Normalweise ist das Fußgewölbe 1–2 Fingerbreit hoch.
Fußdruckmessung: Der Mittelfuß ist verbreitet. Normal = ⅓ der Vorfußbreite.
Laufanalyse: nur mit seitlicher Kameraeinstellung sichtbar

Beim Fußabdruck ist der mittlere Teil des Fußes verbreitert, die „Fußtaille" wird breiter. Fußabdruck oder dynamische Fußdruckmessung schaffen Klarheit. Wichtig ist, ob der Senkfuß beim Gehen zu- oder abnimmt. Es gibt Menschen, die weisen im Stehen beeindruckende Senkfüße auf, die sich beim Gehen spontan verbessern. Glück gehabt! Die Belastung fördert die Selbstorganisation der Füße. Und es gibt das genaue Gegenteil: Senkfüße, die unter Belastung dramatisch zunehmen und zu Plattfüßen mutieren. Das hat Konse-

Steckbrief Senkplattfuß

Definition: Das Fußlängsgewölbe ist abgeflacht (Senkfuß) bzw. platt (Plattfuß).
Medizinisch: Pes planus

Übungen

Wahrnehmung:	Vierpunkte-Stand (62)
Mobilisierung:	Fußspirale (Seite 58)
Kräftigung:	Spiral-Power (Seite 87)
Koordination:	Fußwelle plus (Seite 86)
Integration:	Zeitlupengehen (Seite 75)

Sport

Empfehlenswert:	Grundsätzlich sind fast alle Sportarten möglich.
Aufgepasst:	Laufsport, Ballsportarten, Übergewicht

Alltagstipp
Fußspirale im Stehen, Gehen und beim Laufen

Affirmation
Die Kraft der Spirale entdecken!

quenzen für Therapie und Einlagen. Zur Unterscheidung von Senkfuß oder Plattfuß ist der Vorfußballenstand hilfreich: Von hinten betrachtet bleiben beim Plattfuß die Fersen nach innen geknickt und das Längsgewölbe kann sich nicht mehr aufbauen.

Verlauf
Typischerweise leiden Kinder und Jugendliche vor allem während der Übergangsphase vom Senk- zum Plattfuß unter Belastungsschmerzen auf der Innenseite der Fußgewölbe. Auf den zweiten Blick schon fast logisch: Die Bänder und Sehnen werden massiv überdehnt und das tut weh. Ist der Fuß erst mal platt, hören auch die Schmerzen auf. Der Plattfuß ist Endstation. Manche Menschen kommen erstaunlich gut und lange mit ihren Senk- und Plattfüßen klar. Oft kommt es zu Drucküberlastungsschmerzen an der Fußsohle. Die Belastbarkeit der Füße bleibt zeitlebens eingeschränkt.

Übungstherapie
Der Senkfuß eignet sich ideal für eine funktionelle Therapie. Wichtigste Übung ist die Fußspirale (Seite 58). Beim Plattfuß ist es ungleich schwieriger: Eine Verbesserung ist zwar auch beim 60-Jährigen noch möglich, doch eine vollständige Korrektur ist selbst bei einem 20-Jährigen eine Seltenheit.

Schuhe
Achten Sie auf eine gute Abstützung des Fußlängsgewölbes auf der Innenseite.

Einlagen
- Korrigierend ist eine Einlage mit Supinationsstütze auf der Innenseite des Fußlängsgewölbes.
- Spezialeinlagen sorgen für eine mechanische Fassung der Ferse.
- Propriozeptive Einlagen aktivieren die gewölbeaufbauenden Muskeln.
- Vorteilhaft sind Sporteinlagen mit starker Supinationsstütze des Rückfußes.

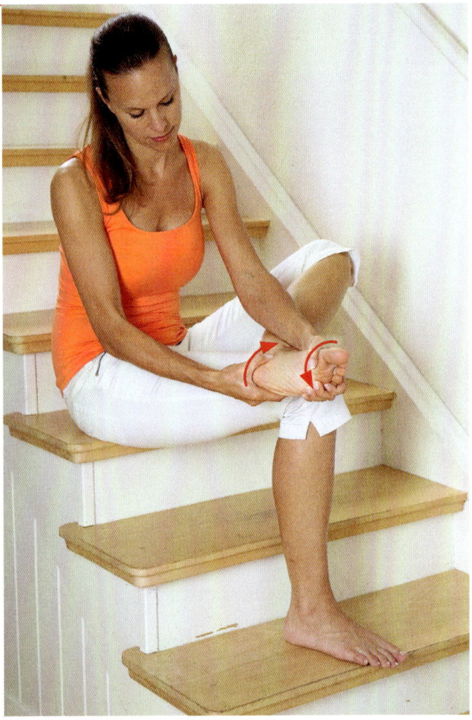

▲ Anspruchsvoll! Sie verschrauben den Fuß: Ferse nach außen, Vorfuß nach innen und dann ...

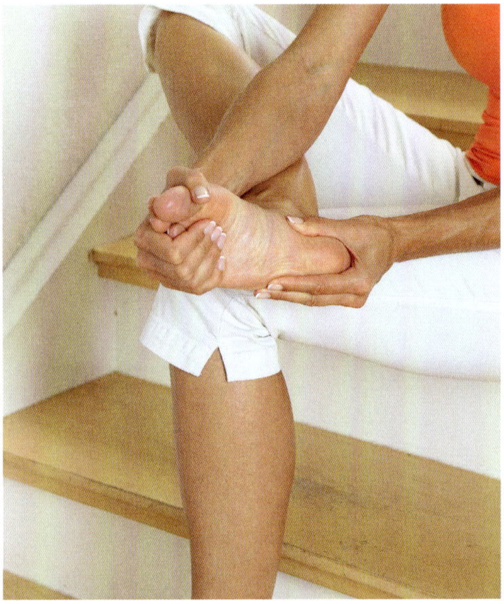

▲ ... initiieren Sie mit der Vorfußhand Wellenbewegungen: maximaler „Hohlfuß" – dann wieder gestreckt und entspannt.

Muskeltonus steigern: Fußwelle plus

Ziel

Beim Senk- und beim Plattfuß fehlt die Verschraubung im Fuß. Deshalb ist die Fußspirale (Seite 58) die zentrale Übung beim Senkfuß. Die Fußwelle ist eine Aufbauübung, um die Muskelspannkraft im Fuß in Kombination mit der Fußspirale gezielt zu stimulieren. Die manuelle Ausführung ist anspruchsvoll. Ausreichende Beweglichkeit in den Hüftgelenken ist Voraussetzung.

Hilfsmittel und Ausgangsposition

Setzen Sie sich bequem hin. Umgreifen Sie die Ferse und mit der anderen Hand den Vorfuß.

Übung

Verschrauben Sie jetzt den Fuß mit beiden Händen nach dem Naturvorbild der Helix in sich spiralig und halten Sie die Position. Mit der Vorfußhand initiieren Sie nun eine Wellenbewegung in Längsrichtung – von hinten nach vorne durch den ganzen Fuß hindurch.

1. Phase: Die Welle baut sich auf, das Längsgewölbe nimmt zu, der Fuß verformt sich in Richtung Hohlfuß.

2. Phase: Die Welle läuft nach vorne aus und verebbt in der Ausgangsstellung des entspannten Fußes. Erste und zweite Phase rhythmisch aneinandergereiht ergibt eine zyklische Wellenbewegung, sozusagen eine stehende Welle im Fuß. Entscheidend beim Senk- und Plattfuß ist die erste Phase, das aktive Aufbauen der Welle. Sie können die kurzen Muskeln der Fußsohle in diesem Moment bewusst mit anspannen und so den Gewölbeaufbau fördern.

Kontrolle: Diese Übung kann das Fußgewölbe nachhaltig aufbauen. Ist der Senkfuß behoben, hören Sie auf, sonst landen Sie beim Hohlfuß. Beim Plattfuß besteht diese Gefahr nicht.

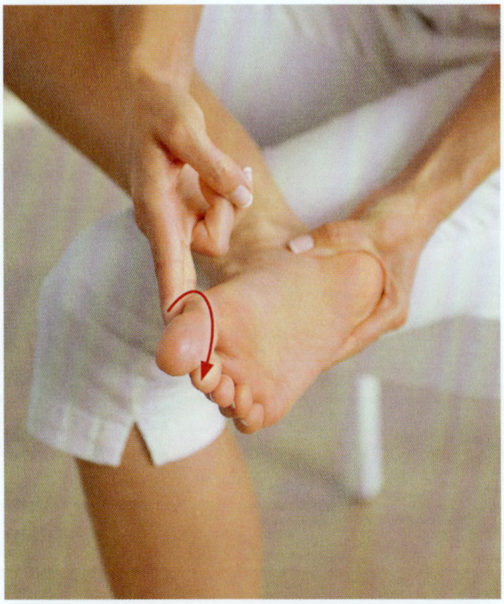

▲ Die Ferse bleibt ortstabil, eine Hand stabilisiert die Ferse; die andere Hand führt Großzehe und Vorfuß in Pfeilrichtung Richtung Boden.

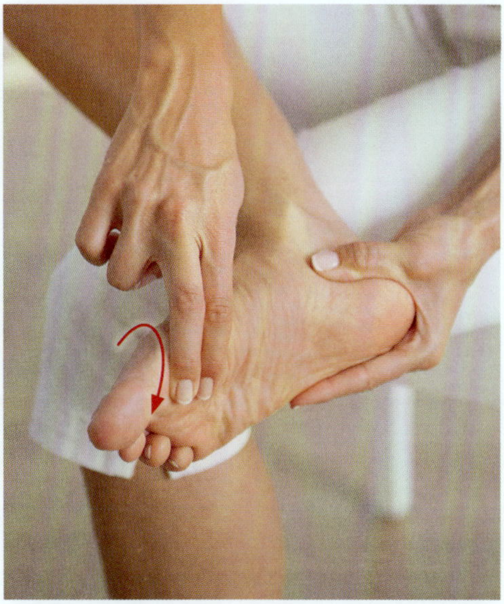

▲ Dann umgekehrt: Großzehe und Vorfuß drehen aktiv Richtung Boden – gegen den Widerstand von Zeige- und Mittelfinger.

Spiralkraft steigern: Spiral-Power

Ziel
Für fast alle Muskeln gibt es maschinelle Trainingsgeräte. Um die aktive Verschraubung im Fuß zu stärken, gibt es kein Gerät, hier ist „Handarbeit" gefragt. Bei dieser Übung geht es darum, die Spiralkraft im Fuß gegen maximalen Widerstand gezielt zu trainieren.

Hilfsmittel und Ausgangsposition
Setzen Sie sich bequem hin und legen Sie einen Fuß auf den gegenüberliegenden Oberschenkel, bis die Außenseite der Ferse stabil auf dem Oberschenkel ruht.

Übung
Jetzt fassen Sie mit einer oder mit beiden Händen den frei schwebenden Vor- und Mittelfuß und drücken den Vorfuß nach unten (Bild links) bzw. nach oben (Bild rechts). Die gesamte Fuß- und Unterschenkelmuskulatur bremst diese Bewegung. Oder umgekehrt: Der Vorfuß dreht sich abwechselnd nach oben (Bild links) bzw. nach unten (Bild rechts) gegen den bremsenden Widerstand der Hand. Rhythmisch wiederholen. Die Ferse bleibt immer ortstabil, während sich die Fußsohle abwechselnd nach oben bzw. nach unten dreht. Zehn Wiederholungen pro Seite.

Variation: Die Übung Fußspirale (Seite 58) ist eng verwandt. Sie zielt auf die Verbesserung von Wahrnehmung und Beweglichkeit ab.

Kontrolle: Achten Sie auf einen rhythmischen Bewegungsfluss. Nach zehn Wiederholungen muss die Fußmuskulatur erschöpft sein – ansonsten entsteht kein nachhaltiger Trainingsreiz und die Spiralkraft im Fuß nimmt nicht zu.

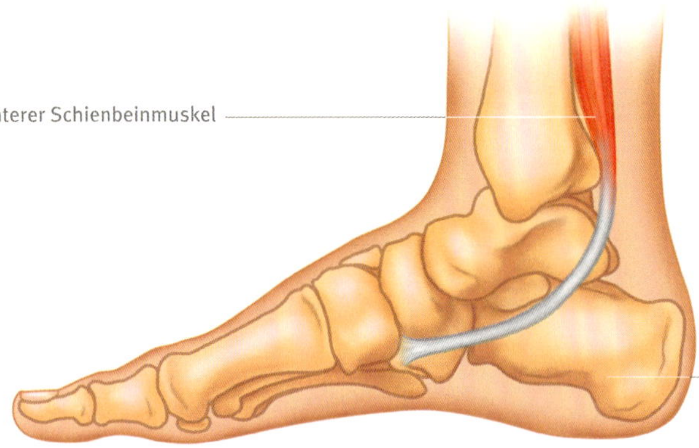

▲ Wenn die Sehne des hinteren Schienbeinmuskels (M. tibialis posterior) durch Fehl- und Überlastung geschwächt irgendwann einreißt oder durchreißt, sinkt das Fußgewölbe zu Boden – es entsteht plötzlich ein Plattfuß, Tibialis-posterior-Syndrom genannt.

Tibialis-posterior-Syndrom

Bedeutung

Beim Tibialis-posterior-Syndrom ist die Sehne des hinteren Schienenbeinmuskels entzündet, an- oder durchgerissen. Dieser Muskel ist maßgeblich an der muskulären Stützung des Fußgewölbes beteiligt. Fällt er aus, fällt das Längsgewölbe in sich zusammen. Es kommt zum plötzlichen Plattfuß eines bis dahin mehr oder weniger gesunden Fußes.

Risikofaktoren

Oftmals geht eine langjährige Knicksenkfuß-Fehlbelastung voraus. Hinzu kommen laxe Bänder, schwache Muskeln, Bewegungs- und Trainingsmangel, Übergewicht sowie eine genetische Veranlagung zu degenerativen Veränderungen von Bändern und Sehnen. Fersensporn und Tennisellbogen gehören in die gleiche Gruppe. Ballsportarten wie Volleyball und Basketball erhöhen das Risiko zusätzlich.

Diagnose

Klinik: Vorgeschichte; lokaler Befund mit Schmerz und Schwellung hinter und unterhalb des Fußinnenknöchels.
Bildgebung: diagnostische Sonografie; MRT

Wegleitend sind die Vorgeschichte und die relative kurze Entstehungsdauer. Bei der körperlichen Untersuchung wird die Sehne ertastet und getestet. Sie verläuft direkt hinter dem Fußinnenknöchel und hebt den Innenrand des Fußes an. Die Diagnosesicherung erfolgt durch eine diagnostische Ultraschalluntersuchung oder durch ein MRT. Entscheidend ist, ob die Sehne noch intakt genug ist, um einen Kraftschluss des Muskels zu gewährleisten.

Steckbrief Tibialis-posterior-Syndrom

Definition: Die Sehne des hinteren Schienbeinmuskels (M. tibialis posterior) ist defekt.
Medizinisch: Tibialis-posterior-Syndrom

Übungen

Wahrnehmung:	Fersenlot (Seite 57)
Mobilisierung:	Fußspirale (Seite 58)
Kräftigung:	Hüftaußenroller (Seite 90)
Koordination:	Nudel-Gang (Seite 91)
Integration:	Zeitlupengehen (Seite 75)

Sport

Aufgepasst:	Viele Sportarten belasten die Tibialis-posterior-Sehne.
Empfehlenswert:	Schwimmen und Biken bieten sich als Alternativen an.
Verboten:	Laufsport und Ballsportarten

Alltagstipp

Den Fuß „von oben“ richtig belasten – im Stehen und im Gehen.

Affirmation

Nie mehr einknicken!

Verlauf

Das Tibialis-posterior-Syndrom verläuft in drei Phasen:

1. **Anfangsstadium:** Am Anfang steht eine relative harmlose Sehnenscheidenentzündung. Der Muskel ist überfordert, die Sehne überlastet, die superempfindliche Sehnenscheide reagiert meist mit Schmerz und einer bis zu Tennisball großen Schwellung hinter und unterhalb des Innenknöchels am Sprunggelenk.
2. **Das Zwischenstadium:** Die Sehne degeneriert im Inneren und ist leicht angerissen.
3. **Das Endstadium:** Die Sehne reißt ganz oder zumindest soweit, dass der hintere Schienbeinmuskel das Fußgewölbe nicht mehr hochziehen und es damit nicht mehr stabilisieren kann. Das Gewölbe kollabiert, es kommt zum plötzlichen Plattfuß im Erwachsenenalter. Eine OP wird notwendig.

Übungstherapie

Im Anfangsstadium lässt sich das Tibialis-posterior-Syndrom aktiv funktionell gut behandeln. Im Zwischenstadium wird es kritisch, ist mehr als ein Drittel des Sehnendurchmessers gerissen, kann eine funktionelle Therapie das Gewölbe nicht wieder herstellen.

Medizinische Therapie

Lokale Kälte, entzündungshemmende Salben wie Voltaren oder Traumeel im Anfangsstadium; Druckbelastung meiden; gezieltes (Kinesio-)Taping zur Zugentlastung. Vorsicht mit Kortisonspritzen – führt zu Sehnenschäden, wenn in die Sehne gespritzt wird.

Schuhe

Stabile und über Knöchel hohe Schuhe bieten dem Rückfuß Stabilität. Der Fuß muss in der kritischen Phase von außen gestützt werden. Jede lokale Drucküberlastung gilt es zu meiden.

Einlagen

Entlastend sind Einlagen mit Supinationsstütze auf der Innenseite des Fußlängsgewölbes.

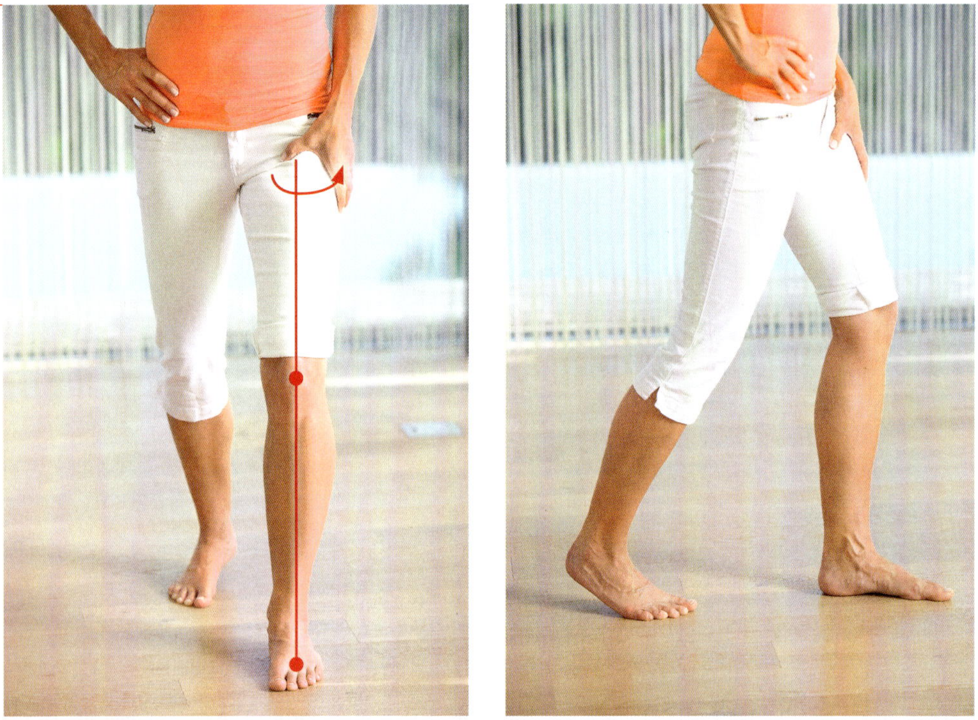

▲ Aktivieren Sie gezielt Ihre Hüftaußenroller so, dass die Kniescheibe Schritt für Schritt in Richtung 2. oder 3. Zehen zeigt, ohne dabei den Tibialis-posterior-Muskel benutzen zu müssen.

Hilfe von oben: Hüftaußenroller aktivieren

Ziel

Bisher sorgte der Tibialis-posterior-Muskel für eine stabile, knickfreie Fersenstellung, doch dieser muss jetzt geschont werden. Die Hüftaußenroller, die sich in der Tiefe der Gesäßmuskulatur befinden, können die Fersenstabilisierung übernehmen.

Hilfsmittel und Ausgangsposition

Sie stehen auf beiden Beinen und setzen nur einen Fuß in Schrittlänge vor den anderen. Idealerweise tragen Sie stabile und seitlich gut stützende Schuhe und ggf. Einlagen, die den Rückfuß zusätzlich fassen und stützen.

Übung

Entspannen Sie Ihren Fuß für einen Moment. Erfühlen Sie den passiven stützenden Halt, den Schuh und Einlage bieten. Jetzt aktivieren Sie in der Tiefe des Gesäßes die Hüftaußenroller und drehen die gesamte Beinachse mal leicht nach außen und dann wieder nach innen. Die Kniescheibe zeigt Ihnen die jeweilige Richtung an. Stellen Sie nun mithilfe der Hüftaußenroller die Rotationsrichtung Ihrer Beinachse so ein, dass die Kniescheibe nach vorn in Richtung der 2. und 3. Zehe zeigt. Ferse und Unterschenkel sind im oberen Sprunggelenk so miteinander verkoppelt, dass die Ferse von oben präzise ins Lot eingestellt werden kann, ohne dass der Tibialis-posterior-Muskel gefordert ist. Und genau darauf kommt es an. Immer links und rechts üben, zunächst in kleinen Schritten, dann ins normale Gehen integrieren.

Kontrolle: Aufgepasst, drehen Sie nicht zu viel „nach außen". Sonst drohen Fehltritte mit Gefahr von Bandverletzung auf der Außenseite der Sprunggelenke.

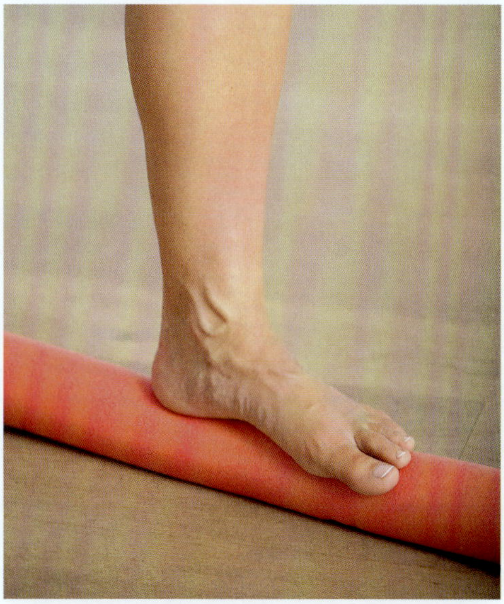

▲ Stellen Sie die Ferse etwas nach außen und die Großzehe etwas nach innen, um ein Einknicken der Ferse nach innen zu verhindern.

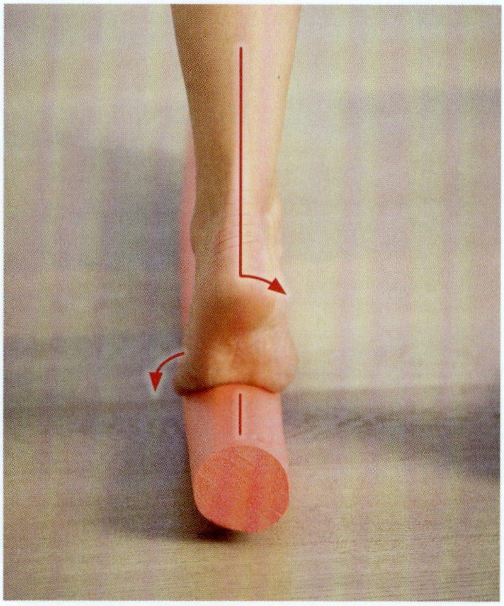

▲ Rollen Sie gerade ab – der Fuß darf dabei nicht nach innen kippen.

Entlastung: Nudel-Gang

Ziel

Der betroffene Tibialis-posterior-Muskel kann vor Überlastungen wirksam geschützt werden. Insbesondere beim Gehen auf ebenen wie auf unebenen Böden, indem Sie ein Gefühl dafür entwickeln, Ihre Füße vor einem ungewollten Einknicken der Ferse zu schützen. Jedes plötzliche und ungewollte Einknicken der Ferse nach innen führt zu einem unkontrollierten Ruck auf den Tibialis-posterior-Muskel. (Die Übungsidee stammt von Claudia Strohmaier, Spiraldynamik®-Physiotherapeutin, Graz.)

Hilfsmittel und Ausgangsposition

Weiche Schwimm-Nudel, zur Not ein zusammengerolltes Handtuch.

Übung

Die Aufgabe besteht darin, auf der Schwimm-Nudel wie auf einem Schwebebalken oder einer Slack Line zu gehen. Sie entwickeln sich zum „Seiltänzer auf festem Boden“. Entscheidend dabei ist, mit der Ferse immer etwas „außen“ auf der Nudel und mit der Großzehe leicht „innen“ auf der Nudel zu stehen. So stellen Sie sicher, dass die Ferse nach außen belastet wird, ein Einknicken der Ferse nach innen ist so nahezu unmöglich. Und genau darum geht es: Schutz der Ferse vor dem Einknicken beim Gehen auf unebenen Boden.

Kontrolle: gerade abrollen! Deshalb ist der Großzehenballen „innen“ an der Nudel platziert, um beim Abrollen ein Wegkippen des Fußes nach außen zu verhindern.

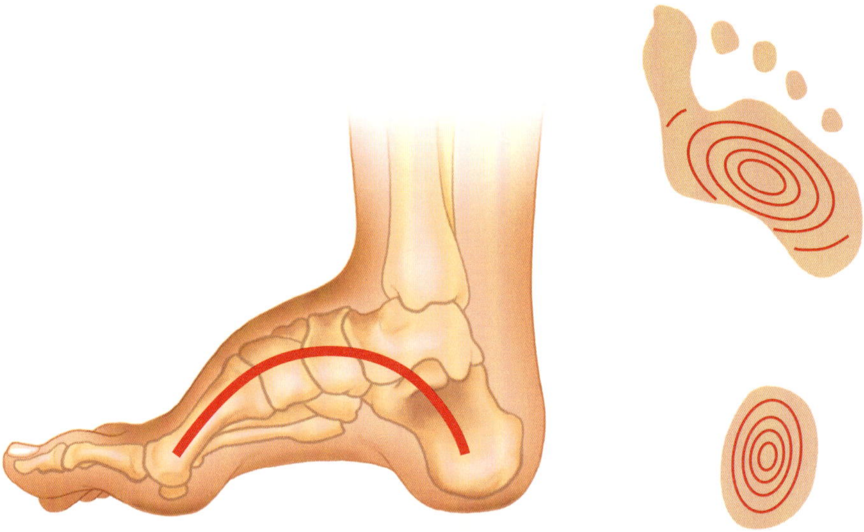

▲ Beim Hohlfuß ist das Fußlängsgewölbe so erhöht, dass nur der Vorfuß und die Ferse den Boden berühren, der Mittelfuß hängt in der Luft – der Fußabdruck ist zweigeteilt (vergleiche Abb. Seite 43).

Hohlfuß

Bedeutung

Hohlfüße sind seltener als Senkplattfüße, aber sie sind eindeutig auf dem Vormarsch. Waren früher Senkplattfüße das Problem Nummer eins bei Kindern, sind es heute zunehmend die Hohlfüße. Zur Erfüllung seiner komplexen Aufgabe ist der Fuß auf seine natürliche Elastizität angewiesen. Genau die geht beim Hohlfuß verloren. Der Fuß wird unbeweglich, das Längsgewölbe ist überhöht, steif und starr. Der hohe Rist, ein ästhetisches Ideal, fordert seinen Tribut: Die Aufprallenergie am Boden kann nicht mehr richtig abgefedert werden, Drucküberlastung, Spreizfuß und Krallenzehen sind vorprogrammiert.

Risikofaktoren

Genetische Veranlagung spielt eine Rolle, vermutlich auch psychoemotionale Stressfaktoren. Wer im Kindesalter auf den Zehen statt auf den Füßen geht – Zehengänger oder Toe Walker – hat ebenfalls ein erhöhtes Risiko. Viele neurologische Krankheiten – wie zum Beispiel die Kinderlähmung – gehen mit der Entwicklung von Hohlfüßen einher.

Diagnose

Klinik: Fußgewölbe überhöht, mehr als zwei Fingerbreit hoch.
Fußdruckmessung: Der Fußabdruck ist zweigeteilt; die Bodenkontaktfläche ist reduziert.
Laufanalyse: nur bei seitlicher Kameraeinstellung sichtbar

Die Taille des Fußabdrucks verschmälert sich beim Hohlfuß, bis sie den Bodenkontakt ganz verliert. Der Fußabdruck ist dann zweigeteilt. Ein Fußabdruck oder eine dynamische Fußdruckmessung schafft Klarheit. Wichtig ist, ob der Hohlfuß beim Gehen zu- oder abnimmt.

Steckbrief Hohlfuß

Definition: Das Fußlängsgewölbe ist überhöht und eingesteift.
Medizinisch: Pes cavus

Übungen

Wahrnehmung: Bodengefühl (Seite 56)
Mobilisierung: Fußspirale (Seite 58)
Kräftigung: Wackelbretter (Seite 67)
Koordination: Fußwelle minus (Seite 94)
Integration: Raubkatzengang (Seite 65)

Sport

Empfehlenswert: Grundsätzlich sind alle Sportarten möglich.
Aufgepasst: Laufsport, Ballsportarten und klassisches Ballett, Fechten

Alltagstipp

Entspannung der Fußsohle im Stehen, Gehen und beim Laufen.

Affirmation

Ich schwebe auf entspannten Samtpfoten.

Es gibt Menschen, deren Hohlfüße sich beim Gehen spontan verbessern. Andere nicht. Dies hat dann Konsequenzen für Therapie und Einlagen. Wichtig ist zudem die Unterscheidung echter oder unechter Hohlfuß. Beim echten Hohlfuß ist die Ferse nach außen weggeknickt (Pes varus), beim Pseudo-Hohlfuß ist die Ferse nach innen eingeknickt (Pes valgus).

Verlauf

Es gibt zwei typische Verlaufsformen. Der unechte Hohlfuß, die häufigste Form und meist ohne erkennbare Ursache, zeigt einen stabilen Verlauf mit relativ wenig Beschwerden. Beim echten Hohlfuß, oft im Rahmen einer neurologischen Erkrankung, hängt die Entwicklung vom Verlauf des neurologischen Leidens ab. Der Hohlfuß nimmt oft zu und bereitet mit den Jahren zunehmend Beschwerden.

Übungstherapie

Der unechte Hohlfuß eignet sich für eine funktionelle Therapie. Beim neurologischen Hohlfuß hängen die Erfolgschancen von der Grundkrankheit ab.

Schuhe

Die Schuhe sollten ein weiches, gut stützendes Fußbett haben.

Einlagen

- Einlagen mit künstlicher Stütze des Fußlängsgewölbes führen rasch zur Entlastung durch bessere Druckverteilung.
- Propriozeptive Einlagen entspannen die Fußsohlenmuskulatur.

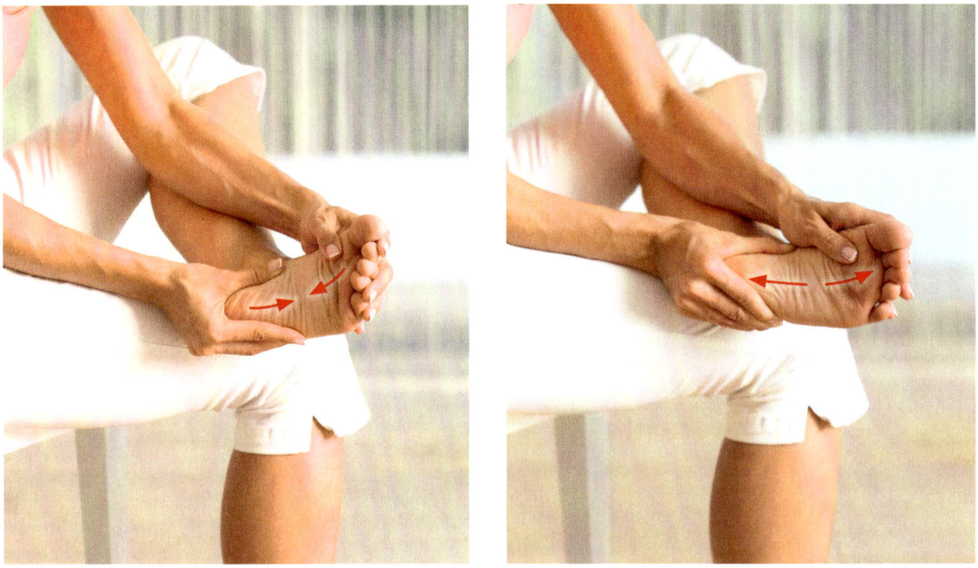

▲ Anspruchsvoll: den Fuß spiralig verschrauben (unechter Hohlfuß) oder entschrauben (echter Hohlfuß) und mit der Vorfußhand Wellenbewegungen initiieren: mehr „Hohlfuß“ (links), danach die Entspannungsphase betonen (rechts) und das Längsgewölbe in die Länge dehnen.

Muskeltonus senken: Fußwelle minus

Ziel

Der echte Hohlfuß braucht weniger Fußspirale, der unechte mehr. Beide brauchen sie aber entspanntere Muskeln in der Fußsohle.

Hilfsmittel und Ausgangsposition

Setzen Sie sich bequem hin und legen Sie den betroffenen Fuß auf das Knie des anderen Beines. Umgreifen Sie mit der einen Hand die Ferse und mit der anderen den Vorfuß.

Übung

Den Fuß jetzt mit beiden Händen nach dem Naturvorbild der Helix (beim unechten Hohlfuß) in sich spiralig verschrauben beziehungsweise (beim echten Hohlfuß) entschrauben und ihn so halten. Mit der Vorfußhand initiieren Sie nun eine Wellenbewegung in Längsrichtung – von hinten nach vorne durch den ganzen Fuß.

1. Phase: Die Welle baut sich auf, das Längsgewölbe nimmt zu, der Fuß verformt sich noch mehr in Richtung Hohlfuß.

2. Phase: Die Welle läuft nach vorne aus und verebbt in der kompletten Entspanntheit der Ausgangsstellung. Indem Sie erste und zweite Phase rhythmisch aneinanderreihen, entsteht eine zyklische Wellenbewegung, sozusagen eine stehende Welle im Fuß. Entscheidend beim Hohlfuß ist die zweite Phase, das aktive Entspannen der Welle in die Länge. Sie können die kurzen Muskeln der Fußsohle in diesem Moment bewusst mit entspannen und so die Normalisierung des Fußgewölbes fördern.

Kontrolle: Die Kombination von aktiver Fußspirale und Fußwelle minus, wie sie beim unechten Hohlfuß erforderlich ist, ist nicht trivial und braucht Ihre ganze Aufmerksamkeit.

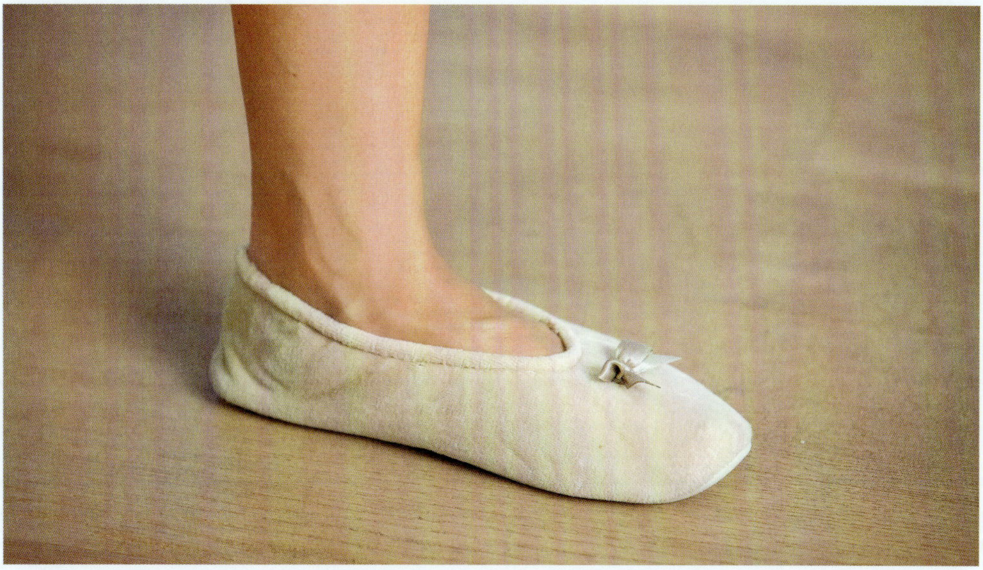

▲ Fußsohlenmuskulatur kurz anspannen, dann den Fuß in die Länge entspannen und dem flauschigen Fußbett anschmiegen – Kuschelgefühl und Tiefenentspannung für verkrampfte Hohlfüße.

Fußsohle entspannen: Pantoffelheld

Ziel

Bewusste Entspannung fällt vielen schwer. Bei dieser Übung hilft eine kurze Anspannungsphase in die Entspannung der Fußsohlen zu gleiten.

Hilfsmittel und Ausgangsposition

Sie benötigen ein Paar flauschige Pantoffeln oder superweiche Hausschuhe. Schlüpfen Sie rein und stellen Sie sich auf beide Füße.

Übung

Jetzt erhöhen Sie die Spannung in beiden Füßen leicht – der Hohlfuß wird noch ein ganz klein wenig höher. Dann entspannen Sie bewusst und schmiegen die Fußsohle dem kuschelig weichen Fußbett an. Dann spannen Sie erneut die Fußmuskulatur kurz und leicht an und entspannen dann wieder ... weich ... flächig ... tief ... entspannt. Rhythmisch im Verhältnis 1:10 wiederholen – ein bis zwei Sekunden anspannen, dann 10 bis 20 Sekunden entspannen. Erfolgsentscheidend ist, wie gut Ihnen die Tiefenentspannung in Ihren Füßen gelingt. Wem der entspannte flächige Bodenkontakt zwischen Fuß und Pantoffel gelingt, ist ein echter Pantoffelheld.

Variation: Die Tiefenentspannung Ihrer Füße in den Pantoffeln vom Stehen ins Gehen übertragen. Dann versuchen Sie es mit Alltagsschuhen. Um das Unbewusste anzusprechen, können Sie sich beispielsweise vor dem Einschlafen vorstellen, dass Ihre Fußsohlen samtweich und geschmeidig sind.

Kontrolle: Das einzige Risiko der Übung besteht darin, dass sich die Spannungen in der Fußsohle unbemerkt wieder aufbauen.

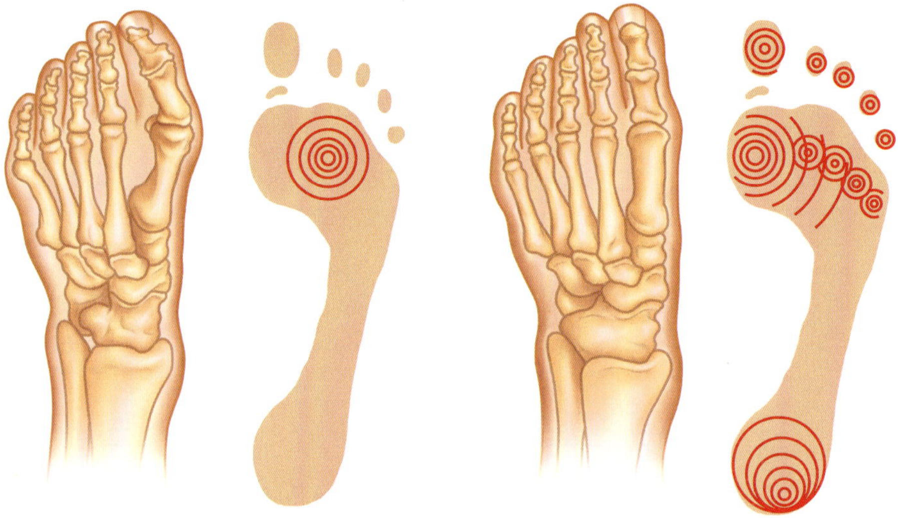

▲ Beim Spreizfuß (links) ist das Vorfußquergewölbe nach unten gedrückt (links). Die Köpfe der Mittelfußknochen bilden keinen harmonischen C-Bogen mehr wie beim gesunden Fuß (rechts), (vergleiche Seite 43).

Spreizfuß

Bedeutung

Der schmerzhafte Spreizfuß ist das häufigste Fußproblem des Erwachsenen mit vorübergehenden Vorfußschmerzen nach einer Wanderung, belastungsabhängigen Schmerzen vor allem beim Barfußgehen oder Vorfußschmerzen beim Tragen von Schuhen mit hohen Absätzen. In der Altersgruppe 40 Plus kennt eine Mehrheit der Menschen Schmerzen im Vorfußbereich.

Risikofaktoren

Genetische Veranlagung spielt wie immer eine Rolle. Mit Abstand der wichtigste Risikofaktor besteht allerdings im Tragen von Schuhen mit hohen Absätzen. Die hohen Hacken lassen die Ferse über dem Boden schweben, was den Vorfuß gewaltigen Schubkräften aussetzt. Er wird förmlich aufgespreizt, die Mittelfußknochen bohren sich von schräg oben in den Boden, anstatt parallel zum Boden zu ruhen. Als weitere Risikofaktoren kommen laxe Bänder, schwache Muskeln, mangelndes Fußtraining und Übergewicht hinzu.

Diagnose

Klinik: Der Vorfuß ist verbreitert; Hornhautbildung an der Fußsohle ist sichtbar.
Fußdruckmessung: Die Druckmesswerte im Vorfuß beim Abrollen sind erhöht.
Laufanalyse: Eine fehlende Muskeldämpfung ist beim barfüßigen Vorfußlaufen erkennbar.

Die meisten Menschen bemerken das erste Kriterium eines Spreizfußes selbst: Der Vorfuß wird breiter; man muss breitere Schuhe kaufen, damit der Fuß Platz darin findet. Wer es genau wissen will, kann die maximale Vorfußbreite beim voll belasteten Fuß in Zentimetern messen. Zweites Kriterium ist der

Steckbrief Spreizfuß

Definition: Das Vorfußquergewölbe ist verbreitert, es kommt zur Drucküberlastung unter den Köpfen einzelner Mittelfußknochen.

Medizinisch: Pes transversus (Spreizfuß); Metatarsalgie (Vorfußschmerz)

Übungen

Wahrnehmung:	Zehenraupe (Seite 61)
Mobilisierung:	C-Bogen(Seite 59)
Kräftigung:	Marionette (Seite 98)
Koordination:	Stöckeltraining (Seite 99)
Integration:	Sternensammler (Seite 64)

Sport

Empfehlenswert:	Grundsätzlich sind alle Sportarten möglich.
Aufgepasst:	Laufsport, Ballsportarten
Verboten:	Marathon

Alltagstipp

Der Vorfuß ist der muskelgefederte Stoßdämpfer des Fußes beim Treppabgehen.

Affirmation

Mein Vorfuß federt kräftig wie eine Blattfeder – Schritt für Schritt.

Vorfußschmerz – meist unten an der Fußsohle, oft genau unter den Köpfen der Mittelfußknochen. Diese sind druckempfindlich, die Schmerzen können durch Fingerdruck ausgelöst werden. Drittes Kriterium: Vermehrte Hornhautbildung unter den Köpfen der Mittelfußknochen – immer ein Zeichen der Drucküberlastung. Auf dem Podoskop lassen sich die Zonen der Drucküberlastung sehr gut erkennen. Die dynamische Fußdruckmessung spricht Klartext, wie hoch die Drucküberlastung tatsächlich ist – das Doppelte der Norm? Oder das Zehnfache? Die Messung der absoluten Druckwerte ist wichtig für die Prognose und zur Kontrolle des Therapieerfolgs.

Verlauf

Die typische Verlaufsform des Spreizfußes ist eine langsame Zunahme der Beschwerden und der Deformität im Vorfuß. Zuerst nur bei starken Belastung. Dann im Alltag. Im Endstadium schmerzt der Fuß bei jedem Schritt.

Übungstherapie

Der Spreizfuß – ohne oder bereits mit Beschwerden – eignet sich ausgesprochen gut für eine funktionelle Therapie. Je früher, desto besser. Wer Laufsport betreibt oder viel mit hohen Absätzen unterwegs ist: Prävention wird zur Pflicht! Ein paar gezielte Übungen ersparen später viel Schmerz und Ärger.

Schuhe

Ein konfektioniertes weiches Fußbett mit Pelotte entlastet.

Einlagen

Einlagen mit „retrokapitaler Pelotte“ – gemeint ist damit eine weiche rundliche Erhöhung direkt hinter den Köpfen der Mittelfußknochen. Die Erhöhung führt rasch zu Druckentlastung und Schmerzreduktion. Nachteil: Die Druckbelastung kommt direkt auf die Muskeln, was so von der Natur nicht vorgesehen ist.

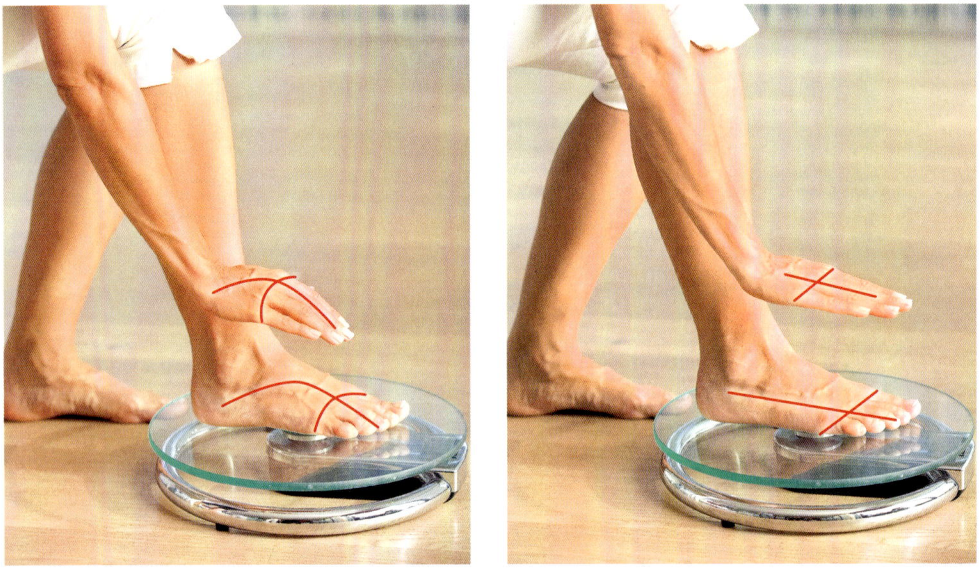

▲ Die Hand, wechselnd zwischen Kugelhand und Tellerhand, leitet den Vorfuß – wie mit unsichtbaren Fäden – zum rhythmischen Auf- (links) und Abbau (rechts) des Vorfußquergewölbes. Durch Gewichtsverlagerung wird das Vorfußquergewölbe belastet.

Anti-Spreizfuß: Marionette

Ziel

Aktiver Vorfuß, 30 Sekunden C-Bogen unter Teilbelastung, kräftigt die tiefen Ballenmuskeln, begradigt Zehen und Großzehe.

Hilfsmittel und Ausgangsposition

Personenwaage. Stellen Sie einen Fuß auf die Waage.

Übung

Bauen Sie das Vorfußquergewölbe aktiv auf – wie in der Übung „Zehenraupen" (Seite 61) beschrieben. Wichtig ist, dass Sie alle fünf Zehennägel sehen können. Die Hände können Sie zu Hilfe nehmen: Quergewölbe jetzt im Sekundenrhythmus aufbauen und wieder loslassen. Die gleichseitige Hand – mal Kugelhand, mal Tellerhand – macht Auf- und Abbaubewegung des Gewölbes phasensynchron mit. Die Hand führt das Vorfußquergewölbe sozusagen wie eine Marionette. 30 Sekunden pro Seite, 3–5 Wiederholungen.

Variation: Durch Gewichtsverlagerung wird die Druckbelastung auf den C-Bogen verstärkt, stabilisieren Sie 30 Sekunden lang. Lesen Sie die Belastung von der Personenwaage ab.

Kontrolle: Machen Sie keine Krallenzehen, halten Sie die Belastung in Kilogramm konstant. Behalten Sie Ihre fünf Zehen während der Übung stets im Auge. Im Alltag: Landen Sie beim Treppabgehen auf einem aktiv stabilisierten Vorfußquergewölbe.

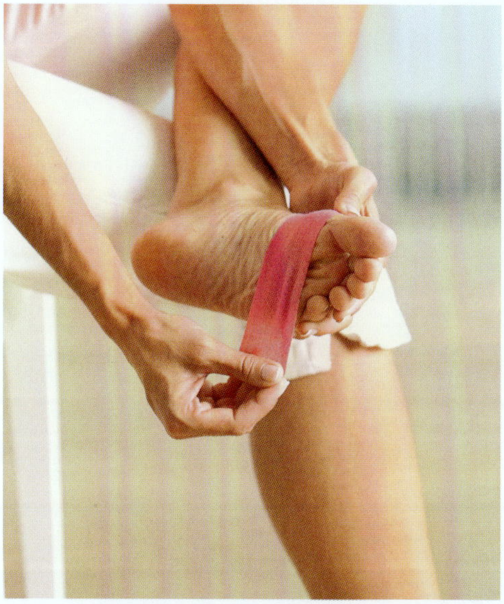

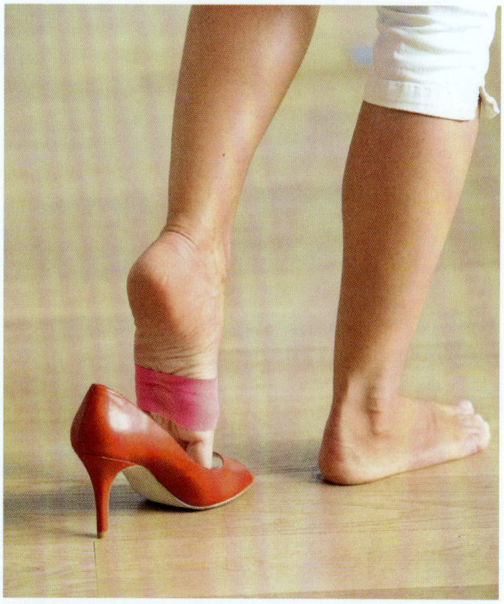

▲ Rollen Sie den Vorfuß ein und fixieren Sie ihn in dieser Stellung mit straffem Tape. Bei jedem Schritt erinnert Sie der Zug des Tapes, die Vorfußmuskeln anzuspannen. – So „getaped" dürfen Sie ausnahmsweise auch mit Spreizfüßen in Stöckelschuhe schlüpfen.

Anti-Spreizfuß: Stöckeltraining

Ziel

Der eng eingepackte Vorfuß (wie beim Spitzentanz im Ballett) lässt sich gezielt nutzen, um der Entwicklung bzw. dem Fortschreiten eines Spreizfußes entgegenzuwirken: Maximale Kräftigung und Koordination der Vorfußmuskulatur ist angesagt.

Hilfsmittel und Ausgangsposition

Elastisches Kinesiotape. Legen Sie ein Ende eines 12 cm langen Tapes als Anker um die Großzehe; dann rollen Sie Groß- und Kleinzehen eng gegeneinander ein, um den Vorfuß in den Engstand zu bringen. Jetzt ziehen Sie das Band straff unten an der Fußsohle durch und verankern das freie Ende auf der Kleinzehenseite.

Übung

Stehen Sie auf und belasten Sie vorsichtig. Ihre Aufgabe besteht darin, den Vorfuß exakt in Zugrichtung des Tapes aktiv einzurollen, damit möglichst wenig Zug auf das Band kommt. Also: Ihre querverlaufende Gewölbemuskulatur hält den Vorfuß zusammen, nicht das Band. Je straffer das Band, desto anspruchsvoller wird es für die Fußmuskulatur.

Variation: Schuhe mit hohen Absätzen und Spreizfüße – geht eigentlich gar nicht. Wenn es aber dennoch ab und an die hohen Hacken sein sollen, legen Sie vorher ein Tape an. Zusätzlich beide Enden auf der Groß- und der Kleinzehenseite mit Tape fixieren, damit es den ganzen Abend hält. Aber bitte nicht einfach ins elastische Band „reinhängen", sondern immer wieder bewusst den Vorfuß einrollen. Wer am nächsten Morgen Muskelkater im Vorfuß hat, hat's richtig gemacht.

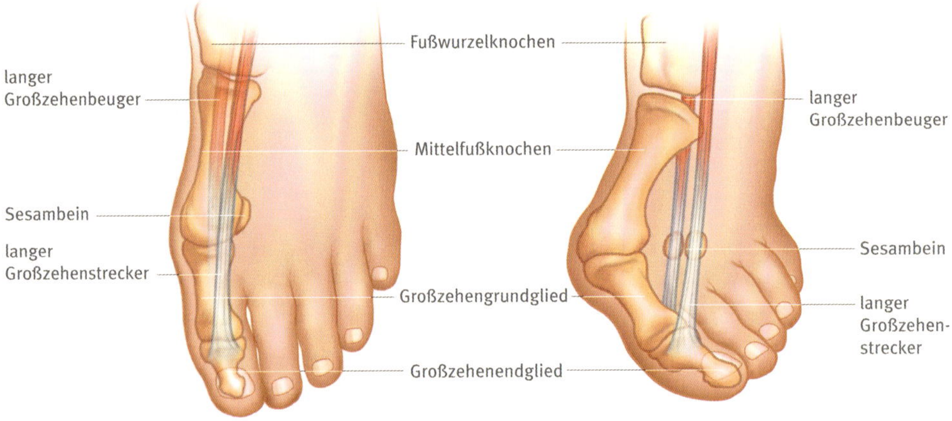

▲ Im Gegensatz zum gesunden Fuß mit geraden Zehen (links) ist beim Hallux valgus der Vorfuß gespreizt: der Mittelfußknochen ist instabil verankert und die Sesamknochen sind zur Kleinzehenseite verlagert.

Hallux valgus

Bedeutung

Die Großzehe in Schieflage stellt die häufigste Zehendeformität des menschlichen Fußes dar und ist gleichzeitig der häufigste Grund, warum der Fußchirurg zum Skalpell greift.

Risikofaktoren

Genetische Veranlagung spielt hier eine wichtige Rolle. Meistens sind Frauen und junge Mädchen betroffen. Als weitere Risikofaktoren kommen laxe Bänder, schwache Muskeln, mangelndes Fußtraining, Übergewicht sowie chronische Fehlbelastung durch Knick- und Senkfüße hinzu. Hauptrisikofaktor für einen schmerzhaften Hallux valgus sind enge Schuhe, die direkt auf den Ballen drücken und so Schmerzen verursachen.

Diagnose

Klinik: sichtbarer X-Schiefstand der Großzehe

Röntgenbild: Der Winkel zwischen Großzehe und 1. Mittelfußknochen beträgt über 20°.

Die Diagnose des Hallux valgus ist eine Blickdiagnose – die große Zehe steht schief mit Ballenbildung auf der Innenseite. Entscheidend für das Ausmaß des Hallux valgus ist der Winkel zwischen Großzehe und erstem Mittelfußknochen, der mithilfe eines Röntgenbilds im Stehen eindeutig bestimmt werden kann.

Verlauf

Der typische Verlauf sieht so aus: Die Großzehe nimmt eine diskrete Schieflage ein – ohne Schmerzen. Es folgt eine längere Zeit mit fehlender oder geringer Zunahme der Schiefstellung, neu hinzu kommen aber Schmerzen im Bereich der Ballenbildung direkt am Großzehengrundgelenk – meist durch enge und harte Schuhe bedingt. Im weiteren Verlauf beginnt

Steckbrief Großzehenschiefstand – Hallux valgus

Definition: X-Schiefstand der Großzehe mit Ballenbildung
Medizinisch: Hallux valgus

Übungen

Wahrnehmung:	Zehenraupe (Seite 61)
Mobilisierung:	Hallux-3D-stabil (Seite 102)
Kräftigung:	Fußdäumling (Seite 103)
Koordination:	Sternensammler (Seite 64)
Integration:	Stöckeltraining (Seite 99)

Sport

Empfehlenswert:	Grundsätzlich sind alle Sportarten möglich – jedoch auf gutes Schuhwerk achten.
Aufgepasst:	Laufsport, Ballsportarten, Tanz und Ballett

Alltagstipp

Rollen Sie kraftvoll über die Großzehe ab – Schritt für Schritt.

Affirmation

Meine Großzehe ist kraftvoll und geradlinig!

der Vorfuß unten an der Sohle direkt unter den Mittelfußköpfen zu schmerzen – dies ist immer ein Alarmzeichen. Im weiteren Verlauf nimmt der Spreizfuß zu, der Vorfuß wird plötzlich breiter, die Hallux-valgus-Fehlstellung nimmt rasant zu, die Verankerung der Beuge- und Strecksehnen über dem Großzehengrundgelenk löst sich, es bilden sich Krallen- und Hammerzehen aus. Im Endstadium stehen die Zehen kreuz und quer, der Vorfuß schmerzt bei jedem Schritt.

Übungstherapie

Kein Hallux valgus ohne Spreizfuß. Genau dort kann die funktionelle Therapie ansetzen, bevor es zum Hallux valgus kommt. Die seitlichen Schmerzen im Bereich der Ballenbildung verlangen nach einer lokalen Druckentlastung, die Schmerzen unten an der Fußsohle können am besten durch eine aktive Therapie behandelt werden, siehe Spreizfuß (Seite 96). Die Großzehenfehlstellung selbst kann in Anfangsstadien durch Übungen korrigiert werden, in fortgeschritten Fällen ist eine Begradigung nur mittels Operation möglich.

Schuhe

Vorne genügend Raum für die Zehen, im Schaftbereich genügend Halt – darauf kommt es an. Meiden Sie Nähte und harte Stellen im Ballenbereich.

Einlagen

Es gibt keine spezifischen Einlagen gegen Hallux valgus. Zehenschienen zur Abspreizung der Großzehe sind sinnvoll, wenn beim 1. Mittelfußknochen ein kräftiger Gegendruck gewährleistet wird. Moderne funktionelle Schienen haben ein dynamisches Gelenk und werden tagsüber getragen, nicht nachts.

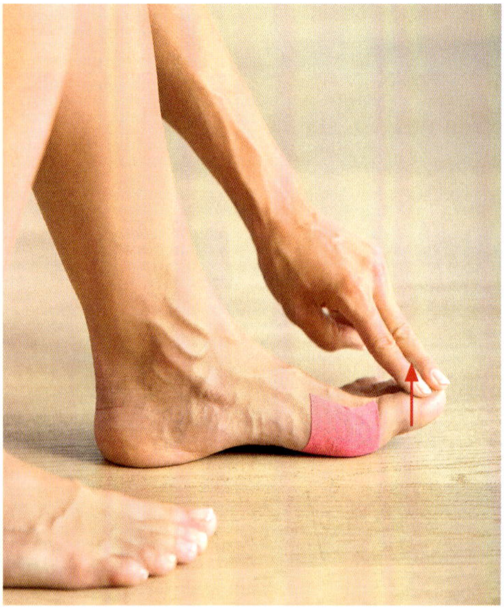

▲ Heben Sie die Großzehe gegen den Widerstand der Finger gerade und unverdreht an …

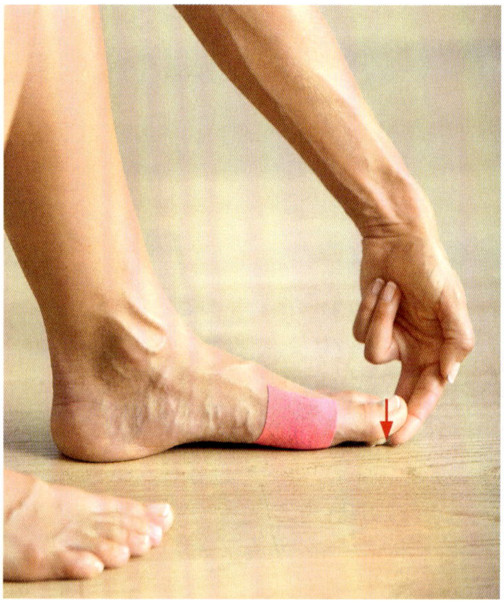

▲ … dann die Großzehe gerade und unverdreht gegen den Widerstand der Finger runter drücken.

Hallux valgus: Hallux-3D-stabil

Ziel

Mit dieser Übung wird die dreidimensionale Gelenkfunktion des Großzehengrundgelenks optimiert und ausgerichtet.

Hilfsmittel und Ausgangsposition

Damit der Kopf des 1. Mittelfußknochens guten Bodenkontakt hat, legen Sie bitte ein Kinesiotape an (Seite 99).

Übung

Mit den Fingern der einen Hand drücken Sie das Großzehengrundgelenk auf den Boden. Mit den Fingern der anderen Hand drehen Sie Ihre Großzehe behutsam zurück in eine unverdrehte Stellung – bis das Nagelbett parallel zum Boden steht. Genau so festhalten. Jetzt ist Muskelkraft gefragt: Heben Sie die Großzehe gerade und unverdreht an, leisten Sie mit Ihren Fingern gerade so viel Widerstand, wie der Großzehenstreckmuskel überwinden kann. Dann umgekehrt: Bringen Sie die Großzehe wieder mit voller Kraft nach unten, leisten Sie mit Ihren Fingern gerade so viel Widerstand, wie der Großzehenbeugemuskel überwinden kann. Zehnmal wiederholen.

Variation: „Großzehe ohne Achsenabweichung und unverdreht mit voller Kraft nach unten". Dieses Kommando lässt sich ins normale Gehen integrieren, die Großzehe rollt gerade und kraftvoll ab.

Kontrolle: Es besteht die Gefahr, dass die Großzehe beim Hoch und Runter von der geraden Achse zur gewohnten Seite hin wegdreht. Dies gilt es mit Muskelkraft zu verhindern. Ist die Sehnenverankerung im fortgeschrittenen Stadium über dem Großzehengrundgelenk aufgelöst, ist diese Übung nicht mehr möglich.

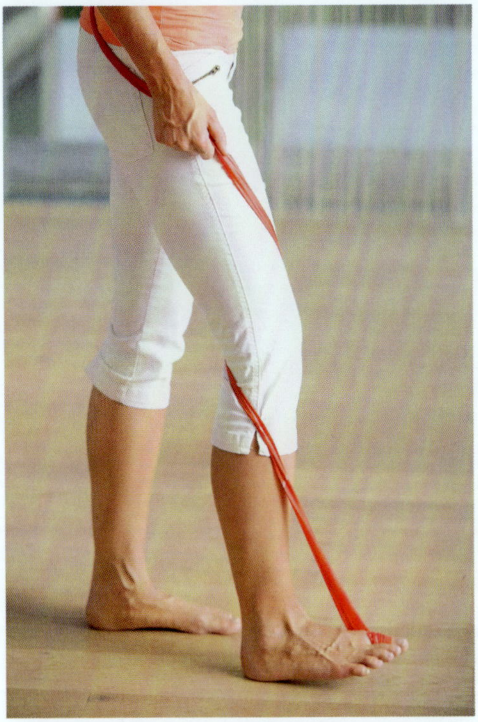

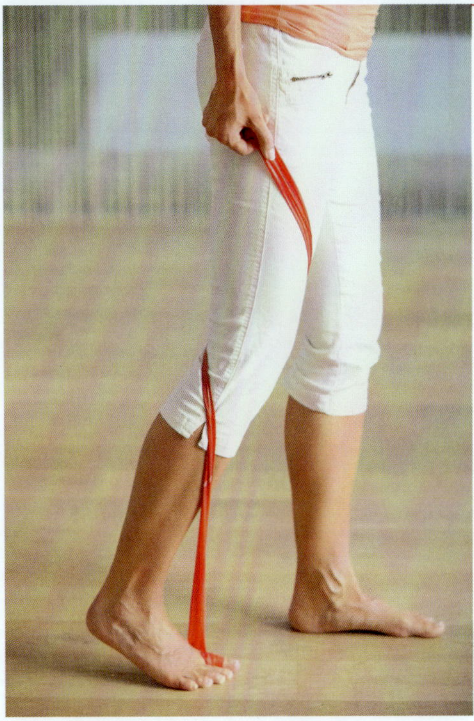

▲ Beim Gehen in Zeitlupe stabilisiert das Theraband die Großzehenachse. Konzentrieren Sie sich auf die korrekte Ausführung der einzelnen Gehphasen.

Anti-Hallux-valgus: Fußdäumling

Ziel
Aktive, achsengerechte Stabilisierung des Großzehenstrahls, kräftigt die Ballenmuskeln, hilft beim Abrollen.

Hilfsmittel und Ausgangsposition
Theraband; Wickeln Sie das Theraband von außen über die Großzehe, zwischen großer und 2. Zehe unten durch und gleich noch mal rundherum. Das hält. Danach über den großen Zehenballen spiralförmig aufwärts. Das freie Ende mit der Hand auf Hüftgelenkhöhe straffen und festhalten.

Übung
Jetzt gehen Sie in Zeitlupe: Setzen Sie die Ferse gerade auf, lassen Sie sie nicht nach innen kippen. Schrauben Sie vor dem Aufsetzen des Vorfußes diesen aktiv gegen den Rückfuß wie bei der Fußübung Picasso (Seite 60). Klein- und Großzehengrundgelenk berühren den Boden gleichzeitig. Jetzt belasten Sie den Vorfuß, die tiefe Ballenmuskulatur arbeitet dabei nachgebend und stoßdämpfend. Beim Abrollen bleibt der Vorfuß schlank, die Großzehe gerade. Bauen Sie beim Abstoßen das Vorfußquergewölbe impulsartig und mit gerader Großzehe auf, wie im Sternensammler (Seite 64) beschrieben. Dauer 2–5 Minuten.

Kontrolle: Gerade von oben bis unten: Richten Sie die Kniescheiben über der Vorfußmitte aus, halten Sie die Ferse im Lot, rollen Sie über das Großzehengrundgelenk ab. Haben Sie Schwierigkeiten, die Großzehenachse mit den eigenen Muskeln stabil zu halten, können Sie mittels Personenwaage (Marionette, Seite 98) ein dosiertes Kräftigungstraining durchführen.

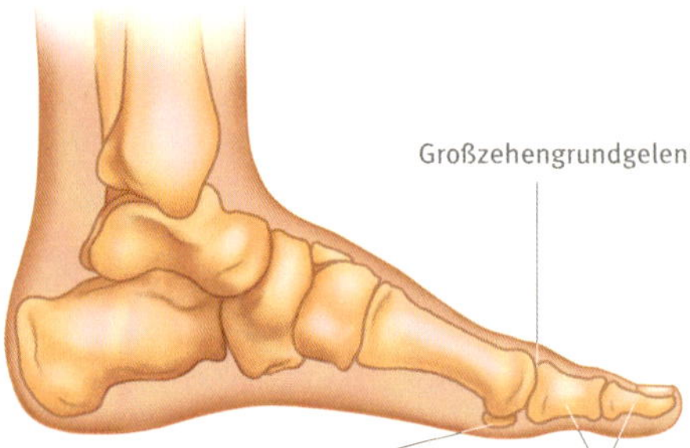

▲ Gesunde, gerade Zehen ohne Gelenkverschleiß.

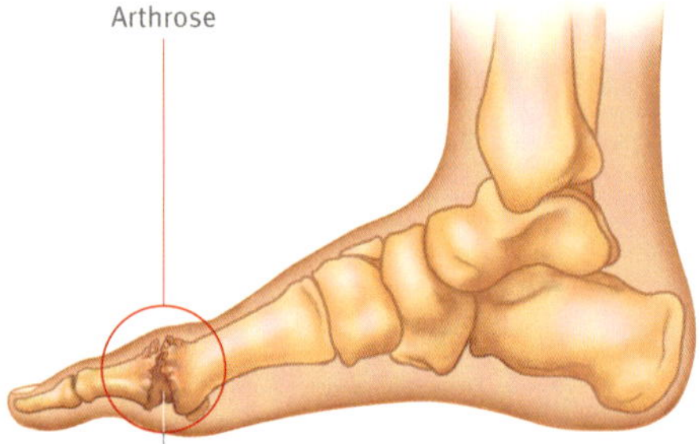

▲ Hallux rigidus: Arthrose im Großzehengrundgelenk mit ausgedünntem Gelenkknorpel und typischen Randzacken.

Hallux rigidus

Bedeutung

Hallux rigidus bedeutet Einsteifung des Großzehengrundgelenks durch Arthrose.

Risikofaktoren

Neben der genetischen spielt die mechanische Überlastung im Kindes- und Jugendalter eine wichtige Rolle. Diese kann repetitiv z. B. durch Ballett oder Ballsportarten erfolgen oder durch unfallähnliche Ereignisse mit Zerrung und Stauchung des Großzehengrundgelenks. Der Gelenkknorpel ist sehr empfindlich und kann solche Traumata schlecht wegstecken. Fehlbelastung und Trainingsmangel sind beim Hallux rigidus weniger von Bedeutung, dafür scheint die Länge der Mittelfußknochen eine Rolle zu spielen, insbesondere ein verkürzter erster Mittelfußknochen soll die Entstehung eines Hallux rigidus begünstigen.

Diagnose

Klinik: Die Streckung im Großzehengrundgelenk ist vermindert (< 70°).
Röntgenbild: Arthrosezeichen im Großzehengrundgelenk: verschmälerter Gelenkspalt, unebene Gelenkflächen, knöcherne Randzacken
Fußdruckmessung: Die Druckbelastung auf Großzehe und Vorfußaußenseite ist erhöht.
Gang- und Laufanalyse: Abrollen über die Vorfußaußenseite statt über die Großzehe

Die Diagnose des Hallux rigidus ist eine klinische Diagnose. Schmerz beim Abrollen, gut sichtbare Gelenkverdickung und vermindertes maximales Streckvermögen sind die Leitsymptome. Für ein normales Abrollen werden 70° Streckung benötigt. Wenn Sie beide Zehen mit den Fingern ergreifen und hochziehen, können Sie den Streckvermögen und die Links-rechts-Symmetrie in etwa abschätzen.

Steckbrief Hallux rigidus

Definition: Großzehengrundgelenk durch Arthrose schmerzhaft und unbeweglich
Medizinisch: Hallux rigidus

Übungen

Wahrnehmung: Vierpunkte-Stand (S. 62)
Mobilisierung: Hallux-3D-mobil (S. 106)
Kräftigung: Wackelbretter (Seite 67)
Koordination: Nurejew (Seite 119)
Integration: Hallux-3D-stabil (S. 102)

Alltagstipp

Entlsten Sie den Großzeh beim Gehen durch steife Sohlen. Barfüßig gehen Sie nur mit kleinen Schritten. Meiden Sie rotes Fleisch und Alkohol.

Sport

Empfehlenswert: Grundsätzlich sind alle Sportarten möglich.
Aufgepasst: Laufsport, Wandern und Ballsportarten
Nicht möglich: Klassisches Ballett; Barfuß-Sportarten

Affirmation

Ich erhalte die Beweglichkeit meines Großzehengrundgelenks.

Verlauf

Ein Hallux rigidus muss nicht schmerzhaft sein. Typischerweise wechseln sich gute und schlechte Phasen ab. Schmerzen bereitet meist eine aufflammende Entzündung im Großzehengrundgelenk, die durch Überlastung ausgelöst wird. Das Gelenk ist überfordert und schmerzt. Eine wichtige Rolle spielt zudem der Stoffwechsel: Eine kohlenhydratreiche Ernährung mit viel Müsli, Brot und Pasta begünstigt die entzündliche Aktivierung der Arthrose. Im Verlauf der Jahre und Jahrzehnte steift das Gelenk immer mehr ein und wird dicker.

Übungstherapie

Die funktionelle Therapie kann den degenerativen Gelenkprozess bestenfalls stabilisieren und die vorhandene Beweglichkeit erhalten oder leicht verbessern. Die Arthrose kann nicht rückgängig gemacht werden. Von zentraler Bedeutung sind beim Hallux rigidus die richtige Versorgung mit Schuhen und Einlagen. Ist das Gelenk entzündet, sollte es ruhiggestellt und entlastet werden.

Medikamentöse Therapie

Klassische Schmerz- und Entzündungshemmer wie Voltaren oder Ibuprofen zeigen eine gute Wirkung wie auch Heilerde, Kräuterwickel oder Pflanzenextrakt.

Schuhe

Die wirksamste Hilfe kommt von Schuhen mit steifer Sohle. Steif, nicht hart. Steif bedeutet „nicht oder schwer biegsam". Umgekehrt sind Barfußschuhe und Five-Fingers Gift beim Hallux rigidus. Ob Absätze getragen werden können oder nicht, hängt vom Streckvermögen des Großzehengrundgelenks ab, dieses muss vom Fachmann exakt ausgemessen werden.

Einlagen

Es gibt diverse Einlagen, die ein ähnliches Ziel wie die Schuhe mit steifer Sohle verfolgen. Hauptsache, das Gelenk wird entlastet.

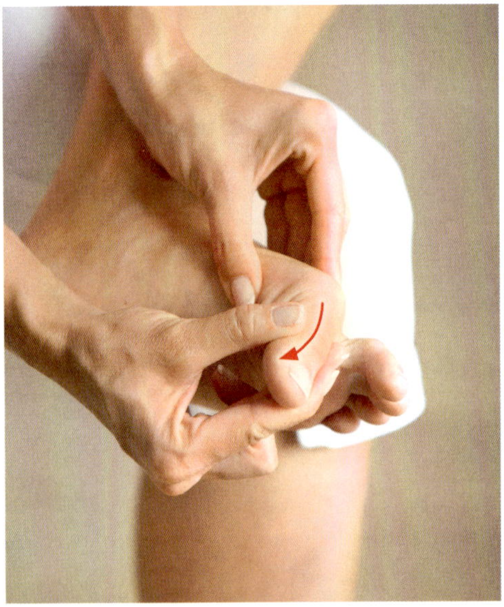
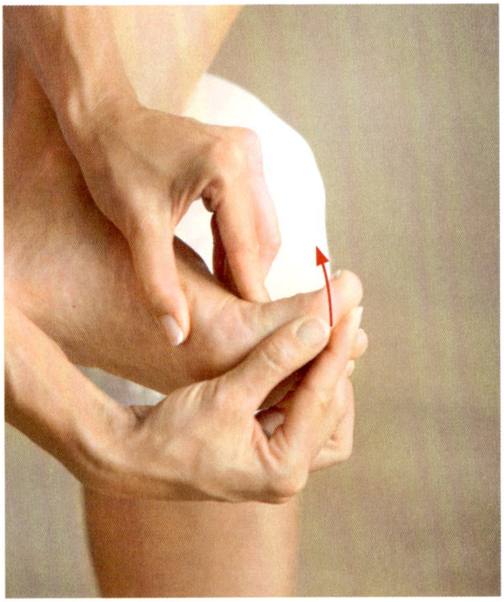

▲ Fördern Sie die Beweglichkeit des arthrotischen Großzehengrundgelenks, indem Sie den 1. Mittelfußknochen halten und die Großzehe sanft hoch und runter bewegen. Schmerzen vermeiden.

Hallux rigidus: Hallux-3D-mobil

Ziel

Das Großzehengrundgelenk wird normalerweise gleichzeitig belastet und durchbewegt. Belastungen in der Entstellung stressen das Arthrosegelenk, weshalb Belastung und Beweglichkeitstraining beim Hallux rigidus entkoppelt werden müssen. Bei dieser Übung geht es um den Erhalt der dreidimensionalen Beweglichkeit im entlasteten Zustand.

Hilfsmittel und Ausgangsposition

Legen Sie Ihren Fuß auf den Oberschenkel, mit der einen Hand greifen Sie den ersten Mittelfußknochen, mit der anderen die Großzehe.

Übung

Jetzt bewegen Sie die beiden Knochen sanft gegeneinander. Beginnen Sie beispielsweise mit einfachen Beuge- und Streckbewegungen und kombinieren Sie diese mit Drehbewegung – wobei Mittelfußknochen und Großzeh in entgegengesetzte Richtungen drehen. Mit der Zeit können Sie zu komplexeren Kreis- und Achterbewegungen übergehen – das Großzehengelenk ist ein Kugelgelenk und für komplexe Bewegungen gebaut. 2–5 Minuten täglich pro Seite.

Variation: gleiche Übung im warmen Wasser

Kontrolle: Bewegen Sie das Gelenk sanft und mit viel Feingefühl, kein hartes Anschlagen in endgradiger Stellung, Ziehen oder Stauchen! Es sollte weder schmerzen noch klemmen. Nutzen Sie das volle Bewegungsausmaß, aber bleiben Sie im Wohlfühlbereich.

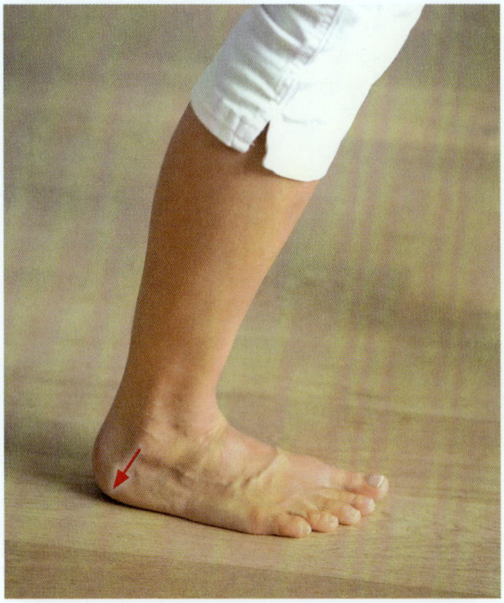

▲ Ferse spät: Lassen Sie die Ferse beim Gehen bewusst etwas länger am Boden als bisher gewohnt.

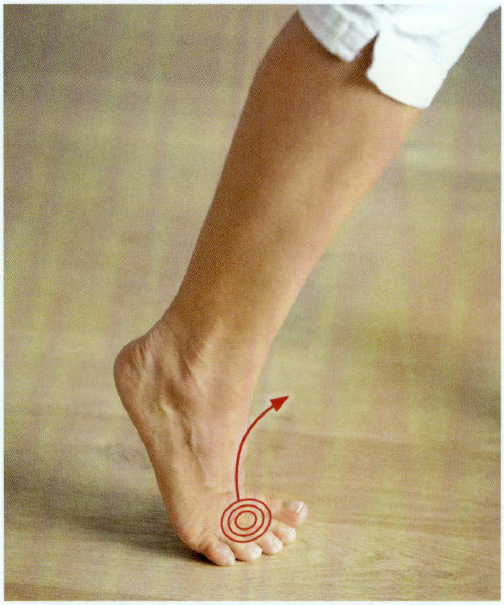

▲ Impuls früh: Beim Abrollen über den Vorfuß den Großzehenballen möglichst frühzeitig und sanft vom Boden abstoßen.

Entlastung: Ferse spät – Impuls früh

Ziel

Sie lernen beim alltäglichen Gehen, das Großzehengrundgelenk durch gezieltes Timing zu entlasten (Die Übungsidee stammt von Andrea Soppart, Spiraldynamik®-Physiotherapeutin, Köln).

Übung

Sie gehen zunächst in Zeitlupe, um sich an den neuen Rhythmus zu gewöhnen, der da lautet: Ferse später als gewohnt vom Boden lösen und Vorfußimpuls früher als gewohnt geben. Im Detail sieht der Belastungszyklus eines Fußes nun so aus: Ferse aufsetzen, Fuß belasten, Körperschwerpunkt nach vorne verschieben und jetzt, wenn sich die Ferse vom Boden ablösen möchte, dies für den Bruchteil einer Sekunde später zulassen. Sie geben in Gedanken den Befehl „Ferse etwas länger am Boden bleiben", Ihr Großhirn weiß dann schon, wie es das bewerkstelligt. Jetzt erfolgt automatisch das Abrollen über den Vorfuß und Sie setzen die Befehlskette Großhirn an Fuß in Gang, diesmal möglichst früh: „Sanft abstoßen!", der Fuß soll so früh wie möglich die Schwung- oder Flugphase einleiten.

Kontrolle: Das verzögerte Ablösen der Ferse bedeutet für den Wadenmuskel, etwas länger als gewohnt die Muskelspannung und die erforderliche Muskellänge zu gewährleisten. Diese exzentrische Arbeitsweise schützt den Wadenmuskel vor Verletzung und Verkürzungen, dann kann nichts schiefgehen. Aber beim früheren Abstoßen des Großzehenballens vom Boden kann es zu Überlastungen des langen Großzehenbeugemuskels kommen. Deshalb gilt: Das verfrühte Abstoßen erfolgt extrasanft!

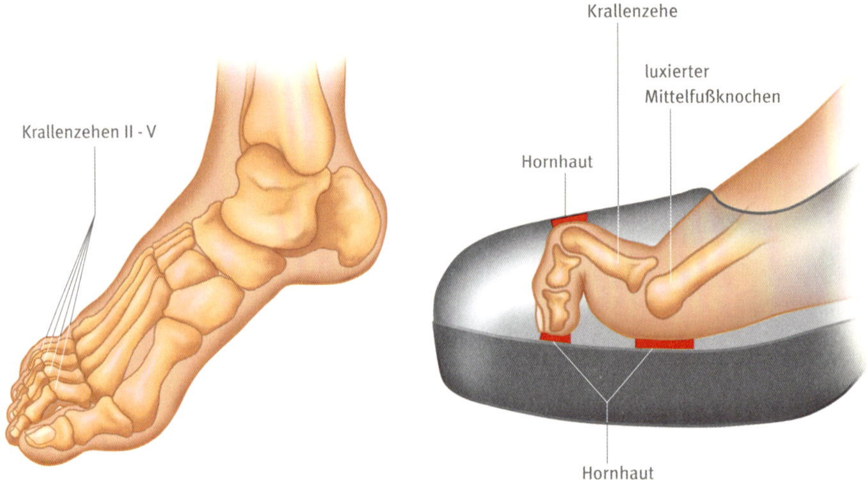

▲ Die Ursache der Krallenzehen liegt im abgeflachten Quergewölbe: Als Folge sind die Zehen stark gebeugt. Im Schuh macht sich diese Deformität in einer (schmerzhaften) Hornhautbildung sichtbar.

Deformierte Zehen

Bedeutung

Krallenzehen und andere Zehendeformitäten sind Spätsymptome. Keine Zehendeformität ohne Spreizfuß. Die Störung im Vorfuß mit Abflachung und Aufhebung des muskulären Quergewölbes besteht meist Jahre oder Jahrzehnte, bis sich dann scheinbar plötzlich die Zehen deformieren.

Risikofaktoren

Alle Risikofaktoren, die für den Spreizfuß (Seite 96) gelten, treffen auch für Zehendeformitäten zu: Veranlagung, laxe Bänder, schwache Muskeln, Übergewicht. Zusätzliche Risikofaktoren: Enge Schuhe, die Zehen werden regelrecht in einen Fehlstellung gezwungen. Im Kindesalter ist es noch schlimmer, zu kleine oder zu enge Schuhe führen unwiderruflich zu Wachstumsfehllenkungen. Zweitens – nur noch flache Böden: Die Zehen haben nichts mehr zu tun und krallen sich sinnlos am flachen Boden fest. Drittens – falsches Üben: zu häufiges Greifen mit den Zehen!

Diagnose

Klinik: Blickdiagnose plus Beweglichkeit testen
Röntgenbild: ist in der Regel wenig hilfreich
Fußdruckmessung: Es sind eine verminderte Zehenaktivität sowie eine lokale Drucküberlastung erkennbar.

Die Diagnose von Zehendeformitäten ist eine klinische Diagnose. Eine Krallenzehe ist in beiden Zehengelenken stark gebeugt – gekrallt eben. Bei der Hammerzehe ist nur das Endglied gebeugt, das Mittelglied bleibt gestreckt. Entscheidend ist, ob Krallen- und Hammerzehen noch beweglich sind oder ob sie schon eingesteift sind. Hinzu kommt eine Palette weiterer Zehenprobleme – eine Zehe über der

Steckbrief deformierte Zehen, z. B. Krallenzehen

Definition: Formabweichungen der 2. bis 5. Zehe.
Medizinisch: Zehendeformitäten

Übungen

Wahrnehmung:	C-Bogen (Seite 59)
Mobilisierung:	Saugnapf (Seite 110)
Kräftigung:	Zehenraupe (Seite 61)
Koordination:	Raubkatzengang (S. 65)
Integration:	Dynamisches Stehen (S. 71)

Sport

Empfehlenswert:	Grundsätzlich sind alle Sportarten möglich.
Aufgepasst:	Laufsport, Ballsportarten, Tanz; Vorsicht bei Sportarten mit engen Schuhen wie z. B. Eiskunstlauf, Ski alpin

Alltagstipp

Bei starken Deformitäten können 2 Zehen per Pflaster miteinander verbunden werden.

Affirmation

Meine Zehen sind entspannt und gerade.

anderen oder das V-Zeichen, wenn zwei Zehen V-förmig auseinanderzeigen. Harte und weiche Hühneraugen sowie lokale Hornhautpanzerung entstehen durch chronische lokale Drucküberlastung.

Verlauf

Am Anfang sind Krallenzehen funktionell, das heißt, die Zehen krallen sich gewohnheitsmäßig ein, können aber noch aktiv gestreckt werden. Im weiteren Verlauf können sie nur noch passiv gestreckt werden. Mit der Zeit geht auch dies verloren, die Krallenzehen sind jetzt strukturell fixiert. Noch später, und jetzt wird es kritisch, stellen sich die Krallenzehen plötzlich senkrecht auf, meist mit Schmerzen im Zehengrundgelenk verbunden. Durch die Fehlbelastung beginnt die Gelenkkapsel zu reißen, das Zehengrundgelenk bricht nach unten durch und es kommt zu Luxation im Zehengrundgelenk, zur Reiterzehe. Das heißt, Sie können sie mit den Fingern umfassen und langstrecken.

Übungstherapie

Solange Krallenzehen & Co. beweglich sind, lässt sich therapeutisch etwas erreichen. Sind die Zehen erst mal in einer Fehlstellung fixiert, ist dies therapeutisch nicht mehr rückgängig zu machen. Mit guter Fußpflege, Hygiene, Zehenschienen und etwas aktiver Fußgymnastik kommen viele Menschen gut über die Runden.

Schuhe

Die Schuhe sollen genügend Höhe, Breite und Länge für alle Zehen bieten, gleichzeitig braucht der Mittelfuß festen Halt, damit Fuß und Zehen nicht im Schuh nach vorne rutschen. Barfußschuhe und Five-Fingers sind ungünstig.

Einlagen

Es gilt der Grundsatz: Zehen bequem und weich polstern und vor Drucküberlastung gut schützen. Gelkissen, Schienen, Pflaster ... alles ist erlaubt! Lassen Sie sich vom Experten bei der Auswahl beraten!

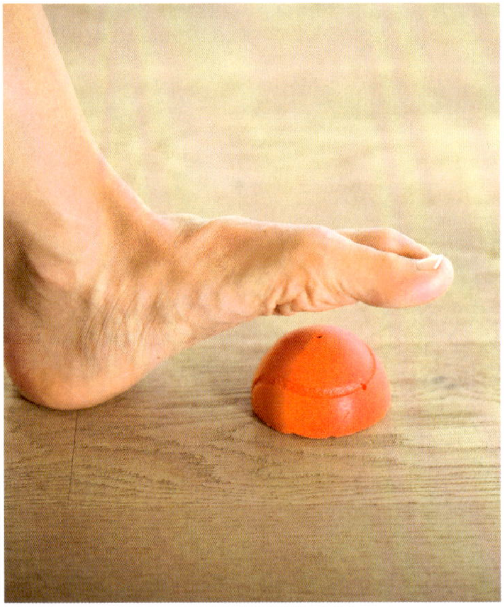

▲ Die Ferse bleibt am Boden, der Vorfuß schwebt über dem halbierten Tennisball.

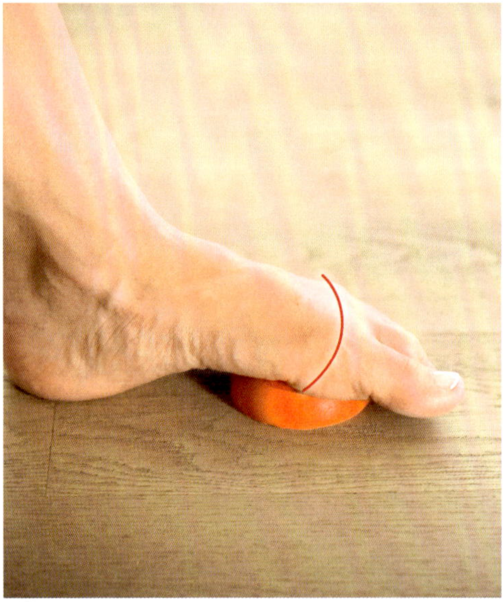

▲ Der Vorfuß schmiegt sich wie ein Saugnapf an die Halbkugel – der C-Bogen entsteht.

Anti-Krallenzehen: Saugnapf

Ziel

Aktivierung der tiefen Ballenmuskulatur. Gleich ein Dutzend kleiner Muskeln kommt zum Einsatz. Allesamt bewirken sie eine Beugung der Zehengrundgelenke und eine Streckung der Zehen:

- beugt Zehengrundgelenke
- streckt die Zehen
- kräftigt die Ballenmuskulatur

Hilfsmittel und Ausgangsposition

Halbierter Tennisball; Salzstreuer. Sie sitzen bequem auf einem Stuhl. Die Ferse ist am Boden, der Vorfuß schwebt über dem halbierten Tennisball.

Übung

Senken Sie den Vorfuß langsam ab, bis die Vorfußmitte die Kuppelspitze des „Tennisball-Doms" berührt. Lassen Sie den Vorfuß auf allen Seiten der vorgegebenen Gewölbekuppel entlang nach unten gleiten, ohne den Scheitelpunkt dabei einzudrücken. Den C-Bogen zwischen Groß- und Kleinzehe können Sie durch sanftes Ausstreichen mit den Fingern unterstützen. 1–2 Minuten pro Fuß, 1–3-mal pro Tag.

Variation: Pfeffer und Salz. Setzen Sie sich in den Fersensitz, die Fußsohlen zeigen nach oben. Streuen Sie eine Prise Salz in die Vorfußmitte. Stabilisieren Sie die Vertiefung von innen mit der tiefen Ballenmuskulatur 1 Minute. Sie können die Übung auch im Stehen machen.

Kontrolle: Die Zehen haben bei der Saugnapf-Übung Ferien, Krallen ist streng verboten! Die fünf Fußknöchel sind jederzeit gut sichtbar, die Ferse bleibt während der Übung aufgerichtet, der Fuß in sich verschraubt.

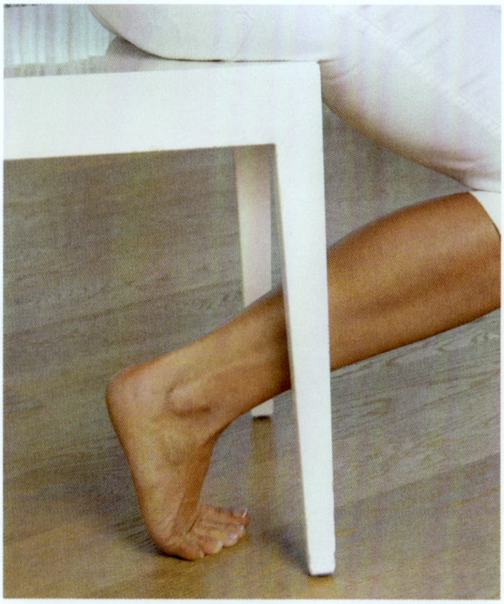

▲ Ziehen Sie einen Fuß langsam nach hinten unter den Stuhl. Die Wade wird gedehnt und die Ferse löst sich vom Boden.

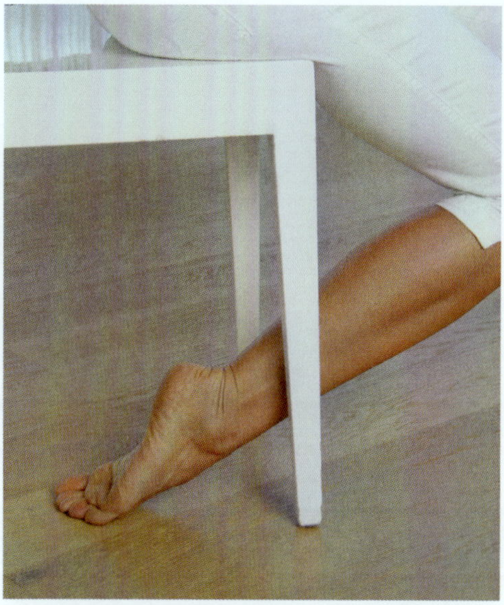

▲ Ziehen Sie den Fuß weiter, bis er umklappt und die Vorderseite auf dem Boden liegt. Lassen Sie den Fuß einige Minuten entspannen.

Anti-Krallenzehen: Kapseldehnung

Ziel

Beim Spreizfuß mit Krallen- oder Hammerzehen sinken die Zehengrundgelenke nach unten zum Boden ab, während die Zehen selbst sich ankrallen. Durch diese Fehlstellung schrumpfen die Gelenkkapseln der Grundgelenke auf der Fußrückenseite. Mit dieser Übung lassen sie sich wieder aufdehnen. (Die Übungsidee stammt von Andrea Soppart, Spiraldynamik®-Physiotherapeutin, Köln.)

Hilfsmittel und Ausgangsposition

Wenn Sie lange sitzen müssen, schlüpfen Sie zwischendurch aus Ihren Schuhen und stellen Sie die Füße auf den Boden.

Übung

Jetzt ziehen Sie einen Fuß langsam nach hinten unter den Stuhl (dehnt die Wade), noch weiter nach hinten und noch weiter, bis sich zunächst die Ferse vom Boden löst und am Schluss der Fuß „umklappt" und jetzt der Vorfußrücken auf dem Boden liegt. Bleiben Sie entspannt in dieser Position, die Schwerkraft arbeitet für Sie und dehnt die verkürzten Gelenkkapseln der Zehengrundgelenke. Abwechselnd linker und rechter Fuß für ein paar Minuten. Die Übung ist auch im Stehen möglich. Im Stehen können Sie sogar ein bisschen Gewicht auf den umkehrten Vorfuß geben.

Kontrolle: Bisher hat es noch niemand geschafft, bei dieser Übung etwas falsch zu machen. Doch wenn Sie im Stehen mit nach unten eingeschlagenen Zehen etwas Gewicht auf den umgekehrten Vorfuß geben, seien Sie bitte vorsichtig: Nur wenig Gewicht und dann langsam steigern. Allzu viel wäre ungesund: kann Gelenkentzündungen provozieren.

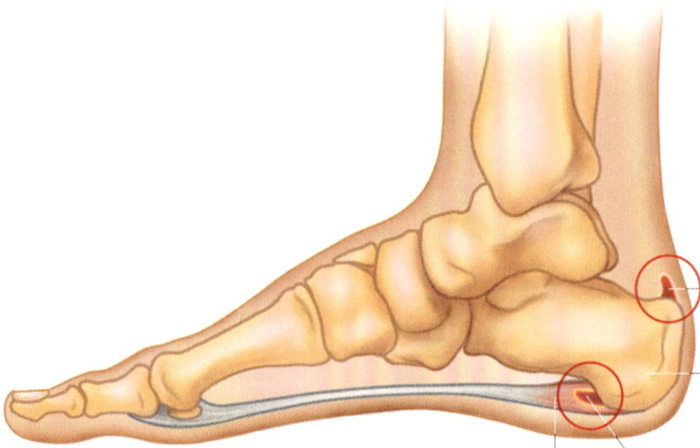

▲ Fersensporn und andere störende Knochenhöcker: Randzacken beim Fußballer-Knöchel, Haglund-Sporn hinten an der Ferse.

Fersensporn und andere Knochenhöcker

Bedeutung

Fersensporne und andere Knochenhöcker gehören zu den lästigen aber im Grunde harmlosen Fußproblemen. Sie sind ausgesprochen häufig und können sehr hartnäckig sein. Die gute Nachricht: Die Schmerzen verschwinden irgendwann wieder, es ist keine bleibender Nachteil zu erwarten.

Risikofaktoren

Die genetische Veranlagung spielt hier eine wichtige Rolle: Es gibt Menschen, die neigen zu Sehnen- und Muskelansatzentzündungen am Ellbogen, in der Schulter, am Beckenkamm und eben am Fuß. Man spricht von sogenannten Enthesopathien. Der Fersensporn ist ein typischer Vertreter dieser Veranlagung. Hinzu kommen Bewegungs- und Trainingsmangel, verkürzte Muskeln, Übergewicht und chronische Fehlbelastung der Füße.

Diagnose

Klinik: Es liegt eine Druckschmerzhaftigkeit an typischer Stelle vor.
Ultraschall: Eine Verdickung der gesamten Sehnenplatte an der Fußsohle (Plantarfaszie) ist erkennbar.
Röntgenbild: Der (verknöcherte) Fersensporn ist sichtbar, die Entzündung selbst nicht.

Die Diagnose wird klinisch gestellt – Vorgeschichte und Befunde sind unverkennbar. Die Beschwerden treten meist nach ungewohnten Belastungen auf – beispielsweise nach einer längeren Wanderung. Typisch ist die Schmerzlokalisation unten an der Ferse, manchmal ist die ganze Fußsohle betroffen. Je nach Ausprägung kommt es zur Verdickung der Fußsohle, sie kann prallelastisch mehrere Zentimeter anschwellen und dann extrem druckempfindlich werden. Mittels Ultraschalluntersuchung

Steckbrief Fersensporn & Co.

Definition: Entzündlich verdickte Plantarfaszie (Sehnenplatte). Bei chronischem Verlauf Verkalkung des Sehnenansatzes – der Fersensporn.

Medizinisch: Faszitis plantaris

Übungen

Wahrnehmung:	Fersenlot (Seite 57)
Mobilisierung:	Plantar-Stretch (Seite 114)
Kräftigung:	Wadenstretch (Seite 118)
Koordination:	Dyn. Stehen (Seite 71)
Integration:	Spurenleger (Seite 115)

Alltagstipp

Achten Sie auf einen elastisch-federnden Gang, auf das elastische Längerwerden des Fußes.

Sport

Aufgepasst: Im akuten Stadium ist kein Sport möglich. Bei chronischem Verlauf erneute Überlastungen vermeiden. Stop-and-go-Sportarten wie Tennis sind ungünstig.

Affirmation

Mein Fußsohlengewebe bleibt super-elastisch!

lässt sich in diesen Fällen eine entzündlich verdickte Sehnenplatte erkennen. Bei chronischen Verläufen sieht man im Röntgenbild die Verkalkung des klassischen Fersensporns.

Verlauf

Am Anfang steht meist die entzündlich verdickte Sehnenplatte in der Tiefe der Fußsohle – die Plantarfaszie. Die Diagnose des Arztes lautet dann Faszitis plantaris. Typisch sind wiederkehrende Beschwerden, die Entzündung kommt und geht – je nach Belastung und nach Tagesform. Erst mit der Zeit, bei einem chronischen Verlauf, kommt es zur Verkalkung der Plantarfaszie an ihrem Ursprungsort am Fersenbein – dem klassischen Fersensporn. Der Fersensporn ist Ausdruck einer durchgemachten chronischen Entzündung, er kann wehtun, muss aber nicht; während die akute Faszitis plantaris, die akut entzündlich verdickte Sehnenplatte, immer schmerzhaft ist.

Übungstherapie

Wenn die Entzündung sehr akut und heftig ist, sind Schonung und Entlastung unumgänglich. Die beiden wichtigsten Selbsthilfemaßnahmen: Dehnung der verkürzten Muskulatur. Zweitens eine ultraweiche Bettung des Fußes.

Medikamentöse Therapie

Eine Kortisonspritze kann die Schmerzen für ein paar Wochen bis Monate reduzieren, ohne allerdings die Gesamtdauer abzukürzen. Klassische Schmerz- und Entzündungshemmer wie Voltaren oder Ibuprofen sind hilfreich – lokal oder als Tablette.

Schuhe

Achten Sie auf flauschig weiche Fußbettung.

Einlagen

Harte Einlagen sind kontraproduktiv und schmerzhaft, weich ist angenehmer.

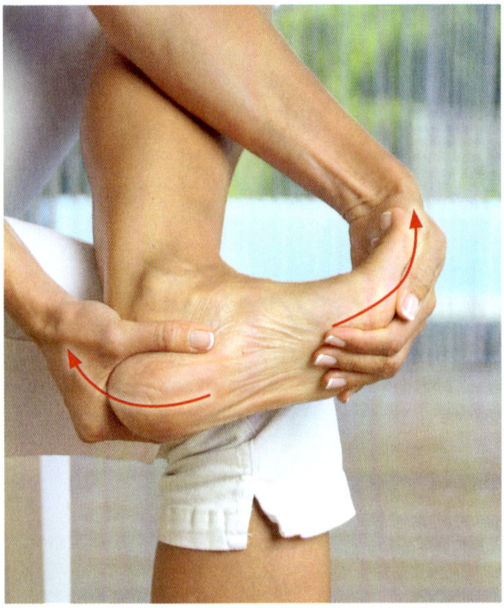

▲ Ziehen Sie die Ferse nach hinten und den Vorfuß sowie die Zehen sanft nach oben, um die Fußsohle zu dehnen.

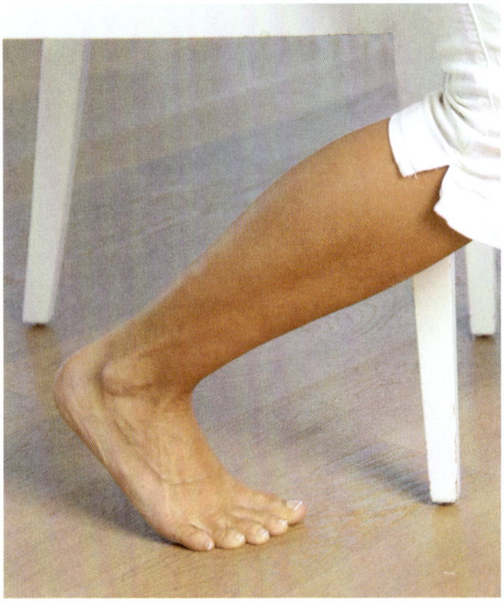

▲ Verlagern Sie das Gewicht auf den maximal gestreckten Vorfuß, sodass die Fußsohle angenehm gedehnt wird.

Faszitis plantaris: Plantar-Stretch

Ziel

Ziel des Plantar-Stretchings ist die Wiederherstellung der Eigenelastizität sämtlicher Fußsohlenstrukturen, insbesondere der verkürzten kurzen Muskeln und der verspannten unelastischen Sehnenplatte. Kombiniert mit der Übung Wadenstretching (Seite 118) ergibt sich der größte Nutzen zur Selbstbehandlung von Fersensporn & Co.

Hilfsmittel und Ausgangsposition

Nehmen Sie einen Fuß in beide Hände und ziehen Sie Vorfuß und die Zehen sanft nach oben. Wichtiges Detail: Es müssen alle Gelenke in die gleiche Richtung gestreckt sein.

Übung

Im Sprunggelenk Ferse nach unten verlängern, Zehengrundgelenk und Zehen nach oben dehnen. Typischerweise spüren Sie einen Zug auf den verkürzten Strukturen der Fußsohle. Jetzt machen Sie die gleiche Übung, aber mit den Zehen am Boden. Auf einem Stuhl sitzend, rücken Sie den Fuß neben dem Stuhl nach hinten und stellen Sie den Fuß auf die Zehen. Die Zehen sind wieder maximal gestreckt, die Distanz zwischen Unterschenkel und Fußrücken möglichst klein. Verlagern Sie das Körpergewicht auf den Fuß und dehnen Sie so die Fußsohle 10–20 Sekunden lang intensiv. Seite wechseln, zwei bis dreimal wiederholen.

Variation: Das richtige und intensive Abrollen über einen muskulär aktiven Vorfuß ist die beste Alltagsübung zum Erhalt der Elastizität der Fußsohle.

Kontrolle: im akuten Stadium nur vorsichtig dehnen

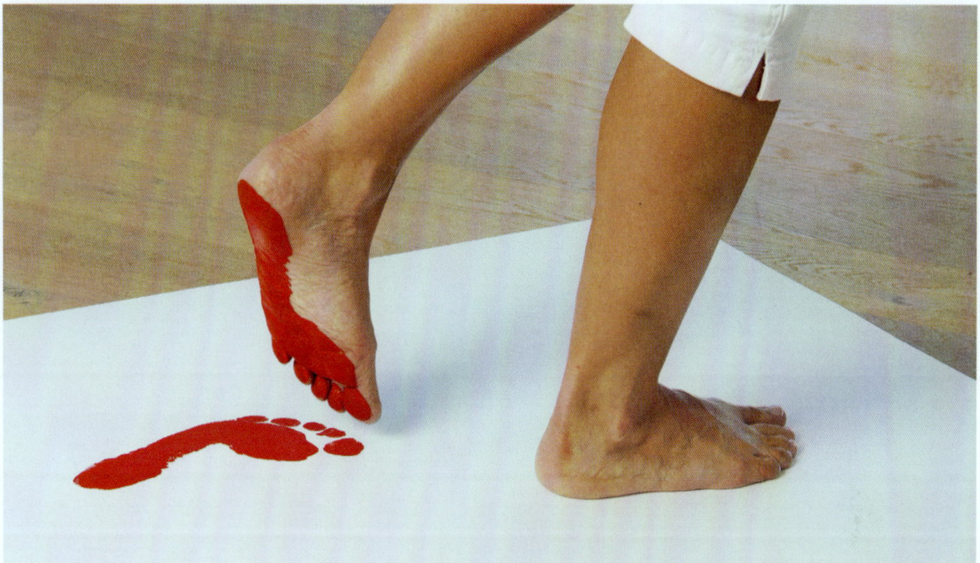

▲ Gehen Sie barfuß in Zeitlupe: Ferse gerade aufsetzen, Vorfußballen federnd belasten, gerade abrollen, Vorfußimpuls beim Abstoßen. Erspüren Sie beim Abrollen die Bodenkontaktfläche: Welche Spur hinterlassen Sie? Hier sichtbar gemacht.

Belastung optimieren: Spurenleger

Ziel

Aktive Fußverschraubung und Belastungsoptimierung beim Gehen.

Hilfsmittel und Ausgangsposition

Weißes Papier und Farbe – wenn Sie gerne zur Kontrolle einen Fußabdruck erhalten möchten.

Übung

Barfuß gehen in Zeitlupe. Beim Aufsetzen der Ferse achten Sie auf eine gerade Fersenstellung und auf guten Bodenkontakt. Beim Aufsetzen des Ballens schrauben Sie den Vorfuß aktiv gegen den stabilisierten Rückfuß. Groß- und Kleinzehengrundgelenk berühren den Boden gleichzeitig, die Zehen bleiben entspannt und in den Grundgelenken leicht gebeugt. Beim Abrollen die Bodenkontaktflächen nehmen Sie die Ferse, Vorfuß und Großzehe bewusst wahr und hinterlassen so eine unsichtbare Fußspur. Schwierigkeitsgrad steigern: Ein Fuß – der andere Fuß – beide Füße. Tempo bis zum normalen Gehtempo steigern. 2–5 Minuten, 1–2-mal pro Tag und immer wieder zwischendurch.

Variation: Spurenlegen auf weichem Untergrund wie Sand

Kontrolle: Knickfuß und Zehenkrallen sind beim Spurenlegen unerwünscht. Nehmen Sie sich Zeit und arbeiten Sie in Zeitlupe. Lokale Druckentlastung, Infiltrationen oder Operationen sind bei lokalen Skelettveränderungen individuell zu prüfen.

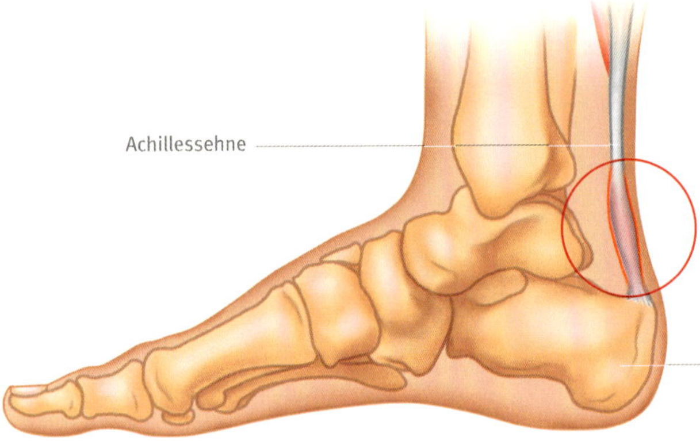

▲ Die relativ dünne Achillessehne hat oft unter wiederkehrender Fehlbelastung und chronischer Überlastung zu leiden. Sehnenscheidenentzündung und Risse sind die Folgen.

Achillodynie

Bedeutung

Die Achillesferse ist die sprichwörtliche Schwachstelle des menschlichen Körpers. Am häufigsten betroffen ist die Achillessehne, sie ist relativ dünn und Sehnen haben keine direkte Blutversorgung. Bei Überlastung sind Probleme vorprogrammiert.

Risikofaktoren

Im Vordergrund steht eine hohe mechanische Beanspruchung – durch jede Art von Laufsport – vom Anschieben des Bobschlittens über Fußballspiel bis zum Langstreckenläufer. Hinzu kommen chronische Fehlbelastung und mit großer Regelmäßigkeit eine Verkürzung der Wadenmuskulatur. Typisch ist die Konstellation: Sport mit Leistungsanspruch, Muskelverkürzung und Fehlbelastung. Wie bei allen Fußproblemen stellen Trainingsmangel, Übergewicht und Veranlagung weitere Risikofaktoren dar.

Diagnose

Klinik: Druckschmerzhaftigkeit und Schwellung an der Sehne sind charakteristisch.
Ultraschall, MRT: Unterscheidung Sehne und Sehnenscheide

Die Diagnose wird klinisch gestellt und bei Bedarf mittels Ultraschalluntersuchung oder MRT gesichert. Es gilt zwei Krankheitsbilder zu unterscheiden: Die harmlosere Sehnenscheidenentzündung der Achillessehne und die folgenschwereren Risse in der Achillessehne selbst. Diese Unterscheidung ist wichtig für Therapie und Prognose (Rupturgefahr der Achillessehne).

Steckbrief Achillessehne

Definition: Schmerzhafte Achillessehne
Medizinisch: Achillodynie und Fersenschmerz

Übungen

Wahrnehmung:	Fersenlot (Seite 57)
Mobilisierung:	Wadenstretching (S. 118)
Kräftigung:	Wackelbretter (Seite 67)
Koordination:	Nurejew (Seite 119)
Integration:	Zeitlupengehen (Seite 75)

Alltagstipp

Achten Sie beim Gehen in der späten Standbeinphase auf den obligaten Waden-Stretch. Heben Sie die Ferse also nicht zu früh.

Sport

Aufgepasst:	Belastungsintensität reduzieren. Ausdauer-Laufsportler wechseln vorübergehend aufs Fahrrad.
Verboten:	Bei Teilrissen besteht Rupturgefahr durch Sport.

Affirmation

Meine Achillessehne ist meine Stärke.

Verlauf

Am Anfang steht meist die entzündlich verdickte Sehnenscheide mit brennenden Schmerzen, lokaler Schwellung und Druckempfindlichkeit. Bei fortgesetzter sportlicher Tätigkeit nimmt die Entzündung einen chronischen Verlauf, die Sehne selbst ist betroffen; Anlaufschmerzen, Belastungsschmerz und Krafteinbuße der Wadenmuskulatur stehen im Vordergrund. Durch die chronische Entzündung, das zunehmende Alter oder traumatische Belastungen kann es zu Einrissen in der Sehne kommen. Eine Erholung durch Übungen wird schwieriger. Ist mehr als ein Drittel des Sehnendurchmessers betroffen, ist eine operative Revision angezeigt.

Übungstherapie

Bezüglich Verkürzung der Wadenmuskulatur gilt Nulltoleranz. Ist der Wadenmuskel verkürzt, ist die Spannung auf der Sehne schlicht und einfach zu hoch. Wer mit Knickfüßen durch die Landschaft joggt, setzt seine Achillessehnen Schritt für Schritt asymmetrischen Zugkräften aus – keine gute Idee. In Sachen Fehlbelastung gilt ebenfalls Nulltoleranz.

Medikamentöse Therapie

Klassische entzündungshemmende Schmerzmittel wie Voltaren oder Ibuprofen. Lokale Anwendung von entzündungshemmender Salbe oder Nitrospray. Zudem helfen alle durchblutungsfördernden Maßnahmen wie lokale Wärme und Massage. Eine Kortisonspritze in die Achillessehne gilt als ärztlicher Kunstfehler.

Schuhe

Vermeiden Sie mechanischen Druck auf die Achillessehne, speziell bei Wanderschuhen.

Einlagen

Ein leichter Absatz von 2–3 Zentimeter (Fersenkeil) schafft vorübergehend Erleichterung. Negativabsätzen wird eine präventive Wirkung zugesprochen.

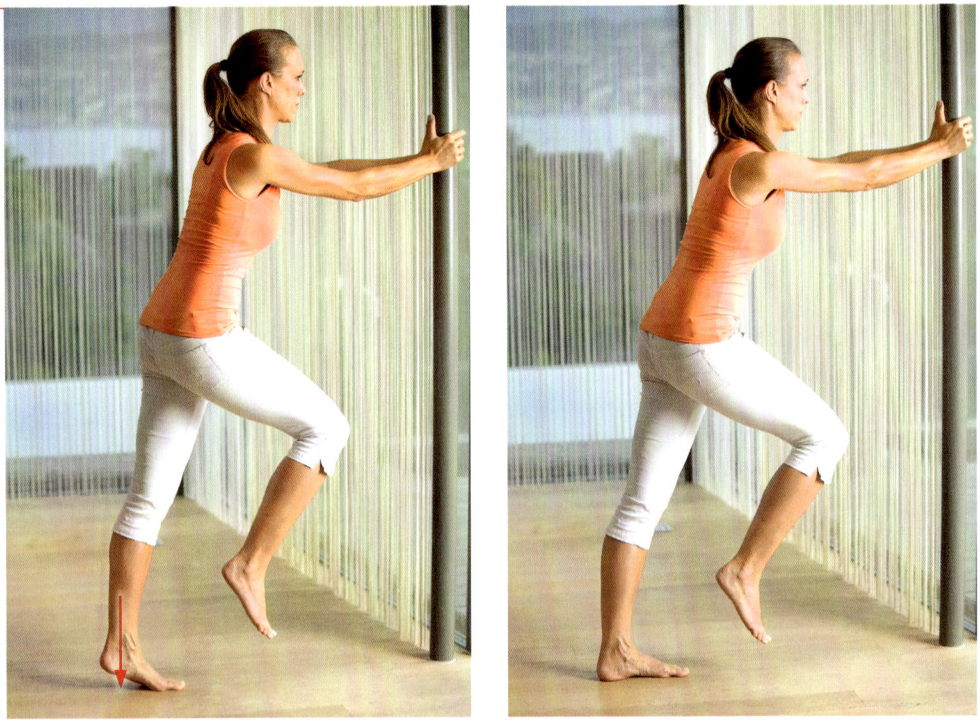

▲ Beim aktiven exzentrischen Wadenstretching wird der Wadenmuskel des hinteren Beins gedehnt, während der Muskel angespannt ist. Links: Ausgangsstellung; rechts: Endstellung.

Achillodynie: Wadenstretch

Ziel

Bei Achillodynie ist häufig die Wadenmuskulatur verkürzt. Diese Übung dehnt die Wadenmuskulatur, während der Muskel angespannt ist. Passives Dehnen bei entspanntem Muskel ist hingegen viel weniger wirksam.

Hilfsmittel und Ausgangsposition

Stellen Sie sich vor eine Wand, mit beiden Händen an der Wand, als wollten Sie diese wegschieben. Stellen Sie ein Bein gestreckt nach hinten, die Ferse ist leicht vom Boden gelöst, der Wadenmuskel ist angespannt. Das andere Bein ist in der Luft. Mit anderen Worten: Das gesamt Gewicht lastet auf den Armen und der Achillessehne des hinteren Beines.

Übung

Senken Sie die Ferse langsam ab, die Sehne bleibt unter Spannung, während sich Wadenmuskel und Sehne bremsend verlängern. Ist die Ferse am Boden angekommen, stützen Sie kurz mit dem anderen Bein das Körpergewicht am Boden ab, heben die Ferse des hinteren Beines an und senken erneut die Ferse langsam ab. Zehn Wiederholungen pro Seite.

Variation: Es gibt einen Moment beim Gehen, der dem Wadenstretching entspricht: unmittelbar vor dem Ablösen der Ferse vom Boden. Das richtige und intensive Abrollen dehnt die Achillessehne Schritt für Schritt – aber aufgepasst: Ferse nicht zu früh vom Boden abheben.

Kontrolle: Diese intensive Dehnung ist ideal zur Prävention und bei chronischen Sehnenproblemen, die diese Belastung schmerzarm (kein brennend-reißender Schmerz!) tolerieren.

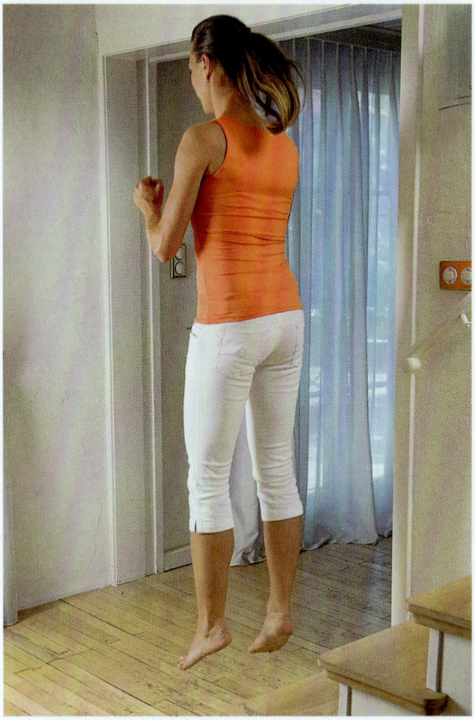

▲ Springen Sie mit beiden Füßen symmetrisch von der untersten Treppenstufe ab.

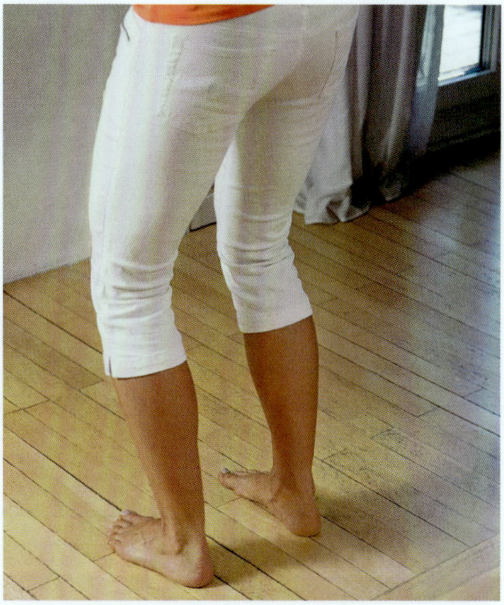

▲ Achten Sie bei der Landung auf gerade Fersen und Beinachsen.

Koordinationstraining: Nurejew

Ziel
Aktive Stabilisierung von Fersen- und Beinachsen bei Sprungtechniken. Vermeidung von Fehl- und Überlastung der großen und langen Sehnen; ideal, um Verletzungen im Laufsport oder bei Ballsportarten zu vermeiden.

Hilfsmittel und Ausgangsposition
Treppenstufe oder stabiles Podest; Theraband. Symmetrischer Zweibeinstand vor der Treppenstufe.

Übung
Gehen Sie tief in die Hocke, um Anlauf zu holen. Springen Sie mit beiden Füßen ab und landen Sie symmetrisch auf der Treppenstufe. Wenden Sie und springen erneut wieder hinunter. Achten Sie in allen Phasen auf gerade Fersen und Beinachsen. 10 Wiederholungen, 2–3-mal.

Variation: Eine Theraband-Schlaufe um beide Oberschenkel oberhalb der Knie aktiviert in der tiefen Hocke die Außenrotatoren. Oder Sie schlingen das Theraband spiralig um das Bein wie in der Übung Fußdäumling (Seite 103). Für Profis aus den Bereichen Sport und Tanz kann die Übung sinngemäß als Einbein-Sprungübung ausgeführt werden.

Kontrolle: Beim Schwungholen knicken Fersen und Beine meist nach innen, beim Absprung die Fersen nach außen. Am schwierigsten ist die korrekte Landung: Dabei können die Fersen nach innen (Knickfuß) oder nach außen (Gefahr der Bandverletzung) wegknicken. Sprunghöhe den Achillessehnen-Schmerzen anpassen, immer im schmerzarmen Bereich üben!

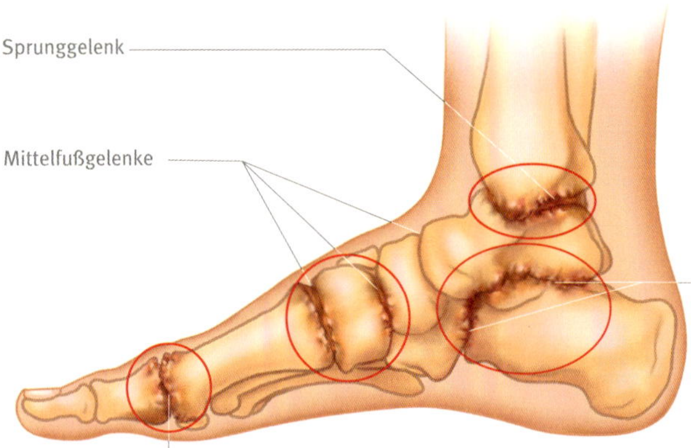

▲ Typische Lokalisationen der Fußarthrosen sind: oberes Sprunggelenk, unteres Sprunggelenk, die Mittelfußgelenke und das Großzehengrundgelenk.

Arthrose im Fuß

Bedeutung

Die Arthrose gilt als wichtigstes und teuerstes Leiden des menschlichen Körpers. Die Spitzenplätze werden durch Knie- und Hüftarthrose eingenommen. Dann folgt die Arthrose im Fuß. Knorpel ist ein erstaunliches Material: Stoßdämpfung, Gleitfunktion und Schutzschicht in einem. Im Idealfall gleich lebenslänglich. Knorpel wird nicht durchblutet, alle benötigten Nährstoffe müssen direkt aus der Umgebung aufgenommen werden.

Risikofaktoren

Genetische Veranlagung, Alter, Bewegungs- und Trainingsmangel, Übergewicht, körperliche Schwerarbeit und falsche Ernährung sind die wichtigsten Risikofaktoren. Einen Sonderfall stellen Knochenbrüche mit Gelenkbeteiligung dar, bei denen es früh zur unfallbedingten Arthrose kommen kann.

Diagnose

Klinik: Schmerzen zu Beginn einer Bewegung (Anlaufschmerz) sowie bei Belastung sind typisch (Belastungsschmerz).
Röntgenbild: Knorpelausdünnung, Knochenverdichtung und Randzacken sind erkennbar.

Das Leitsymptom für eine Arthrose im Fuß ist der Anlaufschmerz: Die ersten Schritte tun weh, dann geht es besser und irgendwann ist es zu viel an Belastung und die Schmerzen nehmen wieder zu. Genaue Lokalisation und Ausmaß der Arthrose können am besten im Röntgenbild beurteilt werden.

Verlauf

Die Degeneration des Knorpels ist ein komplexes Stoffwechselproblem: Zunächst kommt es zum Verlust der Elastizität. Der angrenzende Knochen wird stärker belastet und re-

Steckbrief Arthrose

Definition: Knorpelabnutzung in einem oder mehreren Fuß- oder Sprunggelenken
Medizinisch: Arthrose, aktivierte Arthrose

Übungen

Wahrnehmung: Fersenlot (Seite 57)
Mobilisierung: Fersentraktion (Seite 122)
Kräftigung: Vierpunkte-Stand (S. 62)
Koordination: Schmerzpunkt entlasten (Seite 123)
Integration: Füße unterwegs (Seite 69)

Alltagstipp

Entscheidend ist das richtige Maß an Bewegung im Alltag.

Sport

Empfehlenswert: Fahrradfahren und Schwimmen
Aufgepasst: bei Sportarten mit hoher Belastung der Füße: Laufsport geht meist nicht mehr, Walking und Wanderungen – mit Gehstöcken und Pausen – sind oftmals möglich.

Affirmation

Ich meistere meine Arthrose – mit minimaler Entzündung, wenig Schmerzen und günstigem Langzeitverlauf.

agiert mit vermehrter Knochenbildung und mit Randzackenbildung am Gelenkrand. Mit fortschreitender Arthrose wird der Knorpel spröde, rissig, löchrig – bis am Schluss Knochen auf Knochen reibt. Entscheidend für die Beschwerden ist die Entzündung im Gelenk (aktivierte Arthrose), nicht das Ausmaß der Arthrose. Schmerzhaft-entzündliche Schübe sind leider charakteristisch.

Übungstherapie

Bewegung, gesunde Ernährung und zweckmäßige Schuhe sind die Eckpfeiler in der Arthrosebehandlung. Das richtige Maß an Bewegung – nicht zu viel und nicht zu wenig – ist individuell und situativ festzulegen; bei reduzierter Belastbarkeit können Aquatraining oder Gehstöcke helfen. Zweitens: Nulltoleranz bezüglich Fehlbelastung. Manchmal kann durch gezielte Übungen die Belastung auf noch intakte Knorpelbereiche verlagert werden – mitunter mit erstaunlich guter Wirkung. Bezüglich Ernährung gilt die Formel:

Fußarthrose + Übergewicht = Abspecken.
Erst dann kommen Nahrungsqualität, Vitamine & Co. zum Zug. Eine Ernährungsumstellung für 1–2 Monate ist ratsam: Meiden Sie neue Getreidesorten wie Weizen, Gerste oder Roggen, verzichten Sie auf Brot, Pizza und Pasta, stellen Sie auf Urgetreide – wie z.B. Dinkel-Spaghetti um.

Medikamentöse Therapie

Entzündungshemmende Schmerzmittel wie Ibuprofen oder Voltaren sind hilfreich, um die Entzündung zu reduzieren. Sie können auch vor Belastung z.B. einer Wanderung genommen werden. Zudem ist Vitamin D im Winter Pflicht – es stärkt Knochen und Gelenke. Chondroitinsulfat und Glukosamine schützen den Knorpel ebenfalls.

Schuhe

Stabile Schuhe sind von Vorteil, sie verhindern die Überreizung des Gelenks.

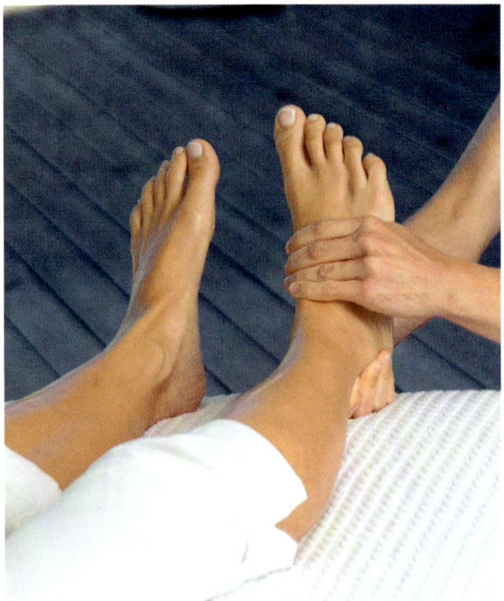
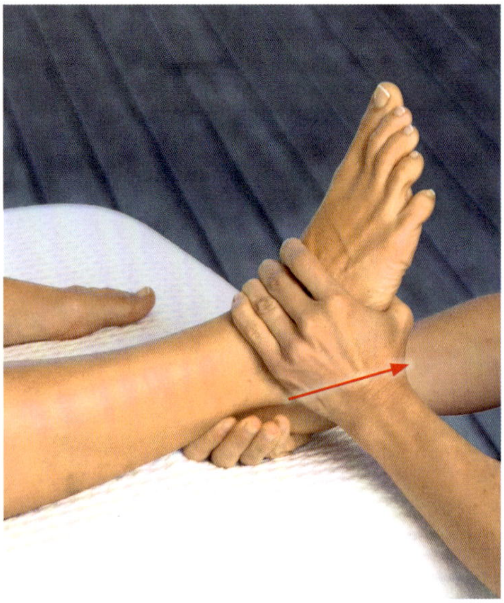

▲ Bei dieser Partnerübung wird das Sprunggelenk mit gleichmäßigem Zug zentriert und die Beinmuskeln gedehnt. Der Fuß bleibt dabei im rechten Winkel. Links: Übersicht. Rechts: Detail

Gelenkzentrierung: Fersentraktion

Ziel

Funktionelle Zentrierung und Zugentlastung der beiden Sprunggelenke, entspannt die gesamte Beinmuskulatur.

Hilfsmittel und Ausgangsposition

Partnerübung. Legen Sie sich auf den Boden, beide Knie gestreckt, die Kniekehlen mit einem zusammengerollten Handtuch unterlegt. Ihr Partner fasst mit beiden Händen das Sprunggelenk – mit einer Hand das Sprunggelenk von vorn, mit der anderen die Ferse von hinten. Der Fuß ist im rechten Winkel.

Übung

Jetzt geben Sie mit beiden Händen sanften gleichbleibenden Zug in Richtung Verlängerung des Unterschenkels. Die Hände vermitteln dem Sprunggelenk die anatomischen Drehrichtungen. Der Unterschenkel dreht leicht nach innen, die Ferse dagegen nach außen. Wählen Sie eine Intensität im Wohlfühlbereich.

Variation: Die Fersentraktion kann perfekt mit den Übungen Fußspirale (Seite 58), C-Bogen (Seite 59) und Fußmassage (Seite 129) kombiniert werden.

Kontrolle: Fuß rechtwinklig zum Unterschenkel, kein Spitzfuß. Zugrichtung exakt in Verlängerung des Unterschenkels. Verwechseln Sie nicht die Drehrichtungen. Zugintensität im Wohlfühlbereich. Eine Minute pro Seite.

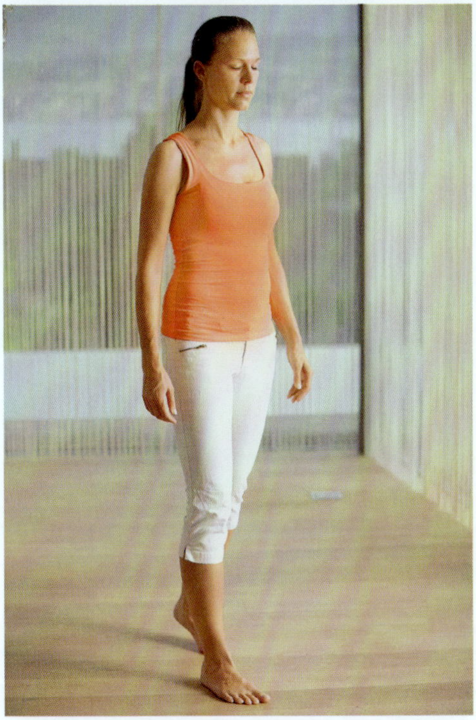

▲ Belastungsphase: Setzen Sie die Ferse gerade auf und meiden Sie ein Einknicken der Ferse nach innen.

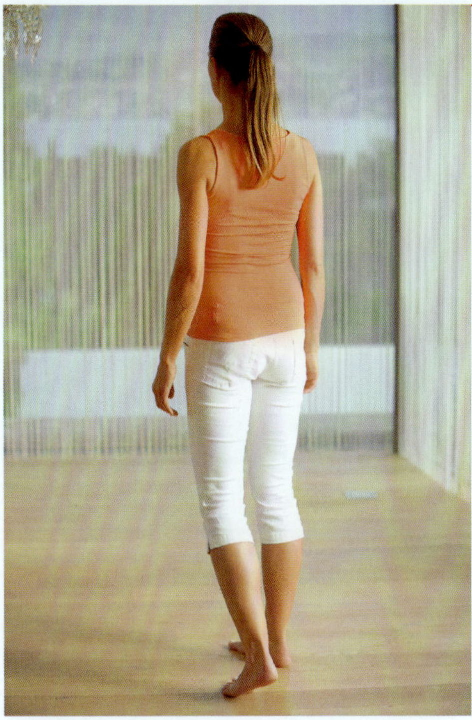

▲ Abrollphase: Vermeiden Sie ein Wegkippen der Ferse nach außen.

Koordination: den Schmerzpunkt entlasten

Ziel

Egal ob Mittelfuß-Arthrose oder Verschleiß im Sprunggelenk – bei jeder Arthrose im Fuß oder in den Sprunggelenken führen mechanische Instabilität und Fehlbelastung vermehrt zu Schmerzen und Entzündung im Arthrosegelenk. Deshalb gilt: Funktionelle Stabilität und exakte Bewegungsführung beim Gehen sind Trumpf! (Die Übungsidee stammt von Claudia Strohmaier, Spiraldynamik®-Physiotherapeutin, Graz.)

Übung

Gehen Sie ein paar Schritte, langsam aber flüssig. Achten Sie jetzt auf jenen Moment, der Ihnen am meisten Schmerzen bereitet. Es könnte z. B. die initiale Belastungsphase nach dem Aufsetzen des Fußes am Boden, der Beginn des Abrollens mit der Ablösung der Ferse vom Boden oder das Abrollen über dem Vorfußballen sein. Wenn Sie den Schmerzpunkt identifiziert haben, probieren Sie aus, wie Sie die Schmerzen verringern können: Helfen kleinere Schritten (das reduziert die Bewegung im Sprunggelenk)? Oder schmerzt es weniger, wenn Sie die Ferse einen Tick früher vom Boden lösen (damit verhindern Sie das ungewollte Wegknicken der Ferse)?

Kontrolle: Schwellung und Überwärmung im Arthrosegelenk sprechen für eine aktivierte Arthrose; hier können Einlagen, Schmerzmittel und Entzündungshemmer helfen – am besten fragen Sie Ihren Arzt. Sonderfall Ermüdungsfraktur: Nicht selten werden Arthroseschmerzen von einer Ermüdungsfraktur überlagert. Dieser Verdacht besteht, wenn Sie plötzlich viel mehr Schmerzen haben und jede noch so geringe Belastung wehtut.

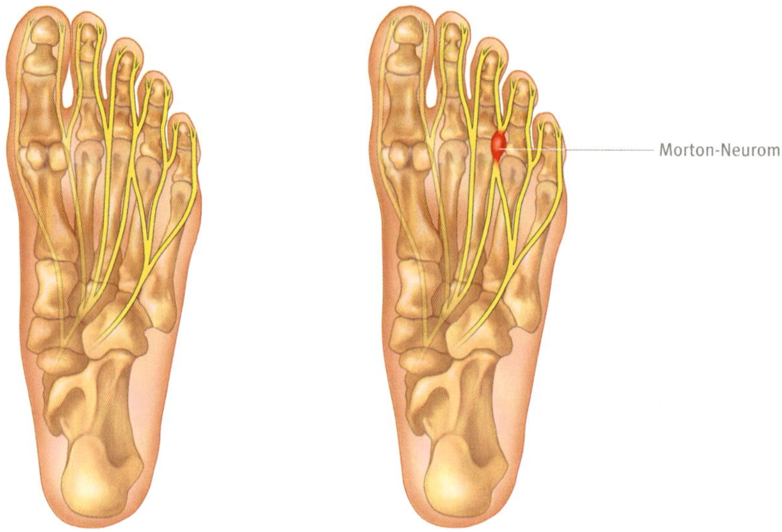

▲ Bereits bei einem gesunden Fuß (links) haben die Nerven wenig Platz zwischen den Knochen. Kein Wunder, dass eine Verdickung des Nervs massive Schmerzen auslöst.

Nervenschmerzen

Bedeutung

Die häufigsten Nervenschmerzen im Fuß sind:

- Morton: Der Nerv zwischen den Mittelfußköpfen 2 und 3 und/oder 3 und 4 ist verdickt.
- Tarsaltunnel: Der Nerv unterhalb des Innenknöchels ist eingeklemmt.
- N. hallucis dorsalis medialis: Der Nerv des Großzehengrundgelenks ist eingeklemmt.
- Polyneuropathie: Die Gesamtheit der peripheren Nerven leiten nicht mehr richtig.
- Restless Legs: Unruhe und Bewegungsdrang in den Füßen und Beinen.
- Bandscheibe: Druck auf die untersten Nervenwurzeln erzeugt Schmerzen im Fuß.

Risikofaktoren

Die wichtigsten Risikofaktoren sind:

- Morton: Spreizfuß, Laufsport, hohe Absätze
- Tarsaltunnel: Knickfüßigkeit, alte Bänderzerrungen der Sprunggelenk-Innenseite
- N. hallucis dorsalis medialis: Hallux valgus oder rigidus; zu enge Schuhe
- Polyneuropathie: Diabetes, übermäßiger Alkoholgenuss, Vitaminmangel
- Bandscheibe: Genetik, Alter 25–50, Schwerarbeit, Unbeweglichkeit von Hüfte und Brustkorb

Diagnose

Die Diagnose erfolgt immer nach dem gleichen Muster. Aufgrund der Beschwerden entsteht ein begründeter Verdacht, daraufhin kann vom Neurologen die Leitfähigkeit des Nervs gemessen werden (m/sec) und/oder ein MRT-Bild wird angefertigt, um die Details der Nervenkompression zu erkennen.

Klinik: Typisch für den klinischen Verdacht sind diese Symptome:

- Morton: unberechenbarer giftiger Vorfußschmerz beim Gehen, Nachtschmerz

Steckbrief Nervenschmerz

Definition: Schmerzen bedingt durch Irritation oder Schädigung der Nerven selbst.
Medizinisch: neuropathischer Schmerz, Neurom, Polyneuropathie, Entrapment

Übungen

Morton: Spreizfuß (Seite 96)

Alltagstipp

Generell gilt es, Nervenschmerzen zu vermeiden. Einen Anlaufschmerz bei Arthrose oder Durchblutungsstörung können Sie „durchlaufen", einen Nervenschmerz nicht.

Sport

Typisch für Nervenschmerz sind Schmerzen nach der Belastung. Belastungsintensität anpassen und Ursache abklären.

Affirmation

Meine Nerven leiten Strom, Licht und Lebensenergie.

- Tarsaltunnel: Missempfindung im Bereich der Fußsohle, Störung der Zehenmotorik
- N. hallucis dorsalis medialis: heftiger Druckschmerz an der Innenseite des Großzehengrundgelenks
- Polyneuropathie: strumpfartige Missempfindung, Schmerz und Gleichgewichtsstörung
- Bandscheibe: Schmerzen vom Rücken ausgehend und zum Fußrücken oder zur Fußsohle ausstrahlend

Verlauf

Spontane Erholungen gibt es bei ausstrahlenden Bandscheibenschmerzen durchaus. Alle anderen Nervenschmerzen weisen einen ähnlichen Verlauf auf: Unbehandelt nehmen sie meistens zu. Beim Morton-Neurom hängt der Verlauf von der Größe der Nervenverdickung ab. Bei einem Durchmesser von 5–8 mm ist eine Spiraldynamik®-Therapie erfolgversprechend, bei größerem Durchmesser hilft jedoch meistens nur noch eine Operation.

Übungstherapie

- Morton: Der Nerv braucht Platz, Übungen siehe Spreizfuß (Seite 96)
- Tarsaltunnel: gerade Fersenstellung, Übungen siehe Knickfuß (Seite 80)
- N. hallucis dorsalis medialis: Druckentlastung durch weite Schuhe, Übungen siehe Hallux valgus (Seite 100)
- Polyneuropathie: Es gibt keine spezifischen Übungen, hilfreich sind Gleichgewichtsübungen: Flamingo (Seite 63), Wackelbretter (Seite 67), Fersenproprio (Seite 66)
- Bandscheibe: spezifische Übungen für die Wirbelsäule, die den Nerven entlasten
- Restless Legs: Fußbad (Seite 127)

Einlagen

- Morton: Aufgepasst mit Pelotten, die wirken hier oft schmerzverstärkend.
- Tarsaltunnel: Eine Supinationsstütze des Rückfußes kann hilfreich sein.
- N. hallucis dorsalis medialis: Druckentlastung durch Gelpflaster ist versuchenswert.

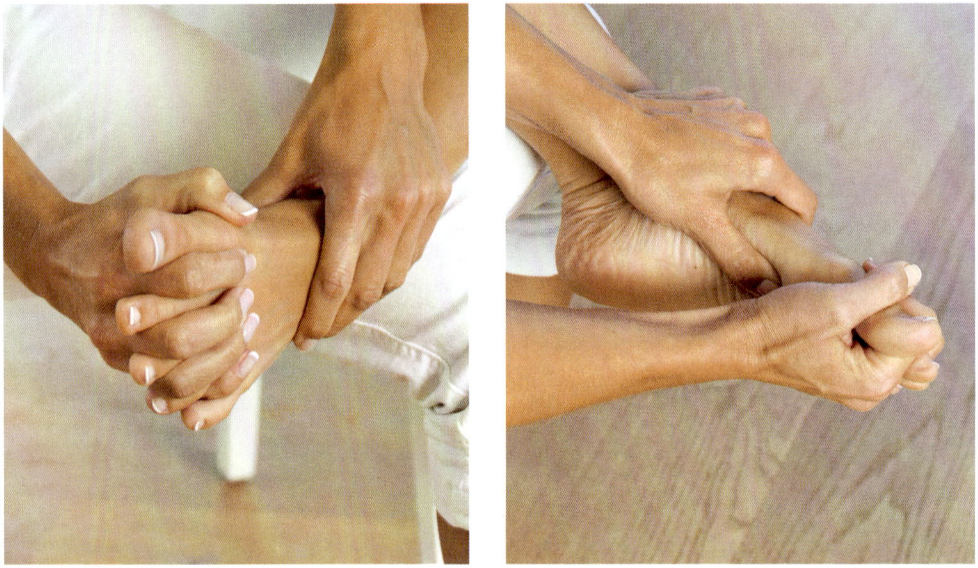

▲ Durch die Verschränkung von Zehen und Fingern entlasten Sie die Nerven (links). Die rhythmische Wellenbewegung fördert zusätzlich Ihr Fußgewölbe.

Morton-Neurom: Fußwelle Gebet

Ziel

Mit dieser anspruchsvollen Übung schaffen Sie mehr Platz zwischen den Mittelfußköpfen. (Die Übung wurde von der Physiotherapeutin Andrea Soppart aus Köln entwickelt.)

Hilfsmittel und Ausgangsposition

Setzen Sie sich bequem hin und legen Sie den betroffenen Fuß auf das Knie des anderen Beines. Verschränken Sie die Finger der rechten Hand mit den Zehen des linken Fußes. Mit dem rechten Daumen und ggf. der anderen freien Hand unterstützen Sie das Vorfußquergewölbe.

Übung

Jetzt initiieren Sie mit der rechten Hand eine rhythmische Wellenbewegung, wie es bei der Fußwelle beschrieben wurde. Neigen Sie zu Senk- oder Plattfüßen, wenden Sie die Fußwelle plus (Seite 86) an, bei Tendenz zu Hohlfüßen die Fußwelle minus (Seite 94). Mit etwas Übung finden Sie Ihren eigenen gleichmäßig fließenden Bewegungsrhythmus. Durch die Verschränkung mit den Fingern kann der Engstand zwischen den Mittelfußköpfen gezielt und dynamisch mobilisiert werden. 1–2 Minuten pro Seite, 1–2 mal pro Tag.

Kontrolle: Bei krummen Zehen oder bei Entzündungen in den Zehengrundgelenken ist die Verschränkung mit den Fingern schmerzhaft. Entsprechend vorsichtig ausführen oder Übung weglassen. Aufgepasst auch beim Hallux valgus: Der Vorfuß darf nicht noch mehr gespreizt werden. Die Zehenknöchel sollen sich oben auf der Fußrückenseite weiten, unten auf der Fußsohlenseite hingegen straffen.

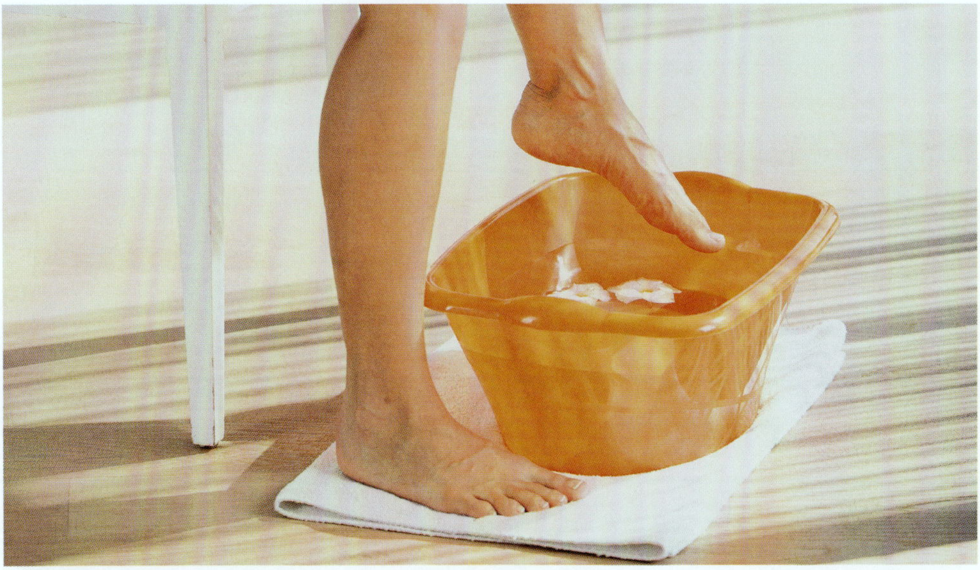

▲ Nehmen Sie sich regelmäßig Zeit für ein entspannendes, warmes Fußbad. Trocknen Sie die Füße danach sorgfältig ab, cremen Sie sie ein oder massieren Sie sie mit einem milden Massageöl.

Wohlfühlritual: Fußbad

Ziel

Verwöhn-Baderitual für Ihre Füße, damit diese sich entspannen und wohlfühlen. Erweitern Sie das Verwöhnprogramm nach Lust und Laune, erwecken Sie die Sinnlichkeit Ihrer Füße zu neuem Leben.

Hilfsmittel und Ausgangsposition

Badewanne oder Eimer; angenehm duftende Creme oder Massageöl.

Übung

Nehmen Sie sich Zeit, während Sie sich auf Kneipps Spuren begeben. Gönnen Sie sich ein richtiges Fußbad. Das Badewasser: Die Temperatur ist angenehm, der Badezusatz mild, die Aromastoffe duftend. Füße eintauchen und entspannen. Die wohlige Wärme auf Füße und Seele einwirken lassen. Jetzt die Unterwassermassage: Füße streicheln, kneten, massieren – alles ist erlaubt, was sich toll anfühlt. Solange es Ihnen gefällt. Genauso wichtig wie das Baden ist das Abtrocknen der Füße, etwa mit einem vorgewärmten Waffel-Frotteetuch. Verwenden Sie angenehme milde Essenzen für die Massage Ihrer Füße.

Achtung: Das Badewasser sollte nicht zu heiß sein; verwenden Sie keine hautreizenden Badezusätze. Denken Sie daran: Ihre Füße sollen sich wohlfühlen und entspannen und nicht geschockt werden.

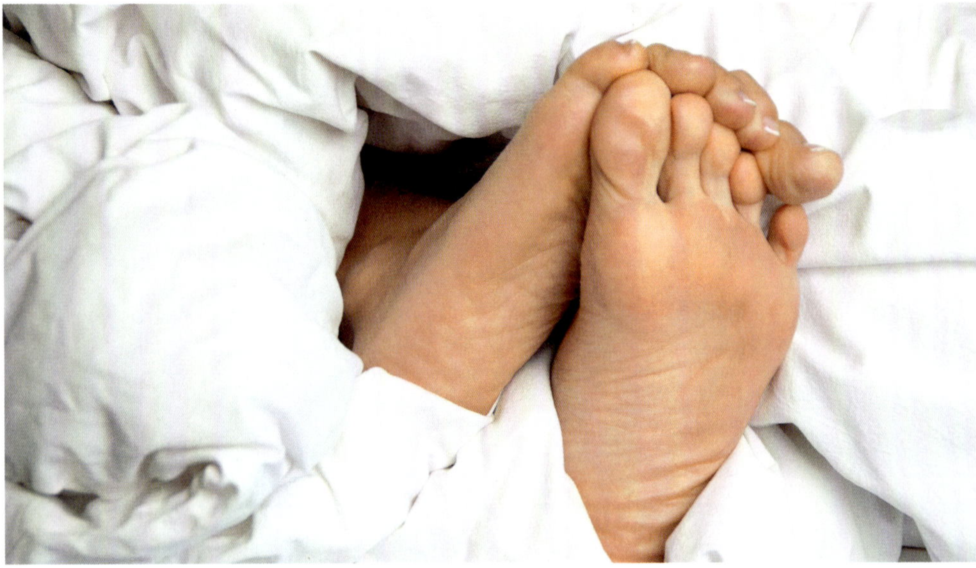

▲ Die große Unruhe der „restless legs“ tritt meist vor dem Einschlafen auf.

Restless Legs & Co.

Bedeutung

Das Restless-Legs-Syndrom (RLS) ist gekennzeichnet durch nächtliches diffuses Unwohlsein in Beinen und Füßen. Das mitternächtliche Kribbeln, Ziehen und Stechen ist sehr unangenehm. Der Drang, sich die Füße zu vertreten, ist kaum zu bändigen. Fünf bis zehn Prozent der Bevölkerung sind betroffen.

Risikofaktoren

Veranlagung spielt eine bedeutende Rolle. Was daraus entsteht, hängt stark von den Lebensgewohnheiten des Einzelnen ab. Die genauen Ursachen bleiben unbekannt.

Übungstherapie

Einfache Selbsthilfemaßnahmen sind ein Abendspaziergang, ein kaltes Fußbad bzw. kaltes Abduschen der Beine. Manche empfinden auch eine Fußmassage als angenehm. Bei RLS-Medikamenten ist Vorsicht geboten, da ein Gewöhnungseffekt eintreten kann.

Periphere Polyneuropathie

Das zweite häufige Nervenproblem der Füße und Beine ist die periphere Polyneuropathie (PNP), die generalisierte Erkrankung der peripheren Nerven. Die kleinen Nerven leiten nicht mehr richtig: Kribbeln, strumpfartiges Taubheitsgefühl, unangenehmer Druck, Brennen, Elektrisieren, Muskelzuckungen, Gangunsicherheit – fast alle Symptome sind möglich. An einem oder gleich an beiden Beinen.

Risikofaktoren

Am häufigsten sind Nervenschädigungen durch Diabetes oder Alkohol, Vitaminmangel und Medikamentennebenwirkungen.

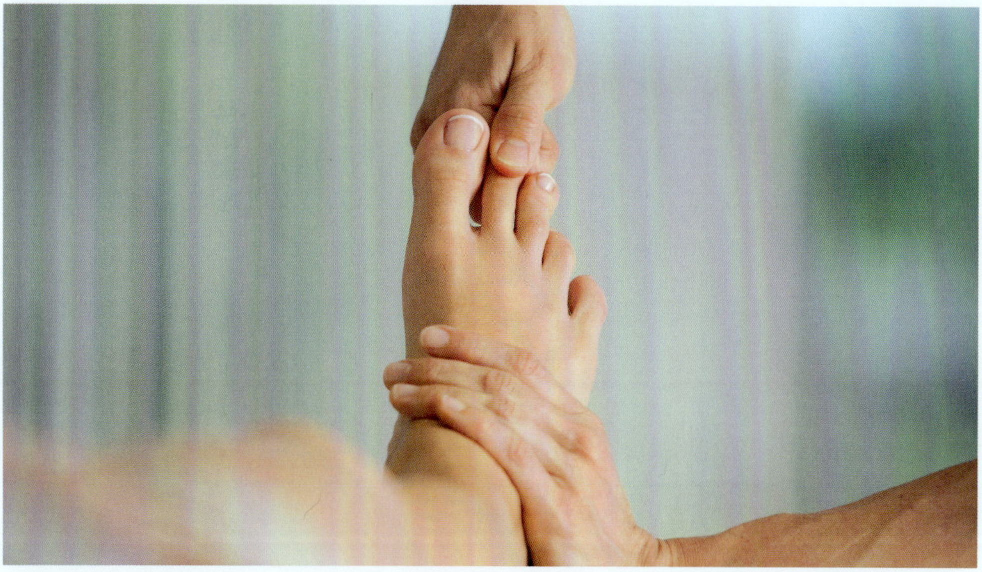

▲ Eine Fußmassage lockert die Muskeln, bewegt die Gelenke, formt das Gewölbe und harmonisiert die Nerven. Folgen Sie Ihrer Intuition.

Fußmassage: Entspannung für die Muskulatur

Ziel

Das perfekte Verwöhnprogramm für Ihre Füße. Genießen Sie die ausgleichende Wirkung. In asiatischen Kulturen sind Fußmassagen Alltagsrituale, fester Bestandteil der persönlichen Gesundheitsförderung.

Hilfsmittel und Ausgangsposition

Setzen Sie sich bequem hin. Legen Sie den Unterschenkel des einen auf den Oberschenkel des anderen Beins.

Übung

Den Fuß in die Hand nehmen, locker und großräumig kreisen, um das Fußgelenk zu mobilisieren. Mit locker geschlossener Faust die Fußsohle klopfen – wirkt stimulierend. Den ganzen Fuß kneten, von der Achillessehne bis zu den Zehenspitzen. Vor- und Rückfuß kräftig spiralig verschrauben, C-Bogen-Massage. Mit den Fingerkuppen gezielt die empfindlichen Reflexzonen der Fußsohle aufspüren und sanft massieren – harmonisierende Wirkung.

Variation: Als Partnerübung mit den Übungen Fersentraktion (Seite 122) Fußspirale (Seite 58) und C-Bogen (Seite 59).

Kontrolle: Je nach Temperament und Intuition gestalten Sie die Fußmassage feiner oder handfester. Intensität immer im Wohlfühlbereich. Vorsicht! Bei Durchblutungsstörungen und Nervenerkrankungen ist die schützende Wahrnehmung vermindert bis aufgehoben.

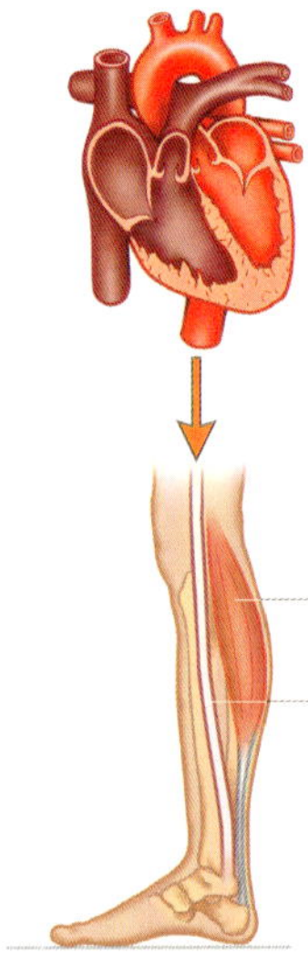

▲ Das Herz pumpt Blut in den Fuß – bis in die Zehenspitzen. Die Schwerkraft hilft dabei. Sind die Arterien verstopft, bekommt der Fuß zu wenig Blut.

Raucherbein & Co.

Bedeutung

Bei Durchblutungsstörungen der Beine und Füße kommt es zur mangelnden Blutversorgung der arbeitenden Muskulatur. Heftige Schmerzen zwingen zu Gehpausen.

Risikofaktoren

80 Prozent der Betroffenen sind Raucher. Hinzu kommen andere Risikofaktoren wie Übergewicht, Bluthochdruck, erhöhte Blutfettwerte und versteckte Entzündungsherde.

Diagnose

Klinik: Typisch sind belastungsabhängige Beinschmerzen.

Ultraschall: Sichert die Diagnose und zeigt das Ausmaß der Krankheit.

Verlauf

Für das Überleben von Raucherbeinen und -füßen ist eine radikale Umstellung der Lebensgewohnheiten unerlässlich. Im Klartext heißt das Rauchstopp, regelmäßige Bewegung, gesunde Ernährung und erfolgreiches Gewichtsmanagement.

Übungstherapie

Durch ein strukturiertes Gehtraining kann die Blutversorgung signifikant verbessert werden. Umgehungskreisläufe werden ausgebaut. Die Arterienverstopfung selbst bleibt zwar unbeeinflusst, aber die Blutversorgung wird auf Umwegen verbessert. Gehtraining ist Gefäßtraining. Dabei ist das Gehtempo so zu dosieren, dass nur leichte Schmerzen innerhalb der Erträglichkeitsgrenzen auftreten. Die Schmerzen können „durchlaufen" werden.

Verwenden Sie Fußbett-Einlagen (S. 153) und pflegen Sie Ihre Füße sorgfältig und regelmäßig.

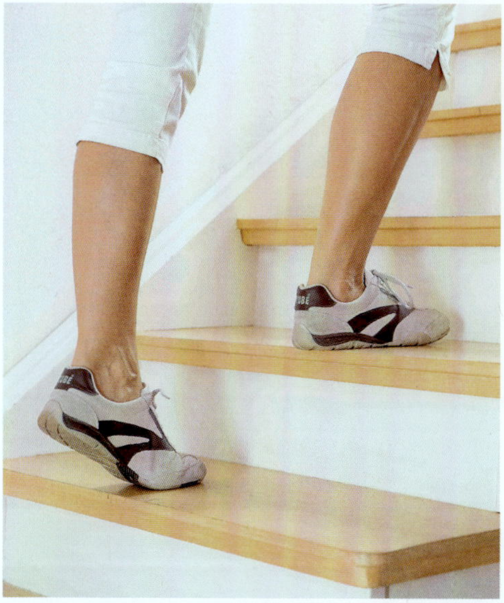

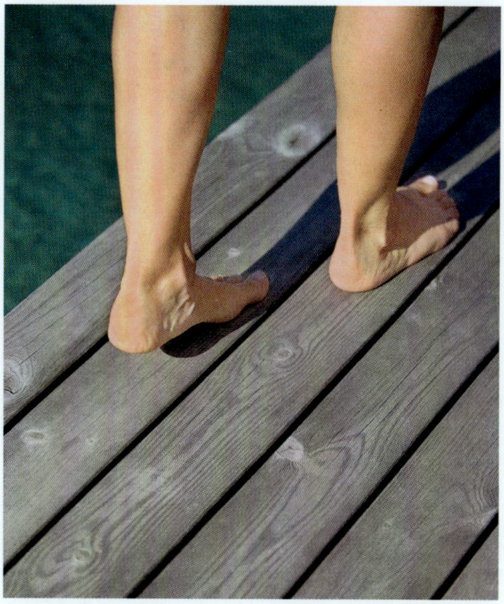

▲ Strukturiertes regelmäßiges Gehtraining fördert die Ausbildung von Umgehungskreisläufen bei verstopften Arterien.

Geh- und Gefäßtraining: Angio-Walking

Ziel

Entwicklung von Umgehungskreisläufen zur Verbesserung der Blutversorgung.

Ausführung

Durch regelmäßiges Gehen wird die Effizienz der Umgehungskreisläufe gefördert. Entscheidend ist die Regelmäßigkeit des Gehtrainings. Wählen Sie eine Standardgehstrecke von 10–30 Minuten Dauer. Je länger, desto besser. Bestimmen Sie zunächst die schmerzfreie und die absolute Gehzeit (Seite 47). Laufen Sie diese Strecke dreimal täglich. Tempo so wählen, dass keine heftigen Schmerzen in den Beinen oder Füßen auftreten. Leichte Schmerzen können durchlaufen werden. Bei Geländeanstieg reduzieren Sie rechtzeitig das Tempo.

Führen Sie ein Gehtagebuch: Halten Sie Datum, Gehzeit und Beschwerden schriftlich fest. Wiederholen Sie die Messung alle zwei Wochen.

Variation: Intervall-Gehen. Gehen Sie so oft wie möglich und so lange wie möglich zu Fuß. Beispielsweise ganz oder teilweise zu Fuß zur Arbeit gehen. Die tägliche Wiederholung ist durch den Arbeitsrhythmus gegeben. Strecke, Zeit und Tempo lassen sich exakt bestimmen. Benutzen Sie die Treppe statt den Aufzug. Ein mehrwöchiges Gehtraining wirkt Wunder: Die Gehstrecke verdoppelt sich, jeder Zweite verliert seine Beschwerden. Der Effekt hält mindestens ein halbes Jahr an.

Achtung: Bei Raucherbeinen besteht oftmals auch eine Durchblutungsstörung der Herzkranzgefäße. Suchen Sie bei vorhandenem Risikoprofil (Seite 76) vor dem Gehtraining unbedingt den Arzt auf!

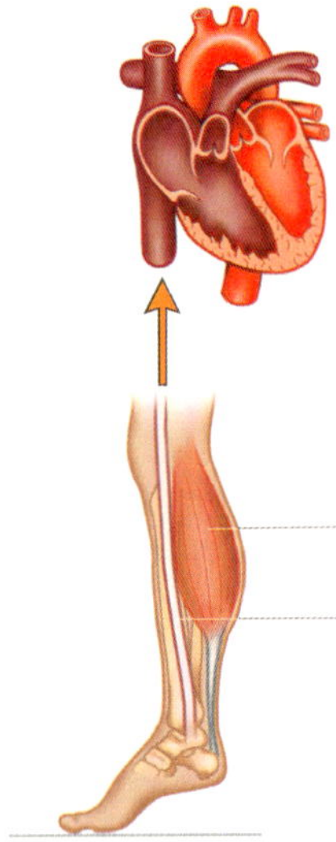

▲ Durch Anspannung der Fuß- und Wadenmuskulatur beim Gehen wird Blut aus den Füßen herzwärts gepumpt. Bei Entspannung der Muskulatur sackt es mit der Schwerkraft nach unten.

Varizen (Krampfadern)

Bedeutung

Der venöse Rücktransport des Blutes aus den Beinen zum Herzen stellt ein echtes Problem dar. In den Venen ist der Druck viel zu gering, um das Blut gegen die Schwerkraft nach oben zu befördern. Die Druckverhältnisse sehen so aus: 80 mmHg Abwärtsdruck durch die Schwerkraft gegenüber geradezu lächerlichen 10 mmHg Aufwärtsdruck im Venensystem. Die Lösung: Ein zweites „Herz“, eine Pumpe, die das Blut gegen die Schwerkraft nach oben befördert. Diese Pumpe liegt gut versteckt in den Füßen und Beinen – sie befördert beim Gehen und Laufen das Blut mit satten 60 mmHg nach oben. Ein cleveres Venenklappensystem optimiert den Rückfluss herzwärts. Die Muskelpumpe ist aber natürlich nur bei Bewegung aktiv; wenn Sie ruhig stehen oder sitzen, liegt das zweite „Herz“ brach und das Blut „versackt“ in Füßen und Beinen.

Verlauf

Neben der aktiven Bewegung kommt der passiv-elastischen Kompression große Bedeutung zu. Zugegeben: Stützstrümpfe sind nicht sehr attraktiv – weder optisch noch in Bezug auf den Tragekomfort. Doch die elastische Kompression unterstützt den venösen Rückfluss wirkungsvoll. Auch die Lymphe fließt besser ab. Nach einer Venenthrombose etwa reduzieren Stützstrümpfe das Risiko einer chronischen Veneninsuffizienz um die Hälfte. Leichte Kompressionsstrümpfe senken auch auf Langstreckenflügen das Thromboserisiko praktisch auf null.

Übungstherapie

Neben der Übung Veno-Pump sind auch dynamisches Stehen (Seite 71), Gehtraining (Seite 131) und Zeitlupengehen (Seite 75) empfehlenswert bei Varizen.

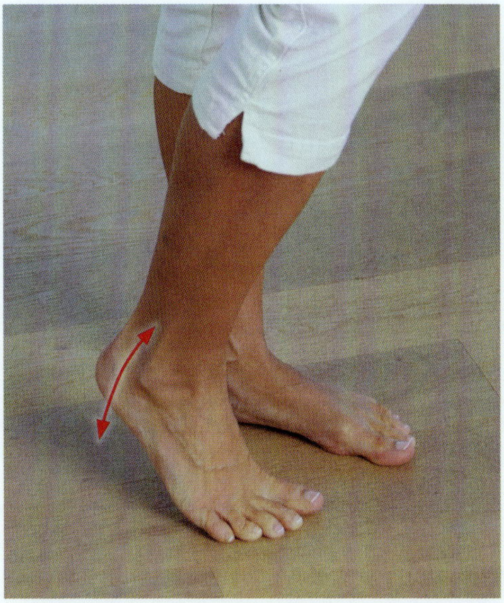

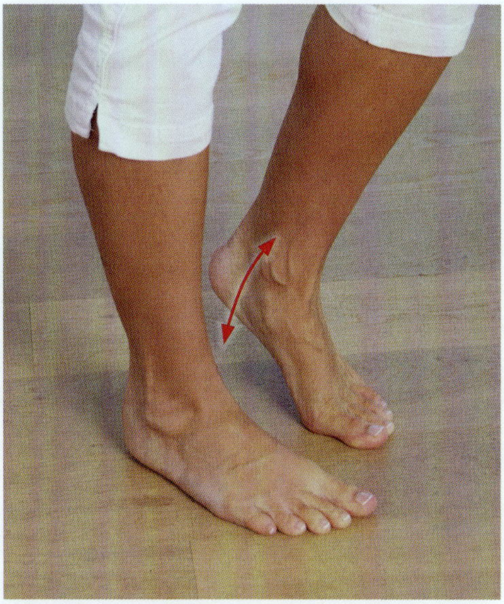

▲ Das Minutenprogramm Veno-Pump für zwischendurch aktiviert die Muskelpumpe in Füßen und Beinen, entlastet das Venensystem und fördert den Blutrückfluss – abwechslungsweise mit dem linken und rechten Fuß.

Muskelpumpe: Veno-Pump

Ziel

Aktivierung der Muskelpumpe, Förderung des venösen Rückflusses im Alltag. Das entlastet das Venensystem und ist daher ideal bei Venenproblemen geeignet. Mit Stützstrümpfen kombinierbar.

Übung

Treten Sie im Stehen 20-mal kraftvoll und im Sekundenrhythmus an Ort und Stelle – abwechslungsweise links und rechts. Dabei können Sie den Fuß vom Boden abheben und das Bein hochziehen oder auch beide Füße am Boden lassen. Wichtig ist lediglich, dass Ihre Fuß- und Beinmuskeln kräftigen arbeiten, damit die Muskelpumpe aktiv ist. Kommen Sie gleich anschließend zehnmal in den Ballenstand hoch. Oder machen Sie noch besser die Turmspringer-Übung (Seite 82). Dann hüpfen Sie zehnmal auf beiden Beinen an Ort und Stelle. Letzte Sequenz: Hüpfen Sie mehrmals auf einem Bein. Durch die kraftvolle Muskelkontraktion wird das Blut im Venensystem nach oben befördert. Dauer zirka 1–2 Minuten; pro Sitzstunde 2–5-mal durchführen.

Variation: Drücken Sie im Sitzen den Fußballen kräftig gegen den Boden, wippen Sie dabei die Ferse auf und ab. Nutzen Sie jede Gelegenheit, um aufzustehen.

Kontrolle: Führen Sie die Bewegungen im Rhythmus 1–2-mal pro Sekunde. Dies entspricht in etwa dem Herzrhythmus und dem Schrittrhythmus beim Gehen. Wichtig: gerade Fersen und Beinachsen. Bewegungslosigkeit ist Gift für Füße und Venen.

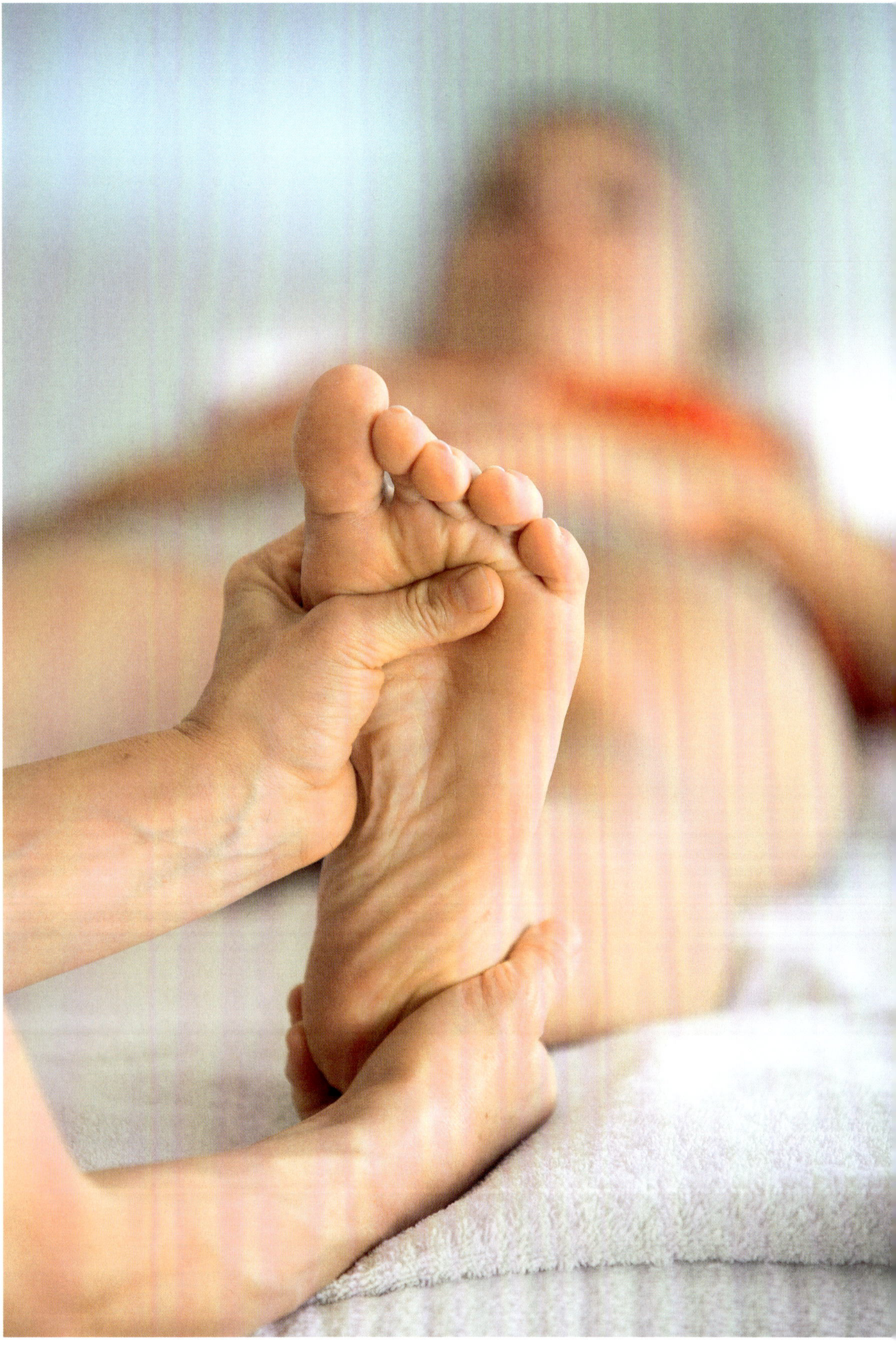

Professionelle Hilfe für Ihre Füße

Das Who's who der Experten: Orthopäden helfen kranken Füßen wieder auf die Beine, Fußchirurgen sorgen für Laufhilfe mit dem Skalpell, Orthopädietechniker fertigen maßgeschneiderte Einlagen, Podologen bieten medizinische Fußpflege. Und Spiraldynamik®-Therapeuten zeigen Ihnen, wie Sie Ihre Füße richtig belasten.

Was können die Profis – und was nicht?

Jeder Fußspezialist hat seine Kompetenzen und Stärken, jedoch auch seine Schwachstellen. Wenn Sie nur das von ihm erwarten, was er gut kann, sind Sie auf der sicheren Seite.

Erste Anlaufstelle: Hausarzt

Fußbeschwerden führen zuerst zum Hausarzt. Er wird Knochen, Gelenke, Bänder, Nerven, Durchblutung usw. genau untersuchen und in vielen Fällen auf Anhieb die richtige Diagnose stellen. Bei Bedarf folgen Röntgenbilder und Labortests. Wenn der Arzt keine Diagnose stellen kann, folgen Spezialuntersuchungen und Fachärzte kommen dann zum Einsatz. Machen Sie sich während des Arztbesuches Notizen, schreiben Sie die genaue Diagnose auf. Sie ist wichtige Voraussetzung für Ihr Verständnis, für eine gezielte Therapie und eine effiziente Selbsthilfe. Fragen Sie Ihren Arzt, was er selbst tun würde.

Checkliste Besuch beim Hausarzt

Bereich	Was Sie von Ihrem Hausarzt erwarten dürfen
☑ **Diagnose**	(Verdachts-)Diagnose
☑ **Gespräch**	Prognose und Therapiemöglichkeiten, sofern Diagnose klar mögliche Abklärungswege, sofern Diagnose unklar
☑ **Abklärungen**	Labor, Röntgen, Überweisung an Spezialisten
☑ **Spritzen**	gesunde Zurückhaltung mit Kortisonspritzen am Schmerzpunkt
☑ **Operation**	persönliche Erfahrungswerte, persönliche Empfehlung
☑ **Therapie**	persönliche Erfahrungswerte, persönliche Empfehlung
☑ **Nachkontrolle**	ggf. Terminvorschlag für eine Kontrolluntersuchung
	Was Sie nur ausnahmsweise erwarten dürfen
☒ **Information**	detaillierte Erklärungen, oft fehlt die Zeit
☒ **Selbsthilfe**	detaillierte Anleitung zur Selbsthilfe, meist fehlen Zeit und Know-how
☒ **Therapie**	zeitintensive therapeutische Behandlung durch den Arzt selbst

Konservative Orthopädie: umfassende Beratung

Deutschland hat eine lange Tradition konservativ tätiger Orthopäden. Mit dem Zusammenlegen der Orthopädie und der Traumatologie (Unfallchirurgie) wurde die Orthopädie zu einem primär chirurgischen Fach erklärt. Die nicht operativ tätigen Orthopäden werden immer weniger und mit der Zeit wohl aussterben. Es wird sich zeigen, welche Berufsgruppe hier in die Lücke springen wird ... Noch gibt es sie aber, die Zunft der konservativ tätigen Orthopäden mit 20 oder 30 Jahren Erfahrungen. Sie sind für Patienten mit Fußproblemen und Problemfüßen eine wichtige Anlaufstelle. Die Aussage des Orthopäden „Ja, das sollten Sie operieren lassen“ bedeutet so viel wie „Ihre Beschwerden entsprechen einem klassischen Beschwerdebild, das durch eine Operation erfolgversprechend behandelt werden kann.“ Stellen Sie gleich die Anschlussfrage: „Muss diese Operation dringlich durchgeführt werden?“ Lautet die Antwort „Ja“, lassen Sie sich die Zusammenhänge ausführlich erklären und vereinbaren Sie einen Termin bei einem operativ tätigen Fußchirurgen, sofern Ihr Orthopäde nicht selbst operiert. Lautet die Antwort „Nein“, verfügen Sie über ausreichend Zeitreserven für einen konservativen Therapieversuch.

Checkliste nicht operative Orthopädie

Was Sie von einem konservativen Orthopäden erwarten dürfen

☑ **Diagnosesicherung**	exakte Diagnose, soweit möglich
☑ **Aufklärungsgespräch**	Aufzeigen der Möglichkeiten und Grenzen der verschiedenen Therapiemöglichkeiten – operativ wie nicht operativ
☑ **Abklärungen**	Labor, Röntgen, Spezialuntersuchung, soweit erforderlich
☑ **Beratung**	hohe Beratungskompetenz bezüglich Schuhversorgung, Einlagen und praktischen Tipps für den Alltag
☑ **Spritzen**	Kortisonspritzen zur Diagnosesicherung oder als Therapieversuch

Was Sie nicht erwarten dürfen

☒ **Endlos-Beratungen**	Auch der Orthopäde hat weder Zeit noch Nerven für endlose Beratungen bezüglich Einlagen, Schuhen, Fußtherapien usw.
☒ **Folgetermine**	Schwierig kann es auch werden, wenn Sie mit dem gleichen Problem mehrmals kurz hintereinander die Praxis aufsuchen. Fragen Sie deshalb, wann der beste Zeitpunkt für eine Nachuntersuchung ist, der Arzt wird Ihnen einen Vorschlag machen.
☒ **Fachkompetenz**	Yoga, Ballett, Sport und Alternativtherapien

Fußchirurgie: Laufhilfe mit dem Skalpell

Die Fußchirurgie hat gewaltige Fortschritte erzielt. In den letzten zwei Jahrzehnten habe ich wahre Wunder gesehen, die von begabten Fußchirurgen vollbracht wurden. Aber ich habe auch weniger Erfreuliches gesehen. – Zehn bis fünfzehn Prozent der fußchirurgischen Eingriffe bringen nicht das gewünschte Resultat. Bei ernsthaften Fußproblemen oder Problemfüßen lohnt es sich aber auf jeden Fall, den Rat eines Fußchirurgen einzuholen. Dies ist ein hoch qualifizierter Handwerker, der die Füße in- und auswendig kennt und sich auf die operativen Möglichkeiten spezialisiert hat. Nach einer Konsultation kennen Sie die exakte Diagnose und wissen, was die Fußchirurgie Ihnen bieten kann. Nun können Sie die Vor- und Nachteile einer OP gegenüber einer nicht operativen Therapie viel besser abschätzen. Die Entscheidung, einen Fußchirurgen aufzusuchen, ist ja nicht gleichbedeutend mit dem Entscheid, sich operieren zu lassen. Lassen Sie sich nach der fußchirurgischen Beratung Zeit für die Entscheidungsfindung, einen konservativen Therapieversuch und um den spontanen Verlauf abzuwarten – das versteht und respektiert der Fußchirurg. Eine OP stellt immer einen einschneidenden Schritt dar. Die Entscheidung sollten Sie nicht leichtfertig treffen.

Checkliste Fußchirurgie

Was Sie von einem Fußchirurgen erwarten dürfen

☑ **Diagnosesicherung**	exakte Diagnose, soweit möglich
☑ **Aufklärungsgespräch**	Aufzeigen der Möglichkeiten und Grenzen der modernen Fußchirurgie, detaillierte OP-Beschreibung, Aufklärung über mögliche Risiken
☑ **Abklärungen**	Labor, Röntgen, Spezialuntersuchung, soweit erforderlich
☑ **Beratung**	Beratungskompetenz bezüglich Schuhversorgung, Einlagen, Therapie
☑ **Spritzen**	Kortisonspritzen zur Diagnosesicherung oder als Therapieversuch
☑ **Operation**	sorgfältige Durchführung des geplanten Eingriffs
☑ **Nachbetreuung**	Überprüfung des OP-Resultats, Koordination der Nachbehandlung während der ersten drei Monate; Treffen geeigneter Maßnahmen bei Komplikationen

Was Sie nicht erwarten dürfen

☒ **Endlosberatungen**	Der Fußchirurg braucht seine Zeit fürs Operieren und hat weder Zeit noch Nerven für Endlosberatungen bezüglich Fußtherapien usw.
☒ **Therapiegespräche**	Chirurgen sagen meist alles Nötige – und oft bleibt's dabei.

Spezialisten: Fußexperten im Einsatz

Von einem Spezialisten dürfen Sie erwarten, dass er sich in seinem Fachgebiet fundiert auskennt. Erwartungen, die darüber hinausgehen, werden häufig enttäuscht. Seine Aufgabe ist, sich um spezifische Teilbereiche und nicht um das Ganze zu kümmern. Der Spezialist bietet Ihnen konkrete Antworten und Vorschläge auf konkrete Fragestellungen, soweit sie sein Gebiet betreffen. Informieren Sie sich vorher. Folgende Spezialisten beschäftigen sich primär mit den aufgelisteten Themen:

- Angiologe: Durchblutungsstörungen
- Biomechaniker: Belastung und Bewegungsabläufe im Fuß
- Dermatologe: Haut- und Zehennagelprobleme
- Diabetologe: diabetische Nerven- und Gefäßerkrankung
- Internist: Stoffwechsel, Nerven, Durchblutung
- Manualtherapeut: Manipulation des Fußskeletts
- Neurologe: Nerven- und Muskelfunktionen
- Orthopäde: Knochen, Gelenke und Muskeln
- Phlebologe: Venenprobleme, Varizen
- Psychologe: Schmerzverarbeitung, Psychosomatik
- Radiologe: bildgebende Verfahren
- Therapeut/Arzt in einer Rehabilitation: verbesserte Gehfähigkeit und Selbstständigkeit
- Rheumatologe: rheumatische Erkrankungen

Checkliste Besuch beim Spezialisten

Bereich	Was Sie von einem Spezialisten erwarten dürfen
☑ **Diagnosesicherung**	Diagnose wird bestätigt, modifiziert, ergänzt oder korrigiert
☑ **Aufklärungsgespräch**	Diagnose, Prognose, Therapie, geplante Abklärungen und Eingriffe, Risiken, Erfolgschancen
☑ **Abklärungen**	Durchführung geplanter Spezialuntersuchungen
☑ **Operation**	Durchführung geplanter Eingriffe
☑ **Nachkontrolle**	ggf. Terminvorschlag für Nachkontrolle
	Was Sie nur ausnahmsweise erwarten dürfen
Koordination	umfassende Beratung, Koordination anderer Spezialisten
Information	Beratung außerhalb des angestammten Spezialgebiets

Physiotherapie: die greifbare Fußtherapie

Mit akuten Problemen gehen Sie am besten zu einem Therapeuten in der Nähe. Lange Wege sind lästig. Chronische Fußprobleme bedürfen einer dauerhaften Therapie. „Therapie-Hopping“ von einer Methode zur anderen, von einem Therapeuten zum nächsten, bringt nichts. Beweisen Sie Geduld und Eigenmotivation.

Doch wo steckt der perfekte Therapeut, bei dem Sie sich gut aufgehoben fühlen und dessen kompetente Hände und Instruktionen Ihren Füßen wieder auf die Sprünge helfen? Fragen Sie Ihren Arzt oder hören Sie sich im Bekanntenkreis um. Spiraldynamik®-ausgebildete Physiotherapeuten sind gute Adressen, weil sich das Behandlungskonzept Spiraldynamik® vertieft mit den Füßen auseinandersetzt. Mit dem Fachbuch „Füße in guten Händen“ steht jeder Fachkraft spezifisches Wissen zur Verfügung. Eine aktuelle Liste der ausgebildeten Fachkräfte finden Sie unter www.spiraldynamik.com.

Checkliste Besuch beim Physiotherapeuten

Bereich	Was Sie von einer Physiotherapie erwarten dürfen
☑ **Fachkompetenz**	Bewegungstherapie
☑ **Kommunikation**	Gut verständliche Sprache ohne Fremdwörter; Sie erhalten Anerkennung für geleistete Arbeit und wertfreie Korrektur bei Übungsfehlern.
☑ **Fußtherapie**	Sie bekommen ein zusammenhängendes Therapiekonzept erklärt und nehmen an dessen Umsetzung aktiv lernend teil. Rein passive Maßnahmen spielen eine untergeordnete Rolle.
☑ **Alltag**	Tipps und Tricks für die Umsetzung in Alltagssituationen und eine effizientere Selbsthilfe.
☑ **Therapieberatung**	Physiotherapeuten verfügen über persönliche Langzeiterfahrung mit unterschiedlichen operativen und nicht operativen Fußtherapien.
☑ **Heimprogramm**	Zusammenstellen und Kontrolle eines Heimprogramms.
	Was Sie nicht erwarten dürfen
☒ **Diagnose**	medizinische Diagnosen
☒ **Operation**	systematische Kenntnisse über Operationsindikationen und Gegenanzeigen

Fuß-Trainer: gezielte Fußübungen

Für Marathonläufer und Balletttänzerinnen sind die Füße, was die Hände für den Pianisten sind: Kapital, Zukunft und Fundament. Das Fundament muss stabil sein und halten. Für Bewegungsprofis bedeutet Extrembeanspruchung in Kombination mit Fehlbelastung zwangsläufig hohe Verletzungsgefahr.

Eigenerfahrung ist das Rohmaterial des pädagogischen Talents. Oft sind es gerade Sportler und Tänzerinnen, die selbst jahrelang an Fußproblemen litten, die sich zu den heimlichen Experten des gesunden Fußtrainings entwickelt haben. Der Mensch lernt angeblich am besten aus Fehlern. Eine Tänzerin mit Knickfuß beispielsweise weiß, wie sich dieser im Training und im Alltag korrigieren lässt. Ihre Füße sind ein Stück Lebensgeschichte, ein authentischer Lernprozess. Mit anderen Worten: Unter den Bewegungsprofis Tanz, Sport, Gymnastik oder Yoga gibt es eine stille Armee hoch qualifizierter Experten in Sachen Fußtraining. Kennen Sie so jemanden? Dann profitieren Sie von seinen Erfahrungen.

Für die Füße gibt es bisher kein kommerzielles Trainingsgerät. Helfen Sie sich mit dem gezielten Fußtraining in Eigenregie.

Checkliste „Fußtrainer“

Bereich	Was Sie von einem Fußtrainer erwarten dürfen
☑ **Fachkompetenz**	Sport, Tanz, Ballett, Gymnastik, Yoga usw.
☑ **Kommunikation**	gut verständliche Sprache
☑ **Training**	klar strukturierter Trainingsaufbau; stufengerechte Steigerung von Leistung und Schwierigkeit
☑ **Alltag**	Tipps für die Integration in den Alltag
☑ **Beratung**	Profis aus den Bereichen Sport und Tanz verfügen über wertvolle Langzeit- und Eigenerfahrungen.
☑ **Heimprogramm**	Zusammenstellen und Kontrolle eines Heimprogramms
	Was Sie nicht erwarten dürfen
☒ **Diagnose**	medizinische Diagnosen
☒ **Therapie**	Sport- und Tanz-Profis haben keine therapeutische Ausbildung.
☒ **Operation**	systematische Kenntnisse über Operationsindikationen und Gegenanzeigen

Podologie: Feile statt Skalpell

Früher kosmetische, heute medizinische Fußpflege: Die Podologie ist ein junger, vielseitiger und dynamischer Berufsstand. Podologen kümmern sich um schmerzende Füße, Fußhygiene, Fußpflege, Nagelpflege, Druckstellen, Hornhautschwielen, Hühneraugen, Blasenbildungen, Hautrisse und anspruchsvolle Wundversorgungen am Fuß. In vielen Fällen rücken Podologen der überschüssigen Hornhaut mit dem Skalpell zu Leibe. Dabei kann es zu kleinen Verletzungen kommen. Bei chronischen Durchblutungsstörungen oder diabetischen Füßen können solche Bagatellverletzungen zu schweren Infekten mit fatalen Folgen führen. Deshalb: Lieber Feile statt Skalpell verwenden.

Nehmen Sie professionelle Hilfe rechtzeitig in Anspruch. Schamgefühle und Unwissenheit sind die häufigsten Ursachen für zu spät einsetzende Fußpflege.

Checkliste: Besuch beim Podologen

Bereich	Was Sie von der Podologie erwarten dürfen
☑ **Fachkompetenz**	medizinische Fuß- und Nagelpflege, Wundbehandlung
☑ **Kommunikation**	gut verständliche Sprache ohne Fremdwörter
☑ **Fußpflege**	zusammenhängendes Pflegekonzept; korrekte Durchführung der geplanten Maßnahmen
☑ **Alltag**	Tipps und Tricks zur Fußpflege daheim insbesondere bei Diabetes mellitus
☑ **Therapieberatung**	Podologen verfügen über persönliche Langzeiterfahrung mit unterschiedlichen operativen und nicht operativen Fußtherapien.
	Was Sie nicht erwarten dürfen
☒ **Diagnose**	medizinische Diagnosen
☒ **Operation**	systematische Kenntnisse über Operationsindikationen und Gegenanzeigen
☒ **Heimprogramm**	Zusammenstellen und Kontrolle eines Übungsprogramms ist die Domäne der Physiotherapie.

Heilberufe & Co.: Fußreflexzonen-Massage

Der Fuß wird hierbei in zehn Längs- und drei Querbahnen unterteilt, insgesamt 30 Zonen. Jeder Zone sind bestimmte Körperteile und Organe zugeordnet, wobei sich der Körper maßstabgetreu und verkleinert in den Fußsohlen spiegelt: die Kopforgane im Vorfuß, die Bauchorgane im Mittelfußbereich, die Beckenorgane an der Ferse, die Leber im rechten Fuß, die Milz im linken Fuß. Verhärtungen in den einzelnen Zonen werden durch blockierte Energiekanäle erklärt. Die Reflexzonen sind ein Energiesystem für sich und mit keiner anderen Zoneneinteilung wie Akupunktur, Bindegewebs- oder Hautzonen vergleichbar.

Der Zusammenhang zwischen Organstörung und Fußreflexzone ist sinnfällig. Keine komplizierten Erklärungen, keine abstrakten Laborbefunde, dafür nachvollziehbare Zusammenhänge. Zudem findet eine Behandlung im eigentlichen Sinn statt. Der Therapeut legt Hand an beiden Füßen an. Dies kommt dem Bedürfnis nach Kontakt, Wärme und Behandlung entgegen. Füße haben besonders viele Nervenendigungen. Im Alltag erfahren sie kaum Berührung und Zuwendung, obschon sie oft verspannt sind. Füße sind wie geschaffen für Massagen. Auch klassische Fußmassage ohne Reflexzonen ist bereits ein Genuss.

Checkliste Fußreflexzonen-Massage

Bereich	Was Sie von Fußreflexzonen-Massage-Therapeuten erwarten dürfen
☑ **Fachkompetenz**	ganzheitliche Diagnose und Behandlung von häufigen Fußproblemen
☑ **Kommunikation**	gut verständliche Sprache ohne Fremdwörter
☑ **Massage**	illustriertes Zonen-Organ-Konzept, wohltuende Durchführung der Fußreflexzonen-Massage
☑ **Alltag**	Tipps für die Fuß-Selbstmassage zu Hause
☑ **Therapieberatung**	Fußreflexzonen-Therapeuten behandeln durch die Fußsohle. Sie verfügen über persönliche Langzeiterfahrung mit unterschiedlichen operativen und nicht operativen Fußtherapien.
	Was Sie nicht erwarten dürfen
☒ **Operation**	systematische Kenntnisse über Operationsindikationen und Gegenanzeigen.
☒ **Heimprogramm**	Zusammenstellen und Kontrolle eines Heimprogramms ist die Domäne der Physiotherapie.

Psychologie: Wenn Füße auspacken

Ihre Füße erzählen einen Teil Ihrer Lebensgeschichte. Füße sind eine Art biologisches Tagebuch, das geschulte Auge kann den alltäglichen Gebrauch, Nicht-Gebrauch oder Fehl-Gebrauch von den „Füßen ablesen“. Stöckelschuhe, Marathontraining, Bewegungsmangel – alles hinterlässt Spuren. Das klingt für die meisten Menschen einleuchtend. Füße sind zudem ein Spiegel Ihrer Persönlichkeit. Dieser Zusammenhang leuchtet nicht allen Menschen spontan ein. Nehmen wir als Beispiel das scheinbar simple „Stehen“, das tatsächlich eine komplexe Leistung des gesamten sensomotorischen Systems – von der Großzehe bis zur Großhirnrinde – ist. Und daran ist die Psyche maßgeblich beteiligt. In Momenten der Unsicherheit werden auch die Füße unsicher. Steigt Wut empor, beginnen die Füße zu stampfen. Bei Depression und Antriebslosigkeit lösen sich auch die Füße kaum noch vom Boden. Kurzum: Auch die Psyche hinterlässt Spuren in den Füßen. Wichtig zu wissen: Es geht dabei um Entsprechung, nicht um ursächliche Zusammenhänge im Sinne von „Depression verursacht Plattfuß“ oder umgekehrt. Doch wer depressiv ist und Plattfüße hat, findet vielleicht einen gemeinsamen Nenner, eine innere Verbindung zwischen den beiden Phänomenen. Um solchen Zusammenhängen auf den Grund zu gehen, ist die Psychologie ein wertvolles Instrument.

Checkliste Psychologie

Was Sie von einem Psychologen erwarten dürfen

☑ **Fachkompetenz**	Funktionsweise der menschlichen Psyche
☑ **Kommunikation**	Psychologen sind in Sachen Kommunikation meist geschult und können Ihnen helfen, Ihre inneren Anliegen bewusst zu machen und zu formulieren.
☑ **Psychologie**	Lebenshilfe bei psychischen Problemen, Aufschlüsselung der Zusammenhänge zwischen Psyche und Körper
☑ **Alltag**	Tipps, wie Sie Ihre Ressourcen optimal einsetzen können und wie Sie mit Schmerz und gesundheitlichen Herausforderungen besser umgehen können.
☑ **Beratung**	Ideal für Menschen mit Interesse an den Zusammenhängen zwischen Psyche und Körper, mit Interesse an Selbsterforschung. Wenn Sie nicht sicher sind, ob es das Richtige für Sie ist, vereinbaren Sie eine Vorbesprechung.
☑ **Heimprogramm**	Achtsamkeit bezüglich der eigenen Gedanken, Gefühle und des eigenen Verhaltens

Was Sie nicht erwarten dürfen

☒ **Diagnose**	medizinische Diagnose
☒ **Therapie**	ein Übungsprogramm für Ihre Füße

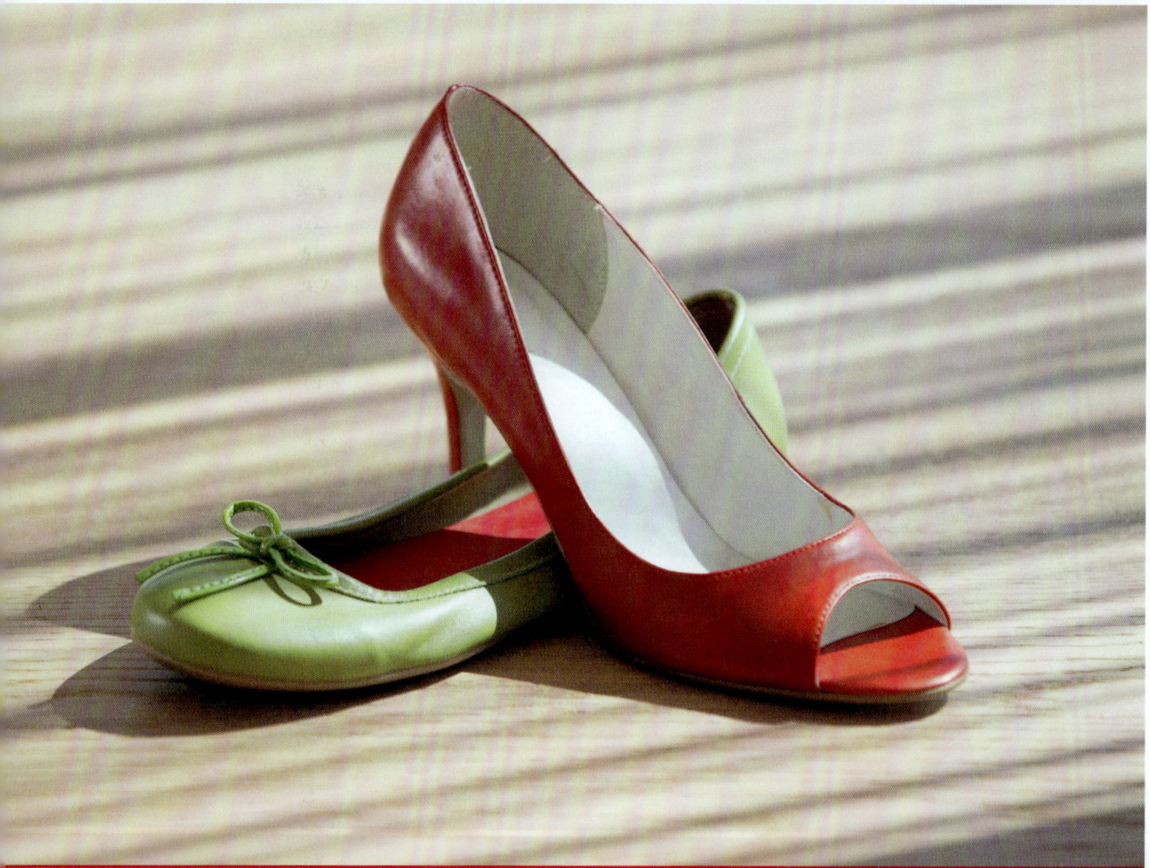

Schuhe: Worauf stehen Sie?

Oft werden Schuhe nur nach der Optik und Mode gekauft. Doch die Spreizfüße weiterhin in Stöckelschuhe zu zwängen oder trotz schiefer Großzehen nur enge, drückende Modeschuhe zu tragen ist sicher keine gute Idee.

Komfort nach Maß oder von der Stange?

Vor 50 Jahren gab es in europäischen Städten auf 250 Einwohner noch einen Schuhmacher. Die Zeiten sind vorbei. Übrig geblieben sind ein paar Inseln alten Schuhmacherhandwerks, die den Schuh nach Maß anfertigen. Mit Laser-Scannern werden die Füße dreidimensional abgetastet, der Computer entwirft Form und Design. Das Modell entsteht maßgenau und im Direktverfahren, individuelle Wünsche können gleich am Bildschirm berücksichtigt werden. Und dann geht's ab in die halbautomatische Produktion. Der Leisten wird computergesteuert geschnitten, der Rest ist Handwerk nach alter Schule. Doch nicht jeder kann und will sich Maßschuhe leisten.

Passende Normschuhe finden

Wie findet man aus dem breiten Angebot vorhandener Schuhe den am besten geeignetsten heraus? Klingt einfacher, als es ist. Es gibt sehr viele verschiedene Schuhe, die Modelle wechseln ständig und viele Menschen wissen gar nicht, worauf Sie beim Schuhkauf achten müssen. Hier die Leitplanken für eine erfolgreiche Suche des besten Normalschuhs für Sie:

Passform

Der Schuhe muss bequem sein. Achten Sie auf richtige Länge, Höhe und Breite – alle drei Dimensionen müssen stimmen. Zudem muss der Fuß Halt im Schuh finden, er darf nicht im Schuh herumrutschen.

Sohle

Die Steifigkeit der Sohle muss zum Fußproblem passen: steife Sohlen beispielsweise bei Arthrosen, Hallux rigidus, Instabilitäten und Unfallfolgen; flexible Sohlen bei Knickfüßen, Hallux valgus oder Unbeweglichkeit im Fuß. Im Zweifelsfalle probieren Sie beides aus – Skischuhe und bequeme Hausschuhe – und entscheiden dann nach Ihrem Gefühl.

Fußbettung

Alltagsschuhe sollen ein weiches Fußbett haben. Viele Fußbetten und auch viele Einlagen sind schlicht und einfach zu hart. Relative harte Einlagen z. B. aus Kork braucht es nur ausnahmsweise – beispielsweise bei Einlagen für Sportschuhe. Weiches Innenfutter, keine Nähte, die auf die Haut drücken können.

Orthopädischer Serienschuh

Orthopädische Serienschuhe werden als Halbfabrikate in Serie hergestellt und vom Orthopädie-Schuhtechniker gemäß den individuellen Bedürfnissen und Beschwerden der Patienten angepasst und ergänzt. Diese spezifische Anpassung eines Rohlings erfolgt, wenn Normalschuhe plus Einlagen nicht mehr genügen. Das Anpassen eines Serienschuhs dauert weniger lang als die Herstellung eines Maßschuhs, wodurch Aufwand und Kosten reduziert werden können. Die häufigsten Gründe für die Anfertigung eines orthopädischen Serienschuhs sind: Geburtsgebrechen, Fußdeformität als Unfallfolge, Diabetesversorgung und echtes Rheuma (rheumatoide Arthritis). Der gemeinsame Nenner besteht in einer starken Abweichung von der normalen Form und Funktion der Füße.

Orthopädischer Maßschuh

Dieser ist angezeigt bei extremen Abweichungen von der normalen Form und Funktion der Füße – immer dann, wenn ein orthopädischer Serienschuh nicht ausreichend ist.

Alltagsschuhe: Poesie aus Leder

Schuhe bieten Schutz vor Verletzung und Kälte. In Deutschland werden jährlich rund 400 Millionen Paar verkauft – und fast ebenso viele landen wieder im Müll. Das Massenprodukt aus dem Selbstbedienungsladen nimmt keine Rücksicht mehr auf individuell geformte Füße. Auch Schuhe aus Holz hatten einst reine Schutzfunktion: Wenn es eilte, entstieg man den Pantinen und „machte sich auf die Socken". Für Frauenschuhe schoss die Symbolik ins Kraut: Aschenputtel mit seinen zierlichen Füßchen schrieb nicht nur abendländische Geschichte: Im mittelalterlichen Venedig brauchten Damen gleich zwei stützende Begleiter, um sich auf ihren über 20 Zentimeter hohen Schuhtürmen fortbewegen zu können. Im Alten China wurden Frauenfüße verstümmelt und in Seidenschuhe gesteckt: 14 Zentimeter durfte der Lotusfuß einer edlen Dame messen. Bei so viel Tradition bleibt die Vernunft auf der Strecke: Stilettos und Plateausohlen sind heute so verrückt wie hinreißend. Zeit, sich wieder bewusst zu werden, was Füße wirklich brauchen. Denken Sie an die Gesundheit Ihrer Füße, legen Sie Wert auf professionelle Beratung.

Checkliste Alltagsschuh

Passgröße	Was Sie von einem guten Alltagschuh erwarten dürfen
Schuhgröße	Passende Schuhgröße 36–50 – entsprechend der Fußlänge in cm (23–32,4 cm). Platzreserve im Zehenraum von knapp 1 cm. Findet der Fuß zu wenig Halt, ist der Schuh nicht zu groß, sondern zu breit. „Eine Nummer kleiner" wäre eine Todsünde. Sie brauchen einen schmaleren, keinen kleineren Schuh!
Schuhhöhe	Der Schuh muss vorn genügend Raumhöhe bieten, die Naht darf nicht auf die Zehen drücken. Im Bereich des Fußrückens (Schnürbereich) hingegen soll der Schuh gut Halt geben.
Schuhweite	Bei seitlich ungenügendem Ballenhalt (Schuh zu breit) rutscht der Fuß im Schuh nach vorn. Bei schmalen Fersen (Schuh hinten zu breit) rutscht die Ferse beim Gehen aus dem Schuh. Sie brauchen schmalere, nicht kürzere Schuhe.
Sohle	Profil je nach Jahreszeit und Terrain
Obermaterial	atmungsaktiv
Schuhdesign	Geschmackssache
Schuhherstellung	soziale und ökologische Bedingungen (giftige Kunst-, Farb- und Klebstoffe)

Modeschuhe: feminines Feintuning

Und es gibt sie doch, die wissenschaftlichen Argumente für hohe Absätze. Mit Hochgeschwindigkeits-Videokameras haben sich passionierte Forscher den hohen Hacken an die Fersen geheftet und Erstaunliches herausgefunden. Fersen auf sieben cm hohen Absätzen knicken deutlich weniger nach innen ein! Auf den zweiten Blick schon fast logisch: Auf ebenem Boden und in flachen Schuhen stehen selbst Knickfüße komfortabel und stabil. Auf hohen Hacken aber macht sich jede Fehlstellung sofort bemerkbar, Gleichgewicht und Stabilität leiden empfindlich. Mit anderen Worten: Auf hohen Absätzen kommt es nachweislich zu einer Spontankorrektur der Knickfuß-Fehlstellung. Aber Vorsicht! Die breite Front der wissenschaftlichen Gegenargumente ist nicht zu vergessen: Hohe Absätze führen zu vermehrter Spreizfuß-Belastung, Verkürzungen der Wadenmuskeln und erhöhtem Kniearthrose-Risiko. Plateausohlen von mehr als sieben Zentimetern Höhe stellen in jeder Altersklasse ein akutes Unfallrisiko für die Sprunggelenke dar. Viele Modeschuhe laufen vorn spitz zu. Die Großzehe wird aus ihrer Achse gedrückt, der Vorfuß wird in die spitz zulaufende Vorfußkappe gepresst. Kurze Tragzeit und gezielte Ausgleichsgymnastik sind die intelligente Antwort.

Checkliste Modeschuhe

Tragebedingungen	Was Sie beim Tragen von Modeschuhen berücksichtigen sollten
Passform	auf Passform achten; den Platzbedarf der Zehen nicht ganz vergessen
Absatzhöhe	Absatzhöhe unter 7 cm; Plateauhöhe unter 7 cm
Altersgrenze	Ab 40 Jahren nimmt die Unfallgefahr zu! Absatzhöhe langsam reduzieren
Benefit	ästhetisches Outfit, Trainingseffekt für gerade Fersen
Risiken	Kniearthrose, Verkürzung der Wadenmuskeln, fördert Spreizfuß
Tragzeit	möglichst kurz; Modeschuhe gezielt tragen, nicht alltäglich
Ausgleich	gezielte Fußgymnastik zum Ausgleich

Turnschuhe: Jahrhundertirrtum Stoßdämpfung

Der Sportschuh lebt – neben Marke und Design – vom Mythos der perfekten Stoßdämpfung. Jeder Markenschuh hat sein Geheimrezept: eingebaute Luftkissen, Gel-Polster, materialtechnischer Fortschritt. Die Superfederung im Schuh lässt eines außer Acht – die Füße. Unbewusst nehmen Sie den Schongang raus und landen mit normaler Intensität. Das menschliche Nervensystem braucht eine bestimmte Aufprallintensität des Fußes auf dem Boden, um zu wissen, wo der Boden ist. Eine effiziente Stoßdämpfung durch den Schuh verführt automatisch zum härteren Aufsetzen der Füße.

Neue Studien sprechen Klartext: Sportschuhe können verursachen, was sie zu verhindern vorgeben: Instabilität und chronische Überlastungen. Die Sport- und Laufschuhe der Zukunft werden elastisch-flexible und deutlich dünnere Sohlen aufweisen.

Checkliste Sportschuhe

Beschaffenheit	Was Sie bei Sportschuhen berücksichtigen sollten
Typ	Der Schuhtyp – Laufschuh oder Allrounder – passt sich spezifisch Ihren sportlichen Aktivitäten an.
Größe und Passform	siehe Alltagsschuhe (Seite 147); Füße sind abends geschwollen.
Schuhsohle	tiefe Profile für Rutschfestigkeit, weicher Gummi bei Kälte; ohne Sichtfenster in der Sohle. Sie müssen die Sohle mit den Händen biegen und drehen können.
Zwischensohle	bei Knickfußtendenz nach innen festeres Dämpfungsmaterial (meist grau) auf der Innenseite
Fußbett	weiches und gut modelliertes Fußbett
Fersenkappe	Druckstellen vermeiden, kein Scheuern an der Achillessehne; bei Knickfußtendenz Fersenkappenverstärkung
Zehenkappe	Platzreserven für die Zehen, speziell die Großzehe
Zunge	gute Polsterung
Schnürung	kein Überlappen oder Klaffen der Ösen beim Schnüren
Frauenmodelle	für Füße mit schmalen Fersen – auch für Männer

Trainingsschuhe: mehr als nur laufen

Den Massai-Kriegern abgeschaut, bietet der MBT-Schuh mit dem fehlenden Absatz interessante Trainingsmöglichkeiten (MBT steht für Masai Barefoot Technology). Naturböden sind weich und uneben – ein ständiges Training für Fuß- und Unterschenkelmuskeln. Genau dies fehlt den modernen Großstadtfüßen. Alle Böden sind eben: Teppich, Rasen, Asphalt. Keine Abwechslung, keine Herausforderung. Genau hier setzt MBT an: Das luftgefüllte Fersenpolster täuscht beim Gehen unebenes Gelände vor. Der Fuß muss sich Schritt für Schritt muskulär stabilisieren. Das vermittelt den Savanneneffekt auf Betonboden. Bei Problemen der Achillessehne, verkürzten Wadenmuskeln, Hohlkreuz, Spätschwangerschaft und Stehberufen sind positive Resultate die Regel. Nachteil: Bei Vorfußproblemen ist das MBT-Konzept weniger überzeugend.

Zwei Wackelbretter als Trainingsgerät (Seite 67) sprechen die tiefe Fußmuskulatur gezielt an, mit positiven Auswirkungen auf Fußgewölbe, Fersenstabilität und Bewegungsablauf. Bauanleitung je 2x: kleines Holzbrett 30 × 12 × 1 cm; Halbrundholz 30 cm lang mit 1 cm Radius; Klettband 2 × 12 cm auf die Brettunterseite sowie 2 × 30 cm auf die Halbrundhölzer.

Checkliste Trainingsschuhe

Bereich	Bei der Auswahl von Trainingsschuhen bitte beachten
Grundsätzliches	Medizinische Studien gibt es selten. Deshalb gilt: Probieren geht über studieren.
Konzept	Das zugrunde liegende Konzept muss einleuchten, z. B. „Wackelbretter fördern Fußmuskulatur".
Probetraining	Schuhe vor dem Kauf ausprobieren. Sie müssen sich wohlfühlen.
Sicherheit	Je weiter der Fuß vom Boden entfernt ist, desto größer wird das Unfallrisiko.
Funktionalität	Der Trainingsschuh soll das normale Abrollen und die Bewegungsvielfalt der Füße fördern. Skischuhe beispielsweise sind denkbar schlechte Trainingsschuhe.
Alter	Babys und Kleinkinder brauchen definitiv keine Trainingsschuhe.
Beratung	kompetente Beratung im Verkaufsgeschäft
Training	bei Auftreten von Sehnen-, Muskel- oder Gelenkproblemen mit dem Training aufhören

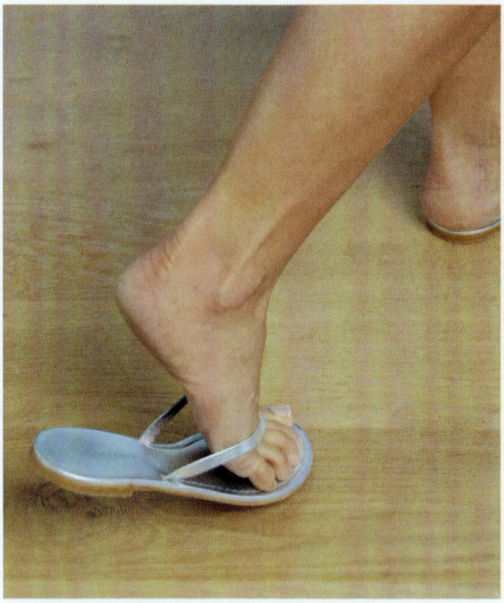

▼ Die Sandalette hängt an den überstreckten Zehen. Das fördert den Spreizfuß.

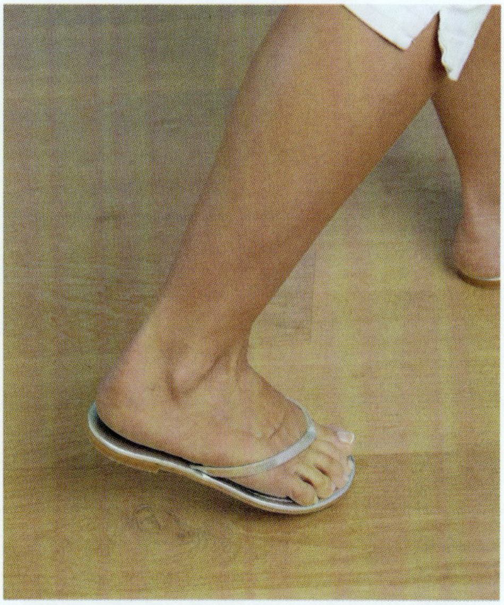

▼ Die tiefe Ballenmuskulatur baut gleich nach dem Abrollen und Abstoßen das Vorfußquergewölbe wieder auf.

Sandaletten: fast so gut wie barfuß?

Sandaletten erfreuen sich großer Beliebtheit, gelten sie doch als Inbegriff des gesunden Laufens. Es ist schon richtig: Die Füße atmen frische Luft, die Zehen werden aktiv bewegt, das Fußbett ist oft vorbildlich. Aber: Gleichzeitig können Sandaletten den Spreizfuß fördern. Das hängt mit der Riemenbefestigung zusammen. Oft ist die Sandalette mit nur einem Riemen locker über dem Vorfuß befestigt. Fast alle Sandalettenträger halten ihr Schuhwerk beim Gehen instinktiv mit den Zehen fest. Die Zehe wirkt wie ein Winkelhaken, damit die Sandalette nicht herunterrutscht.

Zwei Möglichkeiten zur Problemlösung. Entweder Sie kaufen Sandalen mit Schnürriemen um das Sprunggelenk. Oder Sie lernen die Spiraldynamik®-Technik für Sandaletten. So funktioniert es im Detail: Sie rollen normal ab. Beim Abstoßen aktivieren Sie impulsartig die tiefe Ballenmuskulatur wie in der Übung Sternensammler (Seite 64). Das Vorfußquergewölbe drückt von unten gegen den Sandalettenriemen und spannt diesen. Typischerweise klatscht die Holzsandalette gleich nach dem Abstoßen hinten gegen die Ferse: ein Zeichen, dass Sie die Technik beherrschen. So ausgeführt sind Sandaletten ein gutes Trainingsgerät für den ganzen Fuß. Vorsicht: keine Krallenzehen machen.

Einlagen: Füße mit perfekter Straßenlage

Klassische Korrektureinlagen, optimale Fußbettung, gezielte Stimulation von Energiepunkten, Einlagen mit Luft- oder Wasserkissen, eingebaute Thermoregulation, dreidimensionales Gewölbe-Management: Das Spektrum an Einlagen ist schier endlos. Es gibt Menschen, die schwören darauf, andere lehnen Einlagen als Fußkrücken rundweg ab. Wissenschaftliche Belege für den konkreten Nutzen von Einlagen fehlen. Die traditionelle Einlagenversorgung beruht auf einem bewährten mechanischen Konzept. Schräge Einlagen bei Knickfüßen, mechanische Entlastung bei Druckschmerzen usw. Daneben gibt es intelligente oder dynamische Einlagen. Sie stimulieren gezielt Nervenendigungen und wirken reflektorisch auf Muskeltonus und Bewegungsabläufe.

Checkliste Einlagen

Problem	Versorgung
Arthrose Sprunggelenk	Fußbettforming, hoher Schaft, Pufferabsatz, Sohlenversteifung, rückversetzte Abrollhilfe
Arthrose Mittelfuß	Fußbett, Sohlenversteifung, Mittelfuß-Abrollhilfe, Pufferabsatz
Ermüdungsbruch	Sohlenversteifung, Fußbett mit gezielter Abstützung vor der Frakturstelle; Abrollhilfe
Fersensporn	Fußbett mit gezielter Druckentlastung, Pufferabsatz
Haglund-Sporn	Druckentlastung Fersenkappe
Hallux rigidus	Fußbettung, Sohlenversteifung, Abrollhilfe auf Ballenhöhe
Hallux valgus	Fußbettung, Sohlen- und Schaftverbreiterung im Bereich der Ballenbildung, Abrollhilfe
Morton-Nervenschmerz	Fußbett mit gezielter Abstützung dort, wo das Neurom ist, Abrollhilfe, Sohlenversteifung
rheumatischer Fuß	orthopädischer Serienschuh oder Maßschuh
Spastik	neurologische Spezialeinlagen mit präzisem Fußbett und Druckpunkt-Tonusregulation
Spreizfuß	Fußbett, Pelotte bzw. Anti-Pelotte (Seite 154), steife Sohle
Tibialis-posterior-Syndrom	Fußbett, Druckentlastung und Abstützung auf Innenseite, Fersenkappe innen verstärkt
Krallenzehen	Zehenschiene Silikon, Ausweitung Zehenkappe, Fußbett, Abrollhilfe, Sohlenversteifung

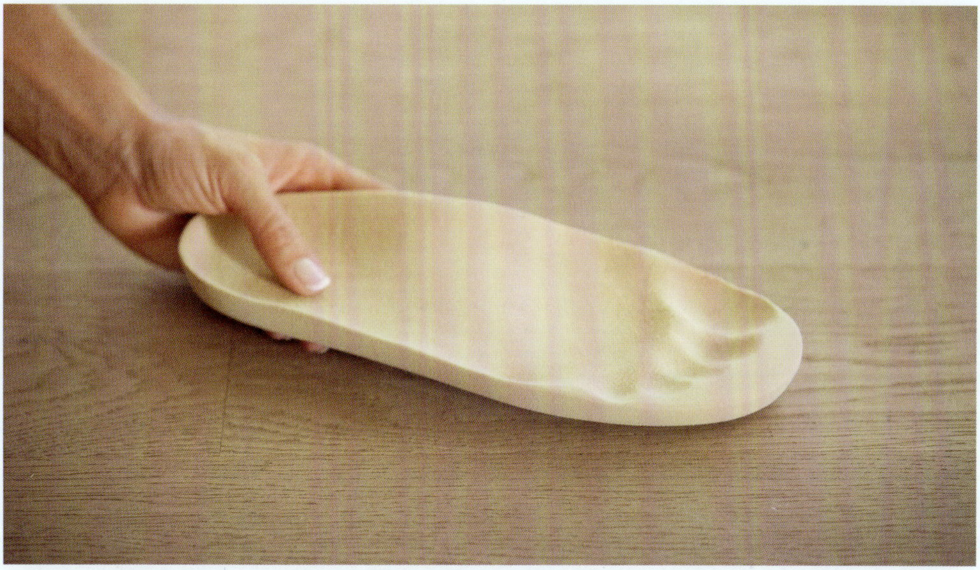

▲ Typische Schuheinlage nach Maß – weich und gut gepolstert. Ein solch weiches Fußbett ermöglicht eine optimale Druckverteilung bei Problemfüßen. Bei Durchblutungsstörungen oder Diabetes kommt dieser Einlagentyp regelmäßig zum Zug.

Fußbett-Einlagen: Polsterung nach Maß

Das Fußbett-Spektrum von Schuhen reicht von katastrophal bis hervorragend. Hier die Minimalanforderungen: Die Standebene muss horizontal sein, der Fuß darf im Schuh nicht schräg stehen und wegrutschen. Die Form des Fußbetts soll einigermaßen den natürlichen Wölbungen der Fußsohle nachempfunden sein – inneres Längsgewölbe, Ballenvertiefung, Fersenfassung. Sie sollen sich wohlfühlen. Das geflügelte Wort „Wie man sich bettet, so liegt man“ gilt für die Füße genauso: „Wie man sie bettet, so läuft man.“

Wichtiger und häufigster Grund für das Verschreiben von Einlagen ist die gute Fußbettung. Also Fußkomfort nach Maß. Dies gilt für gesunde Sportlerfüße mit Druckstellen, verletzliche Diabetes-Füße, schmerzhafte Spreizfüße usw. Das Ziel ist immer eine optimale Bettung und eine gleichmäßige Druckverteilung. Material und Technik können dabei sehr unterschiedlich sein. Das perfekte Fußbett wird auf Ihre Füße zugeschnitten.

Ein gutes Fußbett ist alles andere als Luxus. Achten Sie beim Kauf von Konfektionsschuhen darauf. Bei Fußproblemen und stark belasteten Füßen ist ein Fußbett nach Maß sinnvoll.

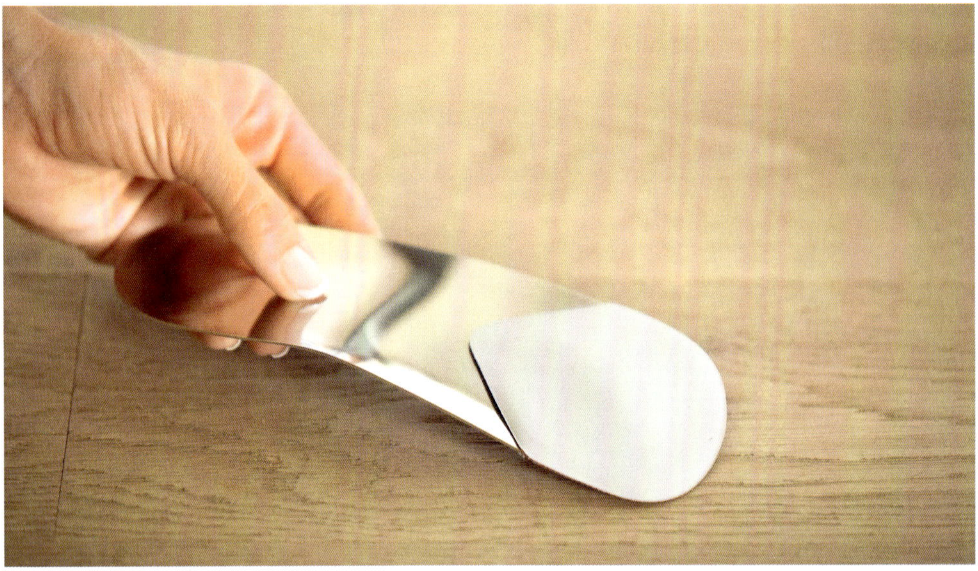

▲ Spreizfußeinlage mit gut sichtbarer aktiver Massage-Pelotte hinter den Zehengrundgelenken. Diese Einlage aus Metall federt nach dem Prinzip einer Blattfeder und ist weicher als manche konventionellen Einlagen.

Spreizfuß-Einlagen: Druckumverteilung

Beim Spreizfuß mit durchgetretenen Fußballen läuft der Fuß wie auf Felgen. Das schützende Fettpolster reicht nicht mehr aus, um die darunterliegenden Knochenkugeln zu schützen. Eine Pelotte ist eine ins Fußbett eingearbeitete Erhöhung, welche die schmerzenden Zehengrundgelenke leicht anhebt. Pelotten sind fester und bewährter Bestandteil der traditionellen Einlagenversorgung, haben aber zwei Nachteile: Die Belastung wird auf gesunde Fußmuskeln verlagert.

Achtung: Beim Morton-Schmerz können Pelotten zu einer Verschlechterung führen.

Anti-Pelotte: Wenn alles schief läuft

Beim Abrollen sind alle Zehengrundgelenke auf dem Boden. Die Ballenmitte kann nicht weiter als bis zum Boden absinken. Aber Groß- und Kleinzehengrundgelenk können den Bodenkontakt verlieren. Genau dies passiert beim schweren Spreizfuß. Mittels schalenförmiger Einlage soll wieder Druck auf das erste und fünfte Zehengrundgelenk gelangen. Dies führt zuverlässig zu einer Druckentlastung der schmerzgeplagten Ballenmitte. Aber der Preis ist hoch: Die Anatomie steht kopf, der C-Bogen läuft verkehrt. Das Quergewölbe wird sich nie mehr erholen. Die Anti-Pelotte kommt nur bei schmerzhaften Spreizfüßen im Endstadium infrage.

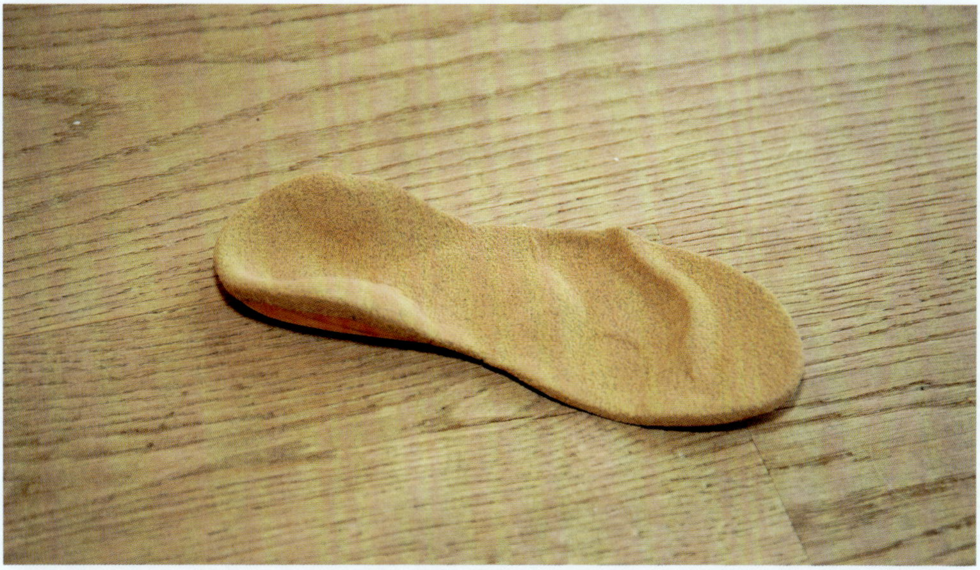

▲ Mechanische wie sensomotorische Korrektur-Einlagen bei Knick-, Hohl- oder Plattfüßen machen bei Problemfüßen sehr viel Sinn – idealerweise in Kombination mit einer Fußtherapie und aktivem Fuß- oder Beinachsentraining.

Korrektureinlagen: bei Fehlbelastungen

Klassische O-Beine: Das Kniegelenk wird durch den Achsenfehler einseitig belastet. Früher wurde das Problem mittels korrigierender Schuheinlagen angegangen. Das Prinzip ist denkbar einfach: Die Schuhsohlen wurden auf der Außenseite angehoben. Für die Füße ist der Boden jetzt nicht mehr horizontal, sondern schräg: außen ansteigend, als ob die Füße in einer V-förmigen Rinne gehen würden. Durch das Anheben der Fußaußenseite verlagert sich die Belastung im Kniegelenk, die Lastverteilung wird gleichmäßiger.

Korrektur: mechanisch-neurologisch

Genau nach diesem Prinzip nehmen mechanische Einlagen gezielt Einfluss auf die gesamte Fuß- und Beinstatik. Beim Hohlfuß beispielsweise wird der überhöhte Rist weich unterfüttert. Der Erfolg ist von begrenzter Dauer. Im Lauf der Jahre wird sich der Rist weiter hocharbeiten, die Einlagen müssen laufend erhöht werden. Ganz anders die neurologische Korrektur mittels dynamischer Einlagen. Durch kleine Keile am Ballen und feste Fassung an der Ferse wird der Muskeltonus reguliert. Korrektureinlagen wirken sowohl neurologisch als auch mechanisch. Sie sind eine sinnvolle Begleitmaßnahme, müssen aber mit dem richtigen Schuh kombiniert werden. An erster Stelle sollte Fußgymnastik stehen.

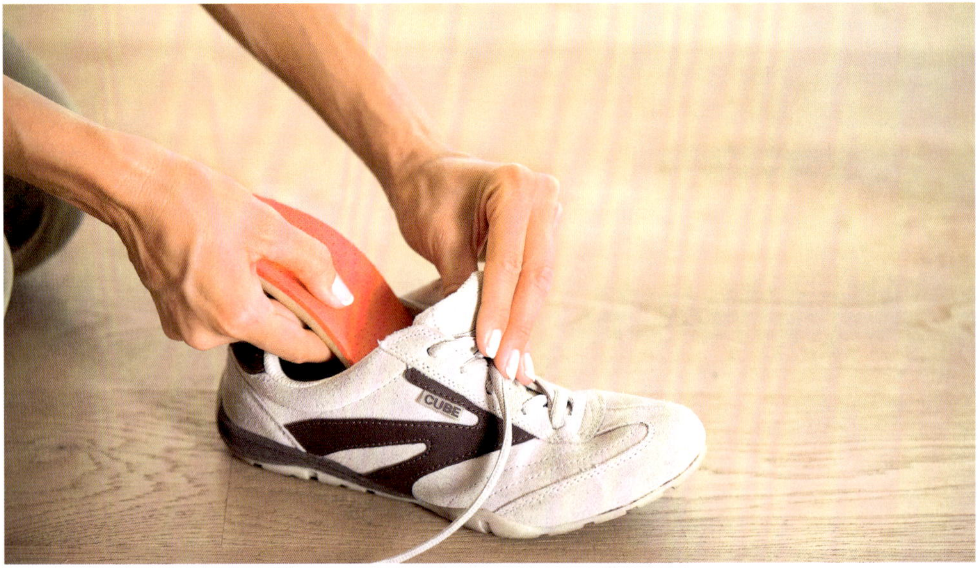

▲ Das klare Ja zur Einlagenversorgung im Sport kennt nur eine Einschränkung: Lieber richtig belastete Füße ohne Einlagen als falsch belastete Füße mit Einlagen. Einlagen sind kein Ersatz für die Korrektur von Fehlbelastungen.

Sporteinlagen: auf Nummer sicher

Im Sport sind die Füße extremen Belastungen ausgesetzt. Mittels Einlagen werden Stoßdämpfung, Fußbettung, Gewölbemanagement, Stabilität und Reaktionsvermögen der Füße optimiert. Das klappt in aller Regel. Es gibt viele Profiläufer, die schwören, ohne ihre Einlagen gar nicht mehr laufen zu können. Zu Recht. Passform, Druckverteilung, Halt im Schuh, Achsenkorrektur, Stoßdämpfung, Verletzungsprophylaxe: sechs gute Gründe, die für eine professionelle Einlagenversorgung stark beanspruchter Füße sprechen.

Achtung: Lieber richtig belastete Füße ohne Einlagen als falsch belastete Füße mit Einlagen.

Das Material für Sportschuheinlagen muss flexibel und nicht zu elastisch sein. Je nach individuellem Fußtyp und Fußproblem muss an verschiedenen Stellen der Fußsohle härteres oder weicheres Material verwendet werden. Die Einlagen der Zukunft werden biegsam-elastisch und relativ dünn sein, damit dem Fuß ein optimales Bodengefühl erhalten bleibt. Die menschliche Fußsohle ist eine dünne biegsame Lederhaut mit einem dünnen stoßdämpfenden Fettpolster. Sie erfüllt das Kriterium elastisch-dünn-biegsam in perfekter Weise.

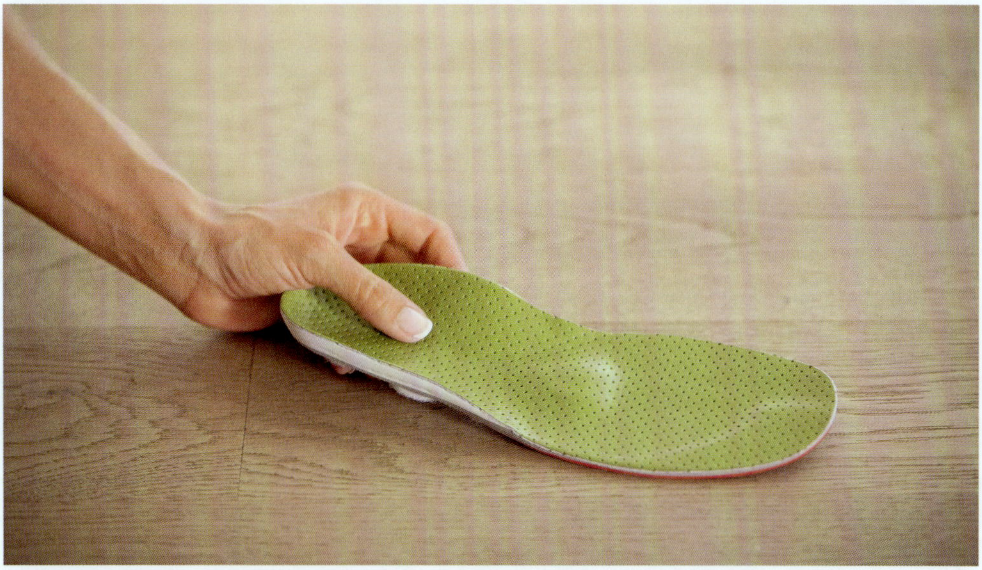

▲ Einlagen sind ideal, um die Füße mit unterschiedlichen Reizen zu stimulieren – ein Paradies für Ihre Füße. Stimulationseinlagen aktivieren die Fußsohle und verbessern Ihre Trittsicherheit.

Stimulations-Einlagen: aktivierte Trittsicherheit

Die Fußsohle ist dicht mit Nerven versorgt. Temperatur, Konsistenz und Oberflächenbeschaffenheit regen die Nervenendigungen ständig an. Wie sich der Boden anfühlt, ist wichtige Information für Gleichgewicht, Trittsicherheit und Reaktionsbereitschaft. Die heutige Fußwelt ist arm an sinnlichen Reizen. Einlagen bieten hier die Möglichkeit zu willkommener Abwechslung: Verschiedene Materialien, ungewohnte Oberflächenstrukturen, ungewöhnliche Stimulationen, luft- oder wassergefüllte Einlagen etwa. Leichte Instabilität und ständig wechselnde Reize beim Gehen sind sinnliche Nahrung für „ausgehungerte" Großstadtfüße. Stimulations-Einlagen beleben die Fußsohle und erhöhen die Trittsicherheit. Probieren Sie aus, was Ihnen guttut. Aber glauben Sie nicht alles, was die Werbung verspricht.

Die Fußsohle kann mit einer dynamischen Landkarte verglichen werden. Darin sind Belastungskräfte und Druckänderungen wie die Höhenkurven von Bergen und Tälern eingezeichnet. Bei jedem Schritt wird die Fußkarte „neu geschrieben". Die von der Fußsohle ausgehenden Reize wirken regulierend auf Haltung und Fortbewegung des ganzen Menschen. Der Großzehe kommt bei der Gewichtsverteilung besondere Bedeutung zu. Sie ist weder Zierde noch Laune der Natur, sondern pure Hightech, perfekte Funktion: Hebelarm und Kraftmotor – das kleine Sprungbrett für große Schritte. Einlagen, die den Vorfuß und insbesondere die Großzehe zur Wiederaufnahme ihrer natürlichen Stütz- und Bewegungsfunktion ermuntern könnten, wären ein echter Renner!

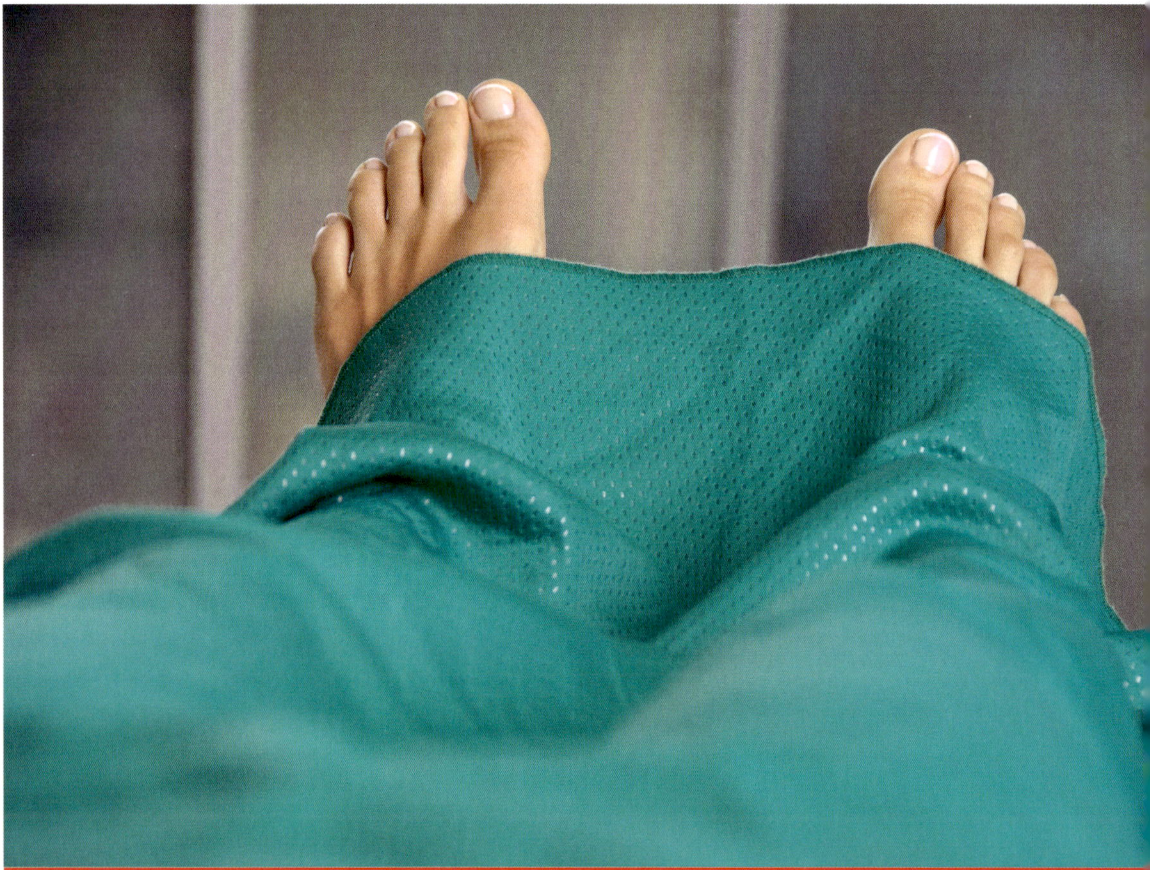

Operationen: was, wie und wann?

Eine OP ist im wahrsten Sinne des Wortes einschneidend und sollte wohlüberlegt werden. In bestimmten Fällen ist sie unvermeidbar. Oft wird die Entscheidung jedoch zu schnell und mit falschen Erwartungen getroffen.

Was Sie vor einer Operation bedenken sollten

Die Zahl der operativen Eingriffe am Fuß hat zugenommen. Kein Zweifel, es gibt ausgewiesene Spezialisten mit viel Erfahrung und guten Resultaten. Aber: 10–20 Prozent der operativen Korrektureingriffe am Vorfuß haben unbefriedigende Endergebnisse. Komplikationen wie Infekte oder Narkosezwischenfälle sind selten. Häufiger zeigen sich postoperative Funktionsstörungen, Rezidive oder „mehr Schmerzen als vorher". Ein beträchtlicher Anteil dieser unerfreulichen Resultate ließe sich durchaus vermeiden, wenn konsequent in Bewegungs- und Belastungsfunktionen gedacht und operiert würde. Wahleingriffe bei Fußdeformationen werden oft im Routineverfahren abgespult, ohne die individuelle Situation und funktionelle Aspekte gebührend abzuklären. Vorsicht ist angebracht bei Chirurgen, die sich mehr für das Röntgenbild als für Ihre Füße interessieren.

Die drei Todsünden der Fußchirurgie

1. Todsünde: gesunde Knochen herausschneiden

Am häufigsten betrifft dies die „Kürzung der Mittelfußknochen" beim Spreizfuß. Die schmerzende Struktur wird entfernt. Die Schmerzsituation soll auf Kosten der Funktion verbessert werden. Vom einstigen Gelenk bleibt nur ein Hautsack mit Knochenstummeln übrig. Bei entzündlichen Gelenkzerstörungen wie beim klassischen Rheuma muss dieses Vorgehen in Kauf genommen werden. Aber nicht beim degenerativen Spreizfuß. Hier sind Knochen und Gelenke intakt. Das Röntgenbild gibt klar Aufschluss darüber, ob eine Gelenkzerstörung vorliegt oder nicht. Bei intakten Gelenken ist die Funktion gestört, nicht die Struktur. Folglich gilt es, chirurgisch die Funktion wiederherzustellen. Besprechen Sie mit Ihrem Operateur die Möglichkeiten einer funktionserhaltenden Chirurgie.

2. Todsünde: Scheuklappen-Perspektive

Das Problem wird isoliert betrachtet, etwa der Hallux valgus. Eine Routineoperation sieht so aus: Der Großzehenmittelfußknochen wird schräg durchschnitten und in begradigter Stellung wieder verschraubt. Das Resultat: Die Großzehe sieht gerade aus, Fehlbelastung und -stellung im Mittelfuß bleiben aber unverändert. Eine rein kosmetische Operation, die Ursache ist nicht behoben, das Rezidiv, der Rückfall, darf nicht überraschen. Durch die Knochenumstellung kann die Winkelstellung im Großzehenmittelfußknochen verändert werden. Das Großzehengrundgelenk kann um wenige Millimeter höher (oder tiefer) zu liegen kommen als vor der Operation. Das benachbarte zweite Zehengrundgelenk liegt entsprechend tiefer und wird zwangsläufig vermehrt druckbelastet. Latent vorhandene Vorfußprobleme können so akut entgleisen. Fazit: Drei Funktionsaspekte müssen bei jeder Korrekturoperation am Fuß berücksichtigt werden: die Belastungskräfte beim Abrollen, die Stabilität der Fußgewölbe und die Bein- und Fußachsen als Ganzes.

3. Todsünde: fehlende Nachbehandlung

Operierte Füße verdienen die gleiche Vorzugsbehandlung wie operierte Hände. Wochenlanges Eingipsen nach einem Routineeingriff ist Steinzeit-Nachbehandlung. Das Gewebe verklebt, Gelenke rosten, der Knochen entkalkt, die Muskeln schwinden, Sehnen verkürzen, Gelenkkapseln schrumpfen, die Thrombosegefahr steigt, das Nervensystem gerät aus der Übung. Warum warten, bis die operierten Füße das Laufen verlernen? Die Antwort lautet: Funktionelle Frühmobilisation durch aktiv-passives Bewegen und frühestmögliche Teilbelastung. Die genaue Belastungsgrenze hängt von der Operationstechnik ab. Bei Teilbelastungen müssen Sie die von Ihrem Chirurgen angeordnete Belastungsgrenze strikt einhalten. Ein einziger Fehltritt kann das Operationsresultat zunichtemachen. Die Belastungsgrenze wird meist in Kilogramm angegeben und mit physiotherapeutischer Hilfe geübt, bis Sie die Teilbelastung richtig dosieren können.

Den richtigen Operateur finden

Die Einwilligung in eine Operation ist letztendlich Vertrauenssache. Sie schenken Ihr Vertrauen einem Profi, von dem Sie sich Hilfe für Ihre Füße versprechen. Bei den operativ tätigen Ärzten ist es wie überall: Es gibt Generalisten und Spezialisten. Allgemeinchirurgen beherrschen ein breites Spektrum standardisierter Eingriffe. Der Spezialist konzentriert sich auf bestimmte Problemstellungen. Mehr und mehr werden heute die Prinzipien der Handchirurgie auf die Füße übertragen: schonende Operationstechnik, Frühmobilisation nach der Operation, dynamische Schienen, funktionelle Nachbehandlung usw. Beim ausgewiesenen Fußchirurgen sind Ihre Füße in guten Händen. Der Facharzt-Zusatztitel Fußchirurgie ist ein überzeugender Leistungsausweis.

Konkret: Fußchirurg gesucht

Immer mehr Ärzte haben eine Homepage. Dort finden Sie Facharzttitel und meist einen ausbildungsbezogenen Lebenslauf. Die Gesellschaften für Fußchirurgie führen ein aktuelles Mitgliederverzeichnis, zum Teil im Internet. Rufen Sie das Sekretariat des Arztes an und erkundigen Sie sich nach seinem Spezialgebiet. Erkundigen Sie sich bei Bekannten. Holen Sie Referenzen und alternative Adressen ein. Vereinbaren Sie ein Erstgespräch. Fünf Dinge gilt es konkret zu besprechen: die Indikation, den Zeitpunkt, das Risiko, das Operationsverfahren und die Nachbehandlung. Achten Sie dabei auf das A und O der Fußchirurgie: Analyse und Operation müssen funktionell orientiert sein. Entwickeln Sie ein intuitives Gefühl dafür, ob der Chirurg ausschließlich in deformierten Strukturen oder aber in Belastungs- und Bewegungsfunktionen denkt. Geben Sie sich nicht mit der erstbesten Lösung zufrieden.

In folgenden Fällen sollten Sie unbedingt den Fußchirurgen aufsuchen:

- professionelle Ansprüche an Ihre Füße
- komplexe Situationen
- bei Zweitoperationen mit unbefriedigendem Resultat der ersten Operation

Operation: ja oder nein, jetzt oder später?

Die Notwendigkeit einer Operation ist grundsätzlich diagnoseabhängig. Akute oder gar notfallmäßige Situationen wie schwere Verletzungen, Durchblutungsstörungen, Tumore oder Infekte erfordern zwingend einen chirurgischen Eingriff. Die Operationsindikation ist im medizinischen Sinn absolut, sie ist notwendig. Ohne Eingriff ist der Fuß, Ihre Gesundheit oder gar Ihr Leben gefährdet. Chancen und Risiken sind situationsgerecht und sorgfältig abzuwägen, die Entscheidung, zu operieren oder abzuwarten, ist gemeinsam mit dem behandelnden Ärzteteam und rasch zu treffen.

Bei chronischen Fußleiden haben Sie Zeit

Hier lautet die erste Faustregel: zuerst die Therapie, dann die Operation, nicht umgekehrt. Jeder Eingriff stellt ein Risiko dar. Eine Operation ist nicht mehr rückgängig zu machen. Schöpfen Sie die nicht operativen Therapiemöglichkeiten vorher aus. Bei ausbleibendem oder ungenügendem Erfolg können Sie immer noch „unters Messer“. Durch die aktive Trainingstherapie schaffen Sie zudem optimale Voraussetzungen für den operativen Eingriff.

Die zweite Faustregel: Chronische Probleme bedürfen einer chronischen Therapie. Strapazierten Füßen das anatomisch richtige Laufen Schritt für Schritt wieder beizubringen braucht Zeit und Geduld. Die Zielsetzungen und Zeitvorgaben müssen realistisch sein. Drei bis zwölf Monate Therapie und Selbsthilfe sind angemessen.

Kombinieren Sie Therapie und Selbsthilfe mit guter Schuhberatung und Maßeinlagen. So verschaffen Sie strapazierten Füßen die dringend notwendige Verschnaufpause. Nutzen Sie die Schmerzpause gezielt für die aktive Therapie und Selbsthilfe.

Sind die vier Kriterien für eine OP erfüllt?

Ein Ja zu einer Operation besteht, wenn folgende vier Kriterien erfüllt sind:

- großer Leidensdruck
- klarer Befund
- erprobtes Operationsverfahren
- guter Chirurg

Dies trifft beispielsweise zu bei ausgedehntem Achillessehnen-Teilriss, dem großen Morton-Neurom oder schmerzhaften Vorfußdeformitäten, nachdem die nicht operativen Therapiemöglichkeiten ausgeschöpft sind. Bei chronischen Überlastungen und leichten bis mittelschweren Deformitäten hingegen können Sie guten Gewissens zunächst eine aktive nicht operative Fußtherapie ausprobieren.

Denken Sie daran: Jede Operation geht „ans Lebendige“, Sie brauchen die innere Überzeugung. Fehlt diese, warten Sie besser ab.

Das Risiko: Es muss vertretbar sein

Die Fußchirurgie hat in den letzten Jahren große Fortschritte erzielt. Die Mehrheit aller Fußoperationen verläuft erfolgreich. Thrombosen und Embolien sind glücklicherweise selten geworden, ebenso schwere Infektionen und Narkosezwischenfälle. Diese Risiken können aber nie mit absoluter Sicherheit ausgeschlossen werden. Das Restrisiko ist vertretbar und muss in Kauf genommen werden.

In 10–20 Prozent der Fälle gelingt es nicht, Fehlstellung und Beschwerden langfristig ausreichend zu beseitigen. Komplikationen und Rezidive sind die Ursachen. An erster Stelle der Komplikationen nach Fußoperationen stehen Wundheilung, Knochenheilung und die Fußnerven. Lokale Störungen der Wundheilung treten oft nach langen und komplizierten Eingriffen auf. Mit einer guten lokalen Wundpflege heilen diese Wunden meist spontan. Die gestörte Wundheilung bei Knocheninfektionen (Osteomyelitis) kann allerdings Monate in Anspruch nehmen. Bei Korrektureingriffen am Knochen kann es zur verzögerten Knochenheilung kommen. Die ursprünglich vorgesehene Zeit der Entlastung muss um einige Wochen verlängert werden. In seltenen Fällen eines Knochendefekts oder einer falschen Gelenkbildung (Pseudoarthrose) muss der Knochen erneut operiert werden. Weiter können Nerven durch die Operation in Mitleidenschaft gezogen werden. Solche Störungen des Berührungsempfindens sind meist örtlich begrenzt und erholen sich in der Regel zumindest teilweise.

Deshalb: Überlegen Sie sich den Eingriff sorgfältig. Einmal zur Operation entschlossen, können Sie Ihren Chirurgen und Ihre Selbstheilungskräfte mit einer positiven Einstellung unterstützen.

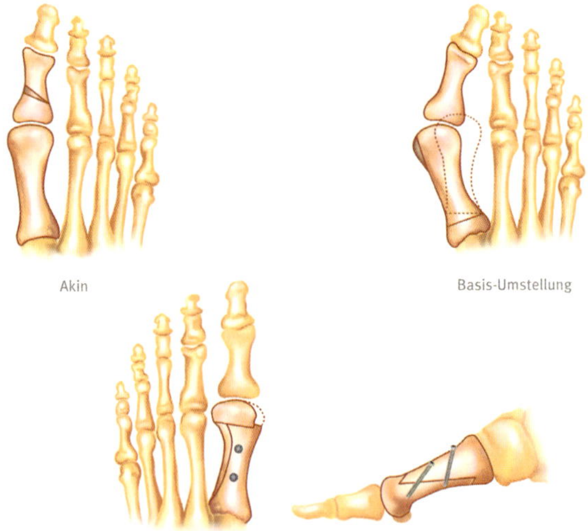

▲ Während die Operation nach Scarf und die Basis-Umstellungsosteotomie bei schweren Schiefstellungen des Großzehs zum Einsatz kommen, ergänzt das Verfahren nach Akin nahezu alle Eingriffe am 1. Mittelfußknochen.

Hallux valgus: Aus krumm wird gerade

Indikation

Druckschmerz am Großzehengrundgelenkballen; Schmerzen an der Fußsohle des Vorfußes; funktionell oder kosmetisch störende Fehlstellung.

Übungen davor

Ideal drei Monate vor der Operation:

- aktives Muskeltraining der Vorfußmuskulatur: Marionette (Seite 98)
- aktive Korrektur einer meist vorhandenen Knickfußstellung: Fersenlot (Seite 57)

Operationsmethoden

Es gibt Dutzende verschiedener Operationstechniken zur Korrektur der Fehlstellung. Im Zentrum steht die Korrektur des vergrößerten Winkels zwischen 1. und 2. Strahl, dabei wird der 1. Mittelfußknochen weiter oben oder weiter unten durchtrennt. Das zweite Kernelement der Hallux-valgus-Chirurgie ist das operative Lösen verkürzter Sehnen und Gelenkkapseln, die durch die chronische X-Fehlstellung der Großzehe entstanden sind. Fußchirurgie ist ein anspruchsvolles Handwerk. Es ist wichtig, dass der Fußchirurg eine Operationsmethode wählt, die er in- und auswendig kennt und beherrscht. Es ist wichtig, dass Sie Vertrauen in Ihren Fußchirurgen haben. Die wichtigsten und häufigsten Eingriffe sind nachfolgend im Detail aufgelistet.

Operation nach Scarf, Operation nach Chevron

Indikation
fortgeschrittene und schwere Fehlstellungen

Technik Scarf
Der 1. Mittelfußknochen wird z-förmig zersägt und neu zusammengesetzt, was relativ große Korrekturmöglichkeiten bietet. Fixierung mit zwei Schrauben.

Technik Chevron
Gleiches Prinzip, aber v-förmiges Zersägen des Mittelfußköpfchens, dadurch kann der Kopf weiter in die Mitte „verschoben" werden und der Winkel zwischen 1. und 2. Strahl korrigiert werden.

Hinweis
Beim Rüberschwenken des Z-förmig zersägten Mittelfußknochens ist es für den Operateur anspruchsvoll, beim liegenden Patienten die richtige Ebene für das Stehen und Gehen zu finden. Wird das Großzehengrundgelenk etwas zu weit nach „oben" geschwenkt, steht das Großzehengrundgelenk – bezogen auf die Standebene – etwas höher als das Grundgelenk der 2. Zehe, was als Metatarsus primus elevatus bezeichnet wird. Das Grundgelenk der 2. Zehe steht dann relativ zu tief, was dort belastungsabhängige Schmerzen auslösen oder vorbestehende Schmerzen verstärken kann: Es kommt zu sogenannten Transfer-Metatarsalgien (Schmerzen im Bereich des Mittelfußes). Mit anderen Worten: Machen Sie Ihren Operateur auf vorbestehende Schmerzen und Hornhautbildung unter dem Grundgelenk der 2. Zehe bereits vor (!) der Operation aufmerksam.

Keilosteotomie nach Akin

Indikation
Fehlstellung der Großzehe selbst, meist kombiniert mit einem Hallux valgus. Dieses Verfahren wird bei nahezu allen Korrektur-Operationen des 1. Mittelfußknochens als Ergänzungsoperation mit durchgeführt.

Technik
Es wird seitlich ein Keil in das Grundglied gesägt, der Keil wird entnommen und die Großzehe wird so wieder gerade gebogen; meist wird dieses heutzutage mit einer Titankrampe fixiert.

Hinweis
Die Operation nach Akin als Ergänzungsoperation hat mehr einen optisch korrigierenden Charakter als einen funktionell korrigierenden Charakter. Sie gehört aber dazu. Typisch ist beispielsweise die Kombination von Scarf und Akin.

Basis-Umstellungsosteotomie

Indikation
fortgeschrittene und schwerste Fehlstellungen

Technik
Der 1. Mittelfußknochen wird an seiner gelenkfernen Basis zersägt und mittels einer Metallplatte in neuer Stellung fixiert.

Hinweis
Für das Endresultat entscheidend ist die funktionelle Stabilität des korrigierten Knochens. Im Zweifelsfalle ist deshalb die größere gelenkfernere Operation angezeigt – obschon Patienten in aller Regel Operationen mit kurzer Rehabilitation, das heißt gelenknahe Eingriffe bevorzugen.

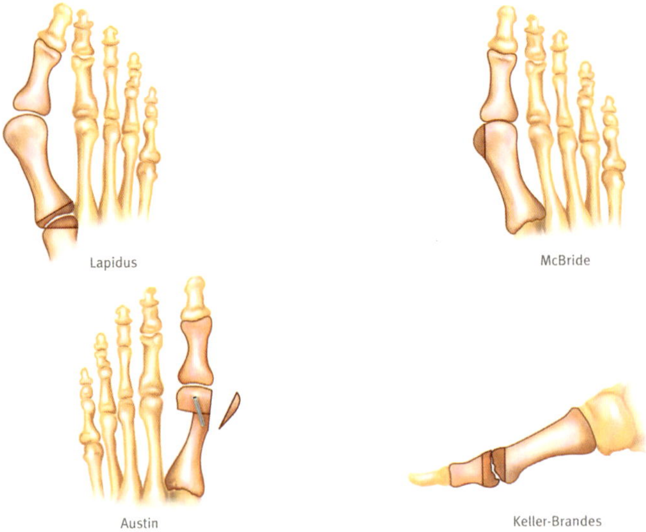

▲ Die Operationen nach Lapidus, McBride und Austin werden bei leichten bis mittelgradigen Fehlstellungen vorgenommen. Das Verfahren nach Keller-Brandes wird nur mehr selten durchgeführt.

Operation nach Lapidus

Indikation

Hallux valgus bedingt durch eine Überbeweglichkeit im Gelenk zwischen Keilbein und 1. Mittelfußknochen.

Technik

Versteifung zwischen 1. Keilbein und 1. Mittelfußknochen; situativ werden auch 1. und 2. Keilbein miteinander verschraubt.

Hinweis

Viele Patienten haben Angst von dieser Gelenkversteifung. Die Angst ist in diesem Fall unbegründet. Es sind keine Nebenwirkungen zu erwarten, da diese Gelenke natürlicherweise nur sehr wenig Bewegungsspielraum haben. Im Gegenteil: Die Überbeweglichkeit in diesen Gelenken ist das eigentliche Problem. Eine Operation ohne Korrektur dieser Überbeweglichkeit führt oft zu einem unbefriedigenden Resultat.

Operation nach McBride

Indikation

leichte und flexible Fehlstellungen, die manuell korrigiert werden können.

Technik

Die Ballenbildung wird entfernt; Sehnen und Muskeln werden gestrafft und verlagert, bis sich die Großzehe wieder von selbst in der korrekten Position halten kann.

Hinweis

Die Operation nach McBride „löst“ das Problem der Knubbel-Bildung (Exostose) beim Hallux valgus nur scheinbar: Die Fehlstellung der Knochen bleibt unverändert, der Hallux kommt oft wieder.

Operation nach Austin

Indikation
leichte bis mittelschwere Fehlstellungen

Technik
Die Ballenbildung wird entfernt; der erste Mittelfußknochen wird gelenknah durchtrennt, neu ausgerichtet und mit einer Schraube fixiert.

Hinweis
Moderne Fußchirurgie ist eine gelenkerhaltende Mittelfußumstellungschirurgie. Die Operation nach Austin ist eher eine Reserveoperation.

Operation nach Keller-Brandes

Indikation
Die Operation nach Keller-Brandes wird heute nur noch bei älteren Patienten durchgeführt.

Technik
Die zerstörten Gelenkflächen werden ohne anschließenden Verbund der beiden gelenkbildenden Knochen entfernt. Zwischen den Knochenanteilen entsteht ein „falsches Gelenk“ aus straffem Bindegewebe. Es handelt sich dabei um eine sogenannte Resektionsarthroplastik.

Hinweis
Moderne Fußchirurgie ist eine gelenkerhaltende Mittelfußumstellungschirurgie. Die Operation nach Keller-Brandes ist eher eine Reserveoperation.

Die Hallux valgus-OPs auf einen Blick

	Scarf/Chevron	Keilosteotomie nach Akin	Basis-Umstellungs-osteotomie
Indikation	- fortgeschrittene und schwere Fehlstellungen	- Fehlstellung der Großzehe. Dieses Verfahren wird bei nahezu allen Korrektur-OPs des 1. Mittelfußknochens als Ergänzungs-OP durchgeführt.	- fortgeschrittene und schwere Fehlstellungen
Vorteil	- Auch schwere Fehlstellungen können korrigiert werden. - dreidimensionale Korrektur möglich - Der Zehenstrahl kann auch etwas verlängert werden.	- Korrektur der Fehlstellung in der Großzehe selbst	- Korrektur auch schwerer Fehlstellungen
Nachteil	- Selten kommt es zum ungewollten Zerbrechen oder zu Durchblutungsstörungen der Knochenfragmente.	- keine funktionelle Korrektur – gehört jedoch dazu, um ein gutes Resultat zu erhalten	- Größerer Eingriff, eventuell längere Entlastung und Reha notwendig
Nachbehandlung	- Totalentlastung in den ersten Tagen, dann Teilbelastung im Vorfuß-Entlastungsschuh für 4–6 Wochen - ab der 2. Woche: Zusätzlich eine Zehenschiene - ab 4.–6. Woche: situativ Einlagen und **Aktivübungen:** - Fersenlot (S. 57) - Vierpunkte-Stand (S. 62) - Ortho-Gang: Ferse stabil (S. 83)	- Totalentlastung in den ersten Tagen, dannTeilbelastung im Vorfuß-Entlastungsschuh für 4–6 Wochen - ab der 2. Woche: zusätzlich eine Zehenschiene - ab 4.–6. Woche: situativ Einlagen und **Aktivübungen*:** - Fersenlot (S. 57) - Vierpunkte-Stand (S. 62) - Ortho-Gang: Ferse stabil S. 83)	- Totalentlastung in den ersten Tagen, dann Teilbelastung im Vorfuß-Entlastungsschuh für 4–8 Wochen - ab der 2. Woche zusätzlich eine Zehenschiene - ab 4.–6. Woche: situativ Einlagen und **Aktivübungen*:** - Fersenlot (S. 57) - Vierpunkte-Stand (S. 62) - Ortho-Gang: Ferse stabil (S. 83)

*nach Abschluss der fußchirurgischen Nachbehandlung

Lapidus	McBride	Austin	Keller-Brandes
- Hallux valgus infolge einer Überbeweglichkeit im Gelenk zwischen Keilbein und 1. Mittelfußknochen	- leichte und flexible Fehlstellungen, die manuell korrigiert werden können	- leichte bis mittelschwere Fehlstellungen	- heute nur noch selten und meist bei älteren Patienten durchgeführt
- Herstellung der notwendigen Stabilität	- keine Durchtrennung des 1. Mittelfußknochens - geringe Belastung - rasche Erholung - weitere Folgeoperationen möglich	- weitere Folgeoperationen möglich - relativ rasche Belastbarkeit	- Oft können die Schmerzen reduziert und eine ausreichende Beweglichkeit erzielt werden.
- längere Rehabilitation	- funktioniert nur bei flexiblem Großzehengrundgelenk - Gefahr, dass die Fehlstellung wiederkommt	- Es kann zu einem ungewollten Zerbrechen oder zu Durchblutungsstörungen im kleinen Kopffragment kommen.	- kein Gelenkerhalt - keine funktionelle Korrektur des Problems
- zunächst Entlastung, dann Teilbelastung für insgesamt 8–12 Wochen **Aktivübungen*:** - aktive Verschraubung Mittelfuß: - Fuß-Picasso (S. 60) - Fußdäumling (S. 103)	- Entlastung des Vorfußes für 4–6 Wochen im Vorfußentlastungsschuh (kann zur Nacht ausgezogen werden) - zusätzlich für 10–18 Wochen eine Zehenschiene aus Klettmaterial **Aktivübungen nach 4–6 Wochen ratsam:** - Erhalt der Beweglichkeit im Großzehengrundgelenk: - Hallux-3D-mobil (S. 106) - achsengerechte Belastung der Großzehe: Hallux-3D-stabil (S. 102)	- Totalentlastung in den ersten Tagen, dann Teilbelastung im Vorfuß. Entlastungsschuh für 4–6 Wochen. **Aktivübungen*:** - 1. Erhalt der Beweglichkeit im Großzehengrundgelenk: - Hallux-3D-mobil (Seite 106) 2. achsengerechte Belastung der Großzehe: - Hallux-3D-stabil (S. 102)	**Aktivübungen*:** - Fersenlot (S. 57) - Raubkatzengang (S. 65) - Zeitlupengehen (S. 75)

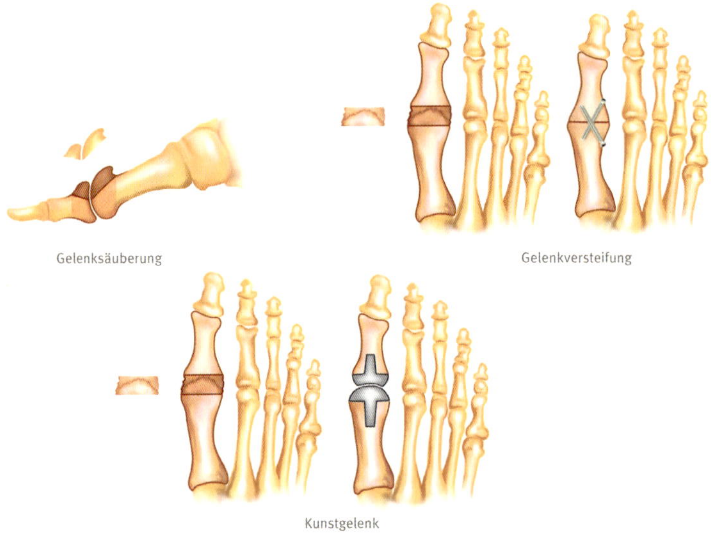

▲ Die Standardverfahren beim Hallux rigidus sind die Gelenksäuberung, bei der Randzacken, Knorpelstücke etc. entfernt werden, die Gelenkversteifung und ein künstliches Großzehengrundgelenk.

Hallux rigidus: schmerzhaft und steif

Indikation

persistierende Belastungsschmerzen im Großzehengrundgelenk bei gesicherter Arthrose; funktionell oder kosmetisch störende Verdickung des Großzehengrundgelenks.

Übungen davor (ideal drei Monate vor der Operation):

aktives Muskeltraining der Vorfußmuskulatur:

- Marionette (S. 98)

aktive Korrektur der meist vorhandenen Knickfußstellung:

- Fersenlot (S. 57)

Operationsmethoden

Es gibt drei grundsätzlich verschiedene Operationstechniken beim Hallux rigidus: Gelenksäuberung, Gelenkversteifung und künstliches Großzehengelenk.

Gelenksäuberung (Cheilektomie)

Indikation

Einschränkung der Beweglichkeit bei noch erhaltenem Gelenkknorpel.

Technik

Knochenauswüchse, Schleimhautverdickungen und Knorpelstücke werden aus und um das Großzehengrundgelenk herum entfernt. Hierdurch kann häufig eine verbesserte Beweglichkeit erreicht werden.

Hinweis

Je stärker und störender die Bildung von Randzacken bei erhaltenem Gelenkspalt, umso sinnvoller ist meines Erachtens diese Operation. Im Umkehrschluss gilt: Bei geringen Knochenauswüchsen und fortgeschrittener Arthrose bringt die „Gelenk-Toilette" oft enttäuschende Resultate.

Gelenkversteifung (Arthrodese)

Indikation

Fortgeschrittene Arthrose im Großzehengrundgelenk mit weitgehend aufgehobener Beweglichkeit und/oder starken Schmerzen.

Technik

Die zerstörten Gelenkflächen werden entfernt, die benachbarten Knochen mit Schrauben, einer Platte oder mit Draht miteinander verbunden und ruhiggestellt, bis sie zusammengewachsen sind.

Hinweis

Die Gelenkversteifung ist in vielen Fällen eine gute Option und oft besser als ihr Ruf.

Künstliches Großzehengrundgelenk

Indikation

Fortgeschrittene Arthrose im Großzehengrundgelenk bei erhaltener Beweglichkeit der „Weichteile" – gemeint sind damit Gelenkkapsel, Sehnen und Muskeln.

Technik

Die zerstörten Gelenkflächen werden entfernt, es wird wie beim Hüft- und Kniegelenk eine Endoprothese eingesetzt.

Hinweis

Ziel und Vorteil des künstlichen Gelenkersatzes ist die Schmerzreduktion bei gleichzeitigem Erhalt der Gelenkbeweglichkeit. Dazu müssen einige Voraussetzungen erfüllt sein wie gute Knochenqualität, Flexibilität der Weichteile und Motivation für eine lange und intensive Nachbehandlung. Selbst wenn alle Voraussetzungen erfüllt scheinen, kommt es möglicherweise später, in einer zweiten Operation doch noch zu einer Gelenkversteifung: Das Kunstgelenk muss wieder entfernt und die gelenkbildenden Knochenanteile miteinander verschraubt werden. Mit anderen Worten: Wenn der Fußchirurg im Zweifelsfall von Anfang an zur Versteifung rät, hat er recht! Die Knochenversteifung ist bis heute „State of the Art" und der Goldstandard: leicht durchzuführen, mit wenig Komplikationen und am Ende zuverlässige Schmerzfreiheit garantierend.

Die Hallux-rigidus-OPs auf einen Blick

	Cheilektomie (Gelenksäuberung)	Gelenkversteifung (Arthrodese)	Künstliches Großzehengrundgelenk
Indikation	- Einschränkung der Beweglichkeit bei noch erhaltenem Gelenkknorpel	- Fortgeschrittene Arthrose im Großzehengrundgelenk mit weitgehend aufgehobener Beweglichkeit und/oder starken Schmerzen	- fortgeschrittene Arthrose im Großzehengrundgelenk bei erhaltener Beweglichkeit der „Weichteile" – (Gelenkkapsel, Sehnen, Muskeln)
Vorteil	- Erhalt des Großzehengrundgelenks	- Beseitigung der belastungsabhängigen Arthroseschmerzen	- Erhalt der Beweglichkeit des Großzehengrundgelenks
Nachteil	- Die Verbesserung der Beweglichkeit ist meist nur vorübergehend.	- Verlust der Gelenkbeweglichkeit - In seltenen Fällen: postoperative Überlastung des Großzehenzwischengelenks.	- Es gibt bisher noch zu wenig Langzeiterfahrung mit dem künstlichen Ersatz des Großzehengrundgelenks. - häufig Prothesen-Lockerungen, die eine erneute relativ einfache OP erfordern
Nachbehandlung	- grundsätzlich Sofortbelastung nach OP möglich. **Aktivübungen*:** - Hallux-3D-mobil (S. 106)	- Totalentlastung in den ersten Tagen - dann Teilbelastung im Vorfuß-Entlastungs-schuh für 3–4 Wochen - Einlagenversorgung situativ sinnvoll. **ab der 4.–6. Woche Aktivübungen* :** 1. Förderung der Mittelfußbeweglichkeit - Fußwelle plus (S. 86) - Fußwelle minus (S. 94) - Fußspirale (S. 58) 2. korrektes Abrollen über die Großzehe - Zeitlupengehen (S. 75) 3. Förderung der Kraft beim Abrollen - Fußdäumling (S. 103) - ratsam: Schuhe mit steifen Sohlen	- Entlastung des Vorfußes für 4–6 Wochen im Vorfußentlastungsschuh **Aktivübungen*:** 1. primär Beweglichkeitstraining: - Hallux-3D-mobil (S. 106) - Fußspirale (S. 58) 2. richtiges Abrollen - Füße unterwegs (S. 69)

*nach Abschluss der fußchirurgischen Nachbehandlung

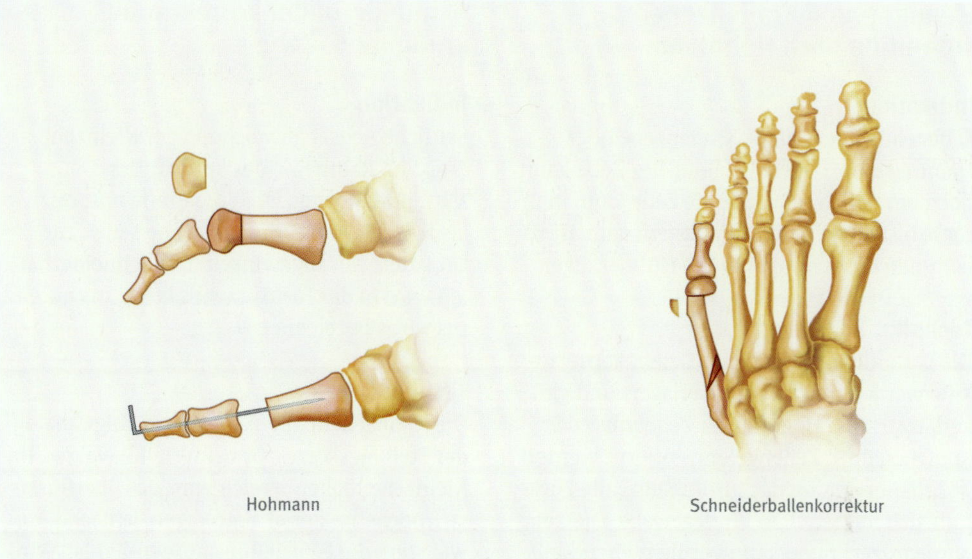

▲ Die Operation nach Hohmann eignet sich ideal zur Korrektur von Krallen- und Hammerzehen. Die Schneiderballenkorrektur begradigt eine seitliche Abweichung des Kleinzehs.

Zehenchirurgie: das Aus für Hühneraugen

Indikation

persistierende Schmerzen und/oder Deformierung der 2. bis 5. Zehe

Übungen davor (ideal drei Monate vor der Operation):

Aufbau des Vorfußquergewölbes:

- C-Bogen (S. 59)

aktives Muskeltraining der Vorfußmuskulatur:

- Marionette (S. 98),
- Zehenraupe (S. 61)
- (Die Übung Sternensammler (S. 64), wäre auch sinnvoll, ist aber meist nicht mehr möglich, wenn eine Zehenoperation zur Diskussion steht.)

aktive Korrektur einer meist vorhandenen Knickfußstellung:

- Fersenlot (S. 57)

Operationsmethoden

Es gibt verschiedene Operationstechniken der Zehen: Die Begradigung von Hammer-Krallenzehen und die Stellungskorrektur der Kleinzehe stellen die häufigsten Eingriffe dar.

Hammer- und Krallenzehen: Operation nach Hohmann

Indikation

Fehlstellung der Zehe – Krallenzehe oder Hammerzehe. Die Fehlstellung der Zehe kann noch beweglich sein oder die Zehe kann in ihrer Fehlstellung bereits eingesteift sein. Hinzu kommen meist schmerzhafte Hühneraugen.

Technik

Die verkürzten Sehnen und Gelenkkapselanteile werden durchtrennt, verlagert und ggf. verlängert. Bei eingesteifter Zehe muss das Köpfchen im 1. Zehengelenk entfernt werden (= Zehenoperation nach Hohmann), die Lücke füllt sich mit straffem Bindegewebe. Die Zehe wird gestreckt und kann vorübergehend mit einem Draht stabilisiert werden.

Hinweis

Eine individuell angepasste Nagelspange hilft bei eingewachsenen Nägeln; funktioneller Aufbau des muskulären Vorfußquergewölbes bei Überlastung der Zehenkuppen, solange die Zehen noch beweglich und nicht eingesteift sind.

Schneiderballenkorrektur bei krummer 5. Zehe

Indikation

Seitliche Achsenabweichung der Kleinzehe – meist im Rahmen eines Spreizfußes. Der 5. Mittelfußknochen ist in die Breite abspreizt, als Folge davon ist die Kleinzehe selbst zur Großzehe hin abgewinkelt. Der Schneiderballen wird in der Fachsprache als Digitus quintus varus bezeichnet.

Technik

Die Kleinzehenballenkorrektur erfolgt analog der Stellungskorrektur beim Hallux valgus. Im Kleinzehenballenbereich wird das überflüssige Knochenmaterial abgetragen. Je nachdem, wie stark die Fehlstellung ausgeprägt ist, wird der 5. Mittelfußknochen grundgelenknah oder grundgelenkfern zersägt, rübergeschwenkt und in korrigierter Stellung neu fixiert. Ist die 5. Zehe zusätzlich krumm, kann ein Knochenkeil im Schaft entfernt werden, um die Kleinzehe selbst wieder zu begradigen. Liegt eine 5. Krallenzehe vor, kommt die reguläre Krallenzehen-Operation zum Einsatz.

Infobox Zehenhygiene

Im feucht-warmen Milieu zwischen den Zehen und in geschlossenen Schuhen finden Pilze ideale Bedingungen, um sich zu vermehren. Therapiert wird im Allgemeinen mit Cremes oder Puder. Vorsicht: pilzhemmendes Präparate nicht zu früh absetzen. Übrigens: Auch Warzen und Dornwarzen sind an ungenügende Fußhygiene gekoppelt, meist in Kombination mit lokaler Drucküberlastung. Um Fußpilz vorzubeugen, sollte Sie Ihre Füße täglich waschen, gut abtrocknen (auch zwischen den Zehen) und sorgfältig pflegen.

So vermeiden Sie Infektionen

- Füße täglich sorgfältig reinigen.
- Bei Verletzung sofort den Arzt aufsuchen
- Keine Selbstbehandlungsversuche.
- Niemals auf eine Wunde stehen, Wundstelle entlasten.
- Bettfußende tief stellen, dies fördert die Durchblutung.
- Konsequente Behandlung von Fußpilz.
- Antibiotika gezielt einsetzen.
- Bei Infektzeichen: Wundbehandlung durch Spezialisten.

Die Zehen-OPs auf einen Blick

	Operation nach Hohmann	Schneiderballenkorrektur bei krummer 5. Zehe
Indikation	- Fehlstellung der Zehe – Krallenzehe oder Hammerzehe. Die Fehlstellung der Zehe kann noch beweglich sein oder die Zehe kann in ihrer Fehlstellung bereits eingesteift sein. Hinzu kommen meist schmerzhafte Hühneraugen.	- seitliche Achsenabweichung der Kleinzehe – meist im Rahmen eines Spreizfußes
Vorteil	- Korrektur der Fehlstellung, Verschwinden von Hühneraugen und Druckstellen	- differenzierte Korrektur der Fehlstellung - Verschwinden von Hühneraugen und Druckstellen
Nachteil	- „Wackelzehen" ohne ausreichende funktionelle Stabilität möglich	- Mitunter kommt es zu einem relativ großen Eingriff für eine kleine Zehe.
Nachbehandlung	- Teilbelastung im Vorfußentlastungsschuh bis zur Drahtentfernung - Drahtentfernung meist nach 10–14 Tagen - dann Mobilisation im konfektionierten Schuh **Aktivübungen*:** 1. aktiver Aufbau des Vorfußquergewölbes: - C-Bogen (S. 59) - Marionette (S. 98) - Zehenraupe (S. 61) - Sternensammler (nur für Fortgeschrittene, S. 64) 2. Wer trotz OP wieder die hohen Hacken will: - Stöckeltraining (S. 99)	- Totalentlastung in den ersten Tagen - dann Teilbelastung im Vorfuß-Entlastungsschuh für 4–6 Woche - ab der 2. Woche zusätzlich eine Zehenschiene - ab 4.–6. Woche situativ Einlagen und **Aktivübungen*:** aktiver Aufbau Vorfußquergewölbe: - C- Bogen (S. 59) - Marionette (S. 98) - Zehenraupe (S. 61) - Sternensammler (nur für Fortgeschrittene, S. 64)

* nach Abschluss der fußchirurgischen Nachbehandlung

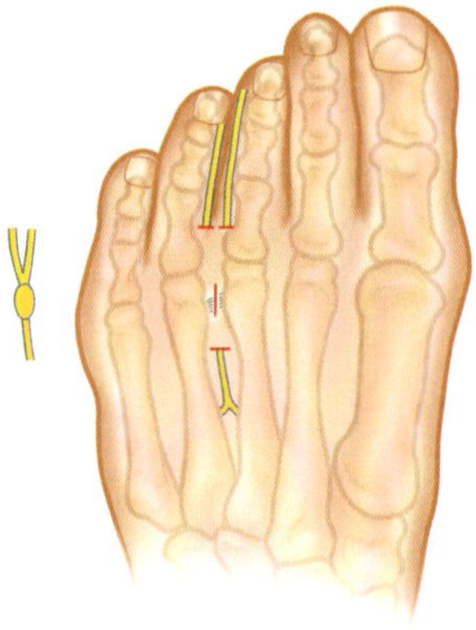

Neurektomie

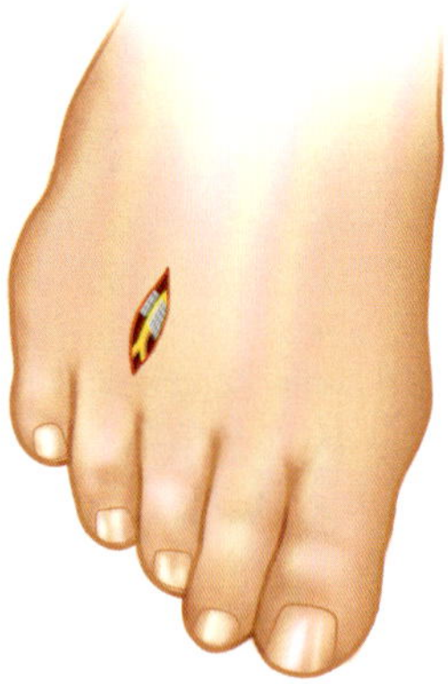

Neurolyse

▲ Zwei Verfahren – ein Ziel: den Nervenschmerz stoppen. Einziger Unterschied: Bei der Neurektomie wird die Verdickung herausgeschnitten, bei der Neurolyse nur freigelegt.

Morton-Neurom: dem Schmerz den Nerv ziehen

Indikation

Es müssen diese Bedingungen erfüllt sein:

- typische Vorfußschmerzen mit Morton-Neurom-Charakter
- Nachweis eines Morton-Neuroms im MRT oder mittels Sonografie
- (optional): Verschwinden der Schmerzen nach einer Infiltration mit Lokalanästhesiemittel – meist mit Kortison kombiniert

Übungen davor

ideal drei Monate vor der Operation Aufbau des Vorfußquergewölbes:

- C-Bogen (S. 59)

aktives Muskeltraining der Vorfußmuskulatur:

- Marionette (S. 98)
- Zehenraupe (S. 61)
- Sternensammler (S. 64)
- Fußwelle Gebet (S. 126)

aktive Korrektur einer Fehlstellung:

- Fersenlot (S. 57) bei Knickfüßen
- Fußspirale (S. 58) bei Senkfüßen

Operationsmethoden

Es stehen zwei grundsätzlich verschiedene Operationstechniken beim Morton-Neurom zur Verfügung: Der verdickte Nerv wird rausgeschnitten oder freigelegt. Die beiden Eingriffe werden nachfolgend im Detail beschrieben.

Neurektomie: Entfernung des Morton-Neuroms

Technik
Bei der Neurektomie wird der verdickte Nerv bzw. Nervenknoten freigelegt und herausgeschnitten. Dabei ist es wichtig, dass beide freien Nervenenden umgeschlagen und in dieser Stellung vernäht werden. Dies ist erforderlich, damit die freien Nervenfasern direkten Kontakt zum Nerven behalten, andernfalls beginnen sie auszusprießen. Meist wird zudem ein Lokalanästhetikum in die freien Nervenenden infiltriert.

Neurolyse: Freilegung des Morton-Neuroms

Technik
Bei der Neurolyse wird der eingeklemmte Nerv freigelegt. Durch Spaltung des querlaufenden Bandes zwischen den Zehen wird der Druck auf den Nerven nachhaltig vermindert.

Hinweis
Die Kortison-Injektionstherapie wird bei der Morton-Neuralgie sehr häufig angewandt – meist in Kombination mit einem Medikament zur örtlichen Betäubung. Dies hat eine diagnostische (wird der Schmerz besser?) und eine therapeutische Dimension (der Schmerz wird besser!).

Ein zusätzliches Kriterium ist die Größe des Morton-Neuroms: Nervenverdickungen unter 7 mm lassen sich meist ohne Operation erfolgreich behandeln. Bei 10 mm Durchmesser und mehr hilft meist nur die Operation. Im Zwischenbereich 7–10 mm gilt: Zunächst 3–6 Monaten gezielte Therapie. Falls diese erfolglos bleibt, ist eine operative Dekompression angezeigt.

Die Morton-Neurom-OPs auf einen Blick

	Neurektomie	Neurolyse
Indikation	abhängig - vom Beschwerdebild - von der zeitlichen Dauer der Beschwerden und - vom fehlenden Erfolg der konservativen Therapie. - von der Größe des Neuroms **Nervenverdickungen** **unter 7 mm:** meist ohne OP **zwischen 7 und 10 mm:** zunächst 3–6 Monate gezielte Therapie; falls diese erfolglos bleibt, ist OP angezeigt **10 mm und mehr:** meist OP	abhängig - vom Beschwerdebild - von der zeitlichen Dauer der Beschwerden und - vom fehlenden Erfolg der konservativen Therapie - von der Größe des Neuroms **Nervenverdickungen** **unter 7 mm:** meist ohne OP **zwischen 7 und 10 mm:** zunächst 3–6 Monate gezielte Therapie; falls diese erfolglos bleibt, ist OP angezeigt **10 mm und mehr:** meist OP
Vorteil	- Die Neuralgie-Schmerzen verschwinden dauerhaft.	- Der Nerv bleibt erhalten.
Nachteil	- evtl. bleibendes Taubheitsgefühl in den Zehen. - Neurombildung an anderer Stelle – meistens zwischen 2. und 3. bzw. 3. und 4. Zehe – möglich	- breiter werdender Vorfuß durch Durchtrennung des Bandes - Neurombildung an anderer Stelle – meistens zwischen 2. und 3. bzw. 3. und 4. Zehe – möglich
Nachbehandlung	- Vollbelastung beispielsweise in offener Sandale ist erlaubt. **Aktivübungen*:** 1. aktiver Aufbau - Vorfußquergewölbe: - C-Bogen (S. 59) - Marionette (S. 98) - Zehenraupe (S. 61) - Sternensammler (nur für Fortgeschrittene, (S. 64) 2. Wer trotz Zehenchirurgie wieder auf die hohen Hacken will - Stöckeltraining (S. 99)	- Vollbelastung beispielsweise in offener Sandale ist erlaubt.

*nach Abschluss der fußchirurgischen Nachbehandlung

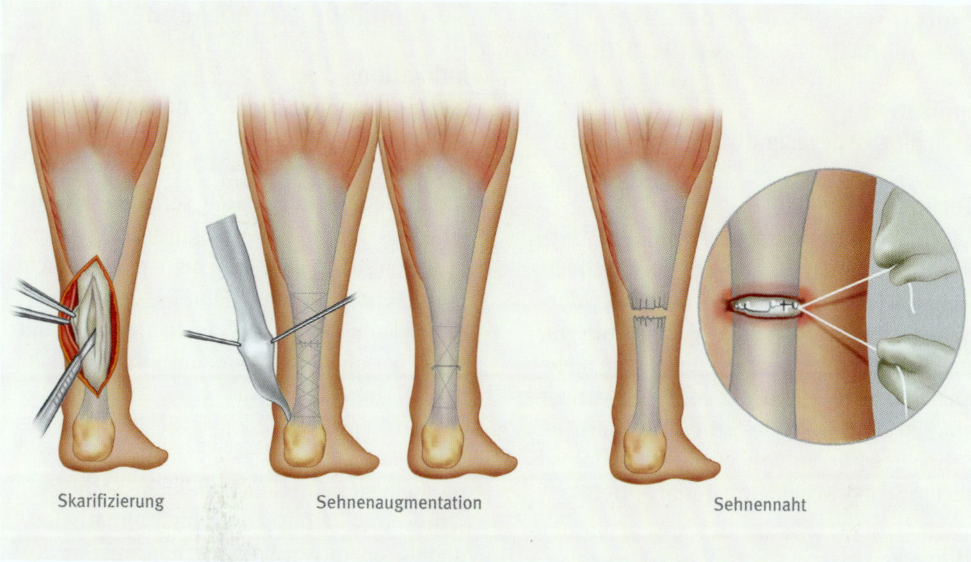

▲ Bei der Skarifizierung wird degeneriertes Gewebe entfernt, die Augmentation verstärkt die bereits stärker angegriffene Sehne und eine Naht wird bei einem kompletten Riss nötig.

Achillessehne: gestärkte Schwachstelle

Indikation

Mehr als ein halbes Jahr chronische Anlauf- und Belastungsschmerzen trotz gezielter und konsequent durchgeführter Therapie sprechen für eine chronische degenerativ-entzündliche Veränderung der Achillessehne. Kommt eine Krafteinbuße der Wadenmuskulatur und/oder Einrisse in der Achillessehne hinzu, wird es kritisch. Ist mehr als ein Drittel des Sehnendurchmessers (MRT) betroffen, ist eine operative Revision angezeigt.

Übungen davor (ideal drei Monate vor der Operation):

Ausrichtung der Ferse:

- Fersenlot (S. 57)

aktiv-dehnendes Training der Sehne und der Wadenmuskulatur:

- Turmspringer (S. 82)
- Wadenstretch (S. 118)

Beide Übungen müssen der Schmerzintensität beim Üben angepasst werden.

Operationsmethoden

Es gibt drei OP-Techniken: Das tote Sehnenmaterial wird entfernt, die Sehne wird verstärkt oder die Achillessehne wird nach einem Riss zusammengenäht.

Entfernung des degenerierten Sehnenmaterials: Skarifizierung

Indikation
geringfügige degenerative Veränderungen

Technik
Die Sehne wird freipräpariert und in Faserrichtung eröffnet. Das degenerierte Sehnenmaterial befindet sich meist im Innern der Sehne, es wird exakt und sparsam entfernt. Bei der Skarifizierung wird die Sehne mehrfach und im Kreuzmuster angeritzt, was einen starken Reiz für die Selbstheilungskräfte der Sehne bewirkt. Situativ wird zudem das verdickte Sehnenscheidenmaterial entfernt.

Hinweis
Die frühfunktionelle Nachbehandlung mit dem Aircast-Stiefel ist relativ neu. Dieser sieht wie ein Skischuh aus und entlastet die Achillessehne. Die Nachbehandlungszeit muss mit 6–8 Wochen großzügig anberaumt werden. Sehnengewebe gehört zu den am langsamsten wachsenden Geweben.

Verstärkung der Achillessehne: Sehnenaugmentation

Indikation
Degenerative Veränderungen größeren Ausmaßes, mehr als 50 Prozent des Sehnenquerschnitts sind betroffen.

Technik
Das degenerierte Sehnenmaterial im Inneren der Sehne wird exakt und sparsam entfernt. Müssen dabei größere Anteile entnommen werden, ist die funktionelle Stabilität der Sehne nicht mehr gewährleistet, die Achillessehne muss verstärkt werden. Dies erfolgt mittels der langen dünne Sehne eines anderen Muskels, des M. plantaris, der ohne negative Folgen hierzu verwendet werden kann.

Sehnennaht Achillessehne

Indikation
frischer, traumatischer Riss der Achillessehne

Technik
Die beiden freien Ende der gerissenen Achillessehne werden unter möglichst originalen Spannungsverhältnissen zueinandergebracht und so End-zu-End vernäht. Das Zusammennähen kann „offen" mit einem großen Schnitt oder „perkutan" durch mehrere kleine Stiche in der Haut erfolgen.

Hinweis
Häufig liegt beim (Ein-)Reißen der Achillessehne eine Überlagerung von traumatischer und degenerativer Veränderung vor. Das End-zu-End-Zusammennähen der Sehne ist ideal, wenn hohe Unfallkräfte die Sehne zum Reißen gebracht haben. Haben vorbestehende degenerative Veränderungen die Sehne zum Einreißen gebracht, muss die Operationstechnik angepasst und die Achillessehne verstärkt werden. In jedem Fall gilt: Das Einheilen der Achillessehne ist stets ein sehr langwieriger Prozess.

Sinn und Unsinn der Achillessehnen-Operation werden heute kontrovers diskutiert. Neuere Erkenntnisse weisen darauf hin: Die konservative Versorgung einer gerissenen Achillessehne liefert nahezu gleiche Ergebnisse wie die Operation. Das Therapieschema bei der nicht operativen Therapie ist das gleiche wie bei der postoperativen Nachbehandlung. Ruhigstellung beispielsweise im Gips in Spitzfuß-Stellung für einige Wochen, dann Wechseln auf den Aircast-Stiefel, Woche für Woche die Keile entfernen. Nachbehandlungszeit 3 Monate.

Die Achillessehnen-OPs auf einen Blick

	Skarifizierung	Sehnenaugmentation	Sehnennaht
Indikationen	▪ degenerative Veränderungen geringen Ausmaßes	▪ degenerative Veränderungen größeren Ausmaßes, > 50 % des Sehnenquerschnitts	▪ frischer, traumatischer Riss der Achillessehne
Vorteile	▪ kleinstmöglicher Eingriff ▪ gutes kosmetisches Resultat	▪ Erhalt der funktionellen Stabilität der Achillessehne	▪ Der offene Zugang gewährleistet eine bessere Sicht und eine bessere Reißfestigkeit der genähten Sehne.
Nachteile	▪ bei größeren Defekten und Rissen nicht ratsam: Kraftverlust oder gar Reißen der Sehne möglich	▪ größerer Eingriff	▪ Beim Zugang durch die Haut kommt es etwas häufiger zum erneuten Reißen der Sehne, zudem kann es zu Nervenverletzungen (N. suralis) kommen.
Nachbehandlung	▪ Teilbelastung im „Aircast-Stiefel“ ▪ wochenweise, sukzessive Entfernung der Keile im Fersenbereich (dient der Entlastung der Sehne) ▪ Nachbehandlungszeit 6–8 Wochen **Aktivübungen*:** Ausrichtung der Ferse: ▪ Fersenlot (S. 57) ▪ aktiv-dehnendes Training der Sehne und Wadenmuskulatur ▪ Turmspringer (S. 82) ▪ Wadenstretch (S. 118) beide Übungen der Schmerzintensität beim Üben anpassen	▪ Teilbelastung im „Aircast-Stiefel“ ▪ wochenweise, sukzessive Entfernung der Keile im Fersenbereich (dient der Entlastung der Sehne) ▪ Nachbehandlungszeit 6–8 Wochen **Aktivübungen*:** Ausrichtung der Ferse: ▪ Fersenlot (S. 57) ▪ aktiv-dehnendes Training der Sehne und Waden-muskulatur: ▪ Turmspringer (S. 82) ▪ Wadenstretch (S. 118) beide Übungen der Schmerzintensität beim Üben anpassen	▪ Teilbelastung im „Aircast-Stiefel“ ▪ wochenweise, sukzessive Entfernung der Keile im Fersenbereich (dient der Entlastung der Sehne) ▪ Nachbehandlungszeit 12 Wochen ▪ Die Ausheilung der Sehne braucht sehr viel Zeit (ca. 90 Tage) **Aktivübungen*:** Ausrichtung der Ferse: ▪ Fersenlot (S. 57) ▪ aktiv-dehnendes Training der Sehne und Wadenmuskulatur: ▪ Turmspringer (S. 82) ▪ Wadenstretch (S. 118) beide Übungen der Schmerzintensität beim Üben anpassen

* nach Abschluss der fußchirurgischen Nachbehandlung

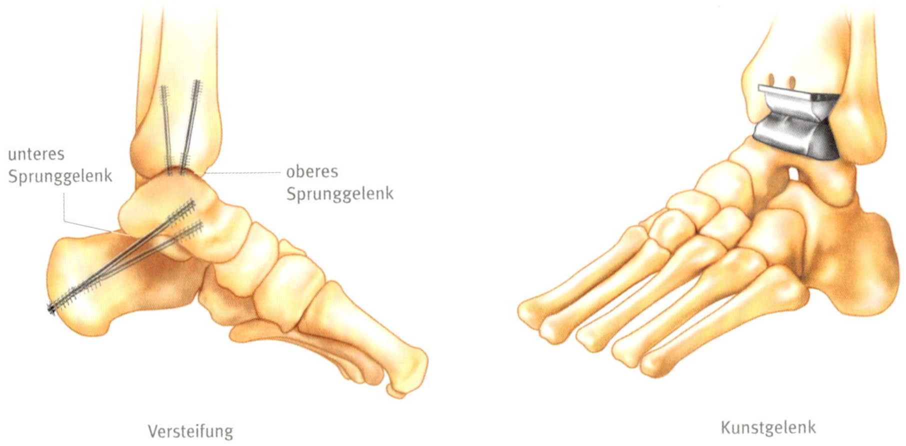

▲ Sowohl die Versteifung als auch der Einsatz eines künstlichen Gelenks werden erst bei massiven Beschwerden einer schweren Arthrose durchgeführt. Vorteil des Kunstgelenks: Die Beweglichkeit bleibt erhalten.

Sprunggelenk: endlich wieder mobil sein

Indikation

Arthrose im oberen Sprunggelenk (OSG) und/ oder im unteren Sprunggelenk (USG) mit chronischen starken Schmerzen und Einschränkung der Gehfähigkeit

Übungen davor ideal drei Monate vor der Operation:

Ausrichtung der Ferse:

- Fersenlot (S. 57)

Entlastung im Sprunggelenk:

- Fersentraktion (S. 122)

Aktiv-dehnendes Training der Sehne und der Wadenmuskulatur:

- Turmspringer (S. 82)
- Wadenstretch (S. 118). Beide Übungen müssen der Schmerzintensität beim Üben angepasst werden.

Gehtraining:

- Zeitlupengehen (S. 75)
- Walking (S. 77)

Operationsmethoden

Es stehen zwei grundsätzlich verschiedene Operationstechniken zur Verfügung: Kunstgelenk oder Gelenkversteifung. Die Gelenkversteifung kann nur das obere, das untere oder beide Sprunggelenke betreffen. Die Eingriffe im Detail.

Versteifung Sprunggelenk (Arthrodese)

Indikation

schwere Arthrose im OSG und/oder USG – durch Unfälle, Entzündungen oder Verschleiß

Technik

Die Reste des durch Arthrose zerstörten Gelenks werden entfernt und die Knochenanteile durch Verschraubung oder Verriegelung für immer fixiert. Der Fuß wird in einer möglichst natürlichen Stellung fixiert – bezüglich Beugung und Streckung in einer neutralen Nullstellung wie beim aufrechten Stehen, bevorzugt wird eine leichte Auswärtsstellung der Fußachse.

Kunstgelenk oberes Sprunggelenk

Indikation

schwere Arthrose im oberen OSG – bedingt durch Unfälle, Gelenkentzündungen oder Verschleiß – bei gut erhaltener Beweglichkeit der Muskeln, Bänder und Sehnen und hoher Motivation des meist jüngeren Patienten für eine intensive physiotherapeutische Nachbehandlung

Technik

Es gibt eine Vielzahl verschiedener Prothese für das obere Sprunggelenk. Die Reste des durch Arthrose zerstörten Gelenks werden entfernt und das Kunstgelenk eingesetzt. Chronische Fehlbelastungen können dabei berücksichtigt und korrigiert werden.

Die Sprunggelenk-OPs auf einen Blick

	Arthrodese – Gelenkversteifung	Kunstgelenk
Indikation	- schwere Arthrose im OSG und/oder USG	- schwere Arthrose im OSG
Vorteile	- meist nachhaltiges Abklingen der Schmerzen	- Erhalt der Beweglichkeit im OSG (v. a. bei jüngeren Patienten ein großer Vorteil)
Nachteile	- steifes OSG und/oder USG - im Langzeitverlauf (selten) Probleme der benachbarten Gelenke - Beeinträchtigung der Abrolldynamik beim Gehen	- Einbau der Prothese klappt nicht z. B. aufgrund von schlechter Knochenstruktur - Infekte möglich - Prothesenlockerung
Nachbehandlung	- Gips/Gipsschiene für 3–6 Wochen - dann ggf. orthopädische Schuhe **Aktivübungen*:** Mobilisierung des Mittelfußes: - z. B. Fußspirale (S. 58) - Fuß-Picasso (S. 60) Abrolltraining über die Großzehe: - z.B. Fußdäumling (S. 103) - Zeitlupengehen (S. 75)	- Komplette Entlastung für 2–3 Wochen - (Teil-) Belastung für weitere 2–3 Wochen - intensive physiotherapeutische Nachbehandlung **Aktivübungen*:** Ausrichtung der Ferse: - Fersenlot (S. 57) Dehnung Wadenmuskulatur: - Turmspringer (S. 82) Die Übung muss der gewünschten Belastungsintensität angepasst werden.

* nach Abschluss der fußchirurgischen Nachbehandlung

Die Spritze: Diagnose und Therapie in einem

Aus Sicht des Arztes erfüllt die Spritze am Schmerzpunkt zwei Funktionen: Diagnosesicherung und Schmerzreduktion. Beim Verschwinden des Schmerzes weiß der Arzt: Die Vermutung ist korrekt, hier liegt die Schmerzursache. Meist wird ein Gemisch aus lokalem Schmerzmittel und Kortison gespritzt, das zur örtlichen Betäubung und damit zur Diagnosebestätigung führt. Das Kortison wirkt entzündungshemmend und abschwellend, was typischerweise zu einer Schmerzreduktion während Wochen bis Monaten führt. Gehen Sie trotz Schmerzreduktion Ursachen wie Fehlbelastung oder Überlastung konsequent an. Die Ursache wird durch die Spritze nicht behandelt, nur das Symptom. Gespritzt wird fast überallhin, wo es wehtut. Sehnenansätze, Gelenke, Nervenumgebung usw. Wichtigste Ausnahme ist die Achillessehne. Kortisonspritzen in die Achillessehne gelten als Kunstfehler: Kortisonspritzen in Sehnen führen zur lokalen Gewebszerstörung.

Spritzen-Abc

- diagnostisch: ja
- therapeutisch: situativ
- in die Sehne: nein
- Achillessehne: nie
- vor der Operation: ja
- nach der Operation: ja, gern

Bei gutem Schmerzmanagement ist eine Fußoperation praktisch schmerzfrei, auch nach der Operation. Das Schmerzgedächtnis erhält erst gar nicht die Chance, sich zu entwickeln. Ein gutes postoperatives Schmerzmanagement sieht beispielsweise so aus: Für die Operation wird der zuleitende Nerv blockiert. Das gesamte Operationsgebiet wird durch die sogenannte Leitungsanästhesie unempfindlich. Der Nervenblock lässt sich problemlos nach der Operation dosiert wiederholen. Das erfreuliche Resultat: Während der ersten Tage nach der Operation haben Sie praktisch überhaupt keine Schmerzen. Danach wird auf Tabletten umgestiegen.

Fazit: Diagnostische Spritzen machen Sinn, insbesondere vor Operationen. Therapeutische Spritzen nur bedingt: Das Symptom Schmerz wird behoben, aber nicht dessen Ursache. Bei Fußoperationen können Sie die Mittel der modernen Schmerztherapie voll ausschöpfen. Leiden bringt hier gar nichts.

Nachbehandlung: die halbe Miete

Clevere Fußchirurgen behaupten, die gute Nachbehandlung sei das halbe Operationsresultat. Chirurg, Physiotherapeut und Patient arbeiten eng zusammen. Der Operateur verordnet und überwacht die Nachbehandlung. Der Physiotherapeut führt sie fachgerecht, früh und funktionell durch. Sie als Patientin oder Patient leisten den entscheidenden Beitrag: die aktive Umsetzung. Aktiv-passives Bewegen und Teilbelastung erfolgen so früh wie möglich. Zeitpunkt und Belastungsgrenze werden vom Chirurgen festgelegt. Mithilfe einer Personenwaage und mit physiotherapeutischer Unterstützung lernen Sie, die Teilbelastung richtig zu dosieren.

Für das Gehen nach der Operation wird der Fuß situativ entlastet und stabilisiert. Gipsverband, Unterschenkelschiene mit Klettverschlüssen oder Entlastungsschuhe sind mögliche Hilfsmittel. Schienen haben gegenüber Gipsverbänden den Vorteil, dass aktiv geübt werden kann und die Hygiene viel einfacher ist. Mit allen drei Varianten – Gips, Schiene oder Spezialschuh – sind Teil- oder Vollbelastung möglich. Der Vorfuß-Entlastungsschuh ermöglicht das Gehen ohne Stöcke bei gleichzeitiger Entlastung des operierten Vorfußes. Planen Sie die Zeit nach der Fußoperation sorgfältig. Aktivitäten wie Gehen, Autofahren und Arbeit sind vorübergehend eingeschränkt.

Die Zweitoperation: Komplikation oder Kunstfehler?

Eine risikofreie Operation gibt es nicht. Re-Operationen im Anschluss an einen chirurgischen Eingriff gibt es beispielsweise im Rahmen schwerer Infekte mit verzögerter Wundheilung oder als Folge einer ausbleibenden Knochenheilung. Diese seltenen Komplikationen sind trotz aller Sorgfalt und Kompetenz statistisch nicht zu vermeiden. Lesen Sie die Operationseinwilligung aufmerksam durch. Ohne Schwarzmalerei und ohne Schönfärberei. Bei bestimmten Operationen ist der Rückfall praktisch vorprogrammiert. Paradebeispiel ist der schwere Hallux valgus mit massiv instabiler Verankerung: Wird hier lediglich der Knochen herübergeschwenkt, ohne die Verankerung des Großzehenstrahls zu korrigieren, ist der Rückfall sicher. So können Sie vorbeugen: Fehlbelastung korrigieren, Zeitpunkt richtig wählen, Nachbehandlungs-Schema einhalten.

Ein ärztlicher Kunstfehler liegt vor, wenn bei der Indikationsstellung, während der Operation oder im Rahmen der Nachbehandlung Fehler aufgetreten sind. Die Definition bietet immer Ermessensspielraum. Aber so viel ist sicher: Kunstfehler kommen vor. Seitens fußchirurgischer Ärzteschaft gehört das Aufdecken von Kunstfehlern zur Sicherung der Glaubwürdigkeit ihres Berufsstandes. Im Falle eines möglichen Kunstfehlers:

- zuerst ein offenes Gespräch und Einigung mit dem Operateur suchen
- Gutachten einholen, Fall vor die zuständige Ärztekommission bzw. vors Gericht bringen
- In vielen Fällen gilt die Erfahrungsregel: Ein unbefriedigendes chirurgisches Resultat muss chirurgisch optimiert werden. Suchen Sie sich hierfür unbedingt einen erfahrenen Fußchirurgen.
- Als Patient können Sie helfen, unnötige Operationen zu vermeiden.

Achten Sie besonders bei Diabetes und Durchblutungsstörungen auf Bagatellverletzungen und pflegen Sie Ihre Füße:

- tägliche und sorgfältige Inspektion der Füße
- Schuhinnenraum kontrollieren, Druckstellen entlasten
- nicht barfuß gehen und schon gar nicht draußen
- Verletzungen bei Pediküre und Nägelschneiden penibel vermeiden
- Hornhaut nicht schneiden, sondern aufweichen und feilen
- keine heißen Bäder, keine reizenden Badezusätze
- keine heißen Wärmeflaschen
- Haut zwischen den Zehen nach jedem Bad sorgfältig trocknen
- Füße nicht mit unbekannten Salben einreiben
- strenge Zurückhaltung mit chirurgischen Eingriffen am unverletzten Fuß

Glossar und Abkürzungen

Arthrose: vorzeitiger Verschleiß und übermäßige Abnützung des Gelenkknorpels (Brüchigkeit, Risse, Abschliffdefekte, Zerstörung), der darunterliegenden Knochen (Verdickungslamellen, Randzacken) und der Gelenkkapsel (Entzündung).

Besenreiser: Stadium II der chronisch venösen Insuffizienz. Feinste Venenästchen werden auf der Haut sichtbar, meist in der Knöchelgegend.

BMI: Body-Mass-Index dient der Berechnung von Übergewicht. Einfach das Körpergewicht zweimal durch die Körpergröße in Metern teilen – und fertig ist der BMI. Zum Beispiel: Größe 180 cm, Gewicht 80 kg. Sie rechnen 80 kg : 1,8 m : 1,8 m. Der BMI beträgt 24,7 kg/m^2.

Chondroitinsulfat: Hauptbestandteil der Knorpelgrundsubstanz, hemmt die Tätigkeit der knorpelabbauenden Enzyme. Chondroitinsulfat ist tierischen Ursprungs (Condrosulf® aus Fischen bzw. Structum® aus Hühnern).

CT: Die Computertomografie ist ein Röntgenverfahren zur schichtweisen Darstellung des Skeletts.

Embolie: losgelöstes Blutgerinnsel, das zu einer akuten Verstopfung einer oder mehrerer Arterien führt. Meist entsteht das Gerinnsel als Thrombose im Bein, schwimmt mit dem Blutstrom herzwärts durch das Venensystem und von dort in die Lungen, wo es „hängen bleibt".

Enthesopathie: Sehnen- oder Muskelansatzentzündung, die zum Beispiel am Fuß, am Ellbogen, in der Schulter oder am Beckenkamm auftreten kann.

Faszitis plantaris: Entzündung der Bindegewebs- und Sehnenplatte der Fußsohle, bedingt meist durch chronische Fehlbelastung.

Hyperpronation: Der Rückfuß knickt unter Belastung ein, die Ferse dreht nach innen, statt gerade zu bleiben und damit ein Widerlage für die Innendrehung (Pronation) des Vorfußes zu bilden.

Idiopathisch: heißt so viel wie „Ursache ist unbekannt". Wird zur „Präzisierung" einer Diagnose verwendet, wenn deren Ursache im Dunkeln liegt. Beispiel: idiopathischer Hohlfuß.

Kompressionsstrümpfe: Stützstrümpfe verschieden starker Kompressionsklassen zur Neutralisierung des erhöhten Venendrucks. Klasse I: bei Schwere und Müdigkeitsgefühl in den Beinen oder bei beginnendem Krampfaderleiden (Varikosis) während der Schwangerschaft. Klasse II: bei stärkeren Beschwerden, ausgeprägten Krampfadern, leichten Schwellungen, nach oberflächlichen Venenentzündungen, bei stärkeren Entzündungen während der Schwangerschaft, nach Verödungsbehandlungen oder Operationen. Klasse III: bei chronischer Veneninsuffizienz, nach Thrombose, bei Hautveränderungen und nach Abheilen von Unterschenkelgeschwüren. Klasse IV: bei schwereren Krankheitsbildern als für Klasse III sowie bei Lymphödemen.

Metatarsalgie: Vorfußschmerz durch Drucküberlastung unter den Köpfen der Mittelfußknochen zum Beispiel beim Spreizfuß; nach der Hallux-valgus-OP kann es zur Transfer-Metatarsalgie kommen, wenn das Großzehengrundgelenk nicht exakt auf der gleichen Ebene wie die anderen Zehengelenke eingestellt wird.

MRI: Magnet-Resonanz-Imaging oder deutsch auch Magnet-Resonanz-Tomografie (MRT): spezielles Bildgebungsverfahren zur schichtweisen Darstellung von Knochen und Weichteilen.

Osteomyelitis: infektiöse Entzündung des Knochenmarks, meist Folge einer Verletzung (offene Fraktur) oder eines operativen Eingriffs (nichtsteriles Arbeiten). Die Heilung ist in der Regel langwierig, mehrere operative Revisionen können erforderlich sein (Seite 161).

Osteophyten: Gelenk-Randzacken. Ein Gelenk bildet Randzacken – beispielsweise im Sprunggelenk oder im Hüftgelenk – um die verminderte Belastbarkeit durch eine „vergrößerte Gelenkfläche" zu kompensieren. Die Randzacken können die Beweglichkeit schmerzhaft einschränken.

PAVK: Periphere arterielle Verschlusskrankheit: chronische Arterienverkalkung meist der Beinarterien: Stadium 1: ohne Symptome; Stadium 2: Muskeldurchblutung gestört; Stadium 3: Hautdurchblutung gestört; Stadium 4: offene Läsion.

Plantare Hyperpression: Fachbegriff für Druckerhöhung (= Hyperpression) der Fußsohle (= plantar). Sichtbar durch vermehrte Hornhautschwielen. Normale Druckwerte beim Gehen liegen um 20–40 N/cm^2. Beim Spreizfuß können Druckwerte von über 100 N/cm^2 entstehen.

Pronation: Drehbewegung um die Fußlängsachse nach innen. Beim gesunden Fuß dreht (proniert) der Vorfuß nach innen, die Ferse widerlagert. Die häufigste Fehlbelastung des Rückfußes: Die Ferse dreht nach innen – statt gerade zu bleiben. Man spricht vom „Hyperpronierer" – von zu viel Pronation, der ganze Fuß kippt nach innen.

Propriozeption: Proprio- bedeutet Selbst; -zeption heißt „annehmen, empfangen". Zusammengesetzt bedeutet Propriozeption Eigenwahrnehmung.

Schraubenspirale: Grundbaustein der Natur (z. B. Schnecken, Pflanzen, Geweihe), im Makrokosmos (z. B. Wolkenwirbel, Spiralgalaxie) und im Mikrokosmos (z. B. DNA-Doppelhelix in den Chromosomen).

Spastik: Bei der spastischen Lähmung steht der Fuß unter „Hochspannung". Der Muskeltonus ist erhöht, die Muskeln reagieren abnorm empfindlich auf Dehnungsreize. Die Verankerung am Boden ist erschwert, das leichtfüßige und energiesparende Abrollen wird unmöglich. Es gibt spezielle Einlagen bei Spastik, z. B. die Nancy-Hilton-Orthesen.

Spirale: Im mathematischen Sinne sind Spiralen streng definiert: Logarithmische Spirale, Schraubenspirale usw. Im anatomischen Sinne ist eine Spiralbewegung eine Beuge-Streck-Bewegung kombiniert mit Drehbewegungen. In der Spiraldynamik® ist das dreidimensionale Bewegungsverhalten von Vor- und Rückfuß genau definiert, damit eine korrekte „Spirale" im Fuß entsteht.

Supination: Drehbewegung um die Fußlängsachse nach außen. Beim gesunden Fuß dreht (proniert) der Vorfuß nach innen, die Ferse dreht dagegen nach außen (supiniert), bis sie gerade steht. Ist die Ferse zu weit nach außen gedreht, spricht man bei Läufern vom „Supinierer". Häufig ist die Außenknöchel-Bandverletzung – das Supinationstrauma: Der ganze Fuß kippt nach außen, die Außenbänder werden dabei gezerrt oder reißen ein.

Thrombose: Blutgerinnselbildung, führt zur Verstopfung des Venenabflusses mit Schmerz, Schwellung und eventueller Dunkelfärbung des Fußes. Es besteht die Gefahr der Loslösung des Thrombus (siehe Embolie).

Torsion: Dreidimensionale Schraubbewegung. Die Begriffe 3D-Torsion und Spiralbewegung werden synonym verwendet.

Varizen: Erweiterung der Venen infolge ungenügenden Rückflusses des venösen Bluts Richtung Herz (Krampfadern).

Sachverzeichnis

A

Abrollen 23
– richtiges 62
Achillessehne 51, 116
– Naht 178
– Operation 177
– Riss 116, 178, 179
Achillodynie 116, 117, 118
Aircast-Stiefel 179
Akin 163
Alarmzeichen 34
Alltag, Selbstkontrolle 69
Alltagsschuhe 147
Alter, biologisches 50
Angiologie 38, 139
Angio-Walking 131
Anker-Prinzip 53
Anlaufschmerz 120
Anti-Hallux-valgus-Übung 103
Anti-Krallenzehen, Kapseldehnung 111
Anti-Krallenzehen-Übung 110
Anti-Pelotte 154
Anti-Spreizfuß-Übung 99
Anwendung 52
Arterienverkalkung 47
Arterienverschluss, akuter 47
Arthrodese 181
Arthrose 120
– Großzehengrundgelenk 104
  – Entlastung 107
  – Operation 168
– Schmerzpunkt entlasten 123
Arthrosebehandlung 121
Astvarizen 46
Austin 165
Automatisierung 53, 69

B

Ballenmuskulatur 21, 64
– Kräftigung 61, 82, 110
Bänder, ausgeleierte 51
Bandscheibe 72, 124
Bandscheibenschmerzen 125
Basisübungen 52, 55
Basis-Umstellungsosteotomie 163
Beinarterien 47
Beine, unruhige 128
Belastungsgewohnheiten ändern 53
Beweglichkeitsübung 58, 59
Bewegungsgefühl 50
Bewegungsmangel 47
Bewegungsökonomie 44
Biomechanik 139
Bluthochdruck 47
Bodengefühl 56

C

C-Bogen 19, 20, 31, 59, 98
Cheilektomie 169
Chevron 163
Chirurgie, funktionserhaltende 159

D

Defektheilung 54
Dermatologe 38
Dermatologie 139
Diabetes mellitus 38, 47, 183
Diabetologie 139
Digitus quintus varus 172
Dornwarzen 172
Druckbelastung 41
Durchblutungsstörungen 47, 130, 183

E

Eigenwahrnehmung 25
Einbeinstand 63
Einlagen 152
Enthesopathie 112
Entlastungshaltung 70, 71, 73
Entlastungsschuhe 182
Entwicklungsgeschichte 17
Erfolgskontrolle 52

F

Facharzt 38
Faszitis plantaris 113
Fehlbelastung 51
Fersenbein 20, 30, 80
Fersenlot 57
Fersenproprio 66
Fersenschmerz 117
Fersensporn 112
Fersenstabilisierung 90
Fersentraktion 122
Ferse spät – Impuls früh 107
Flamingo 63
Fuß
– Druckverteilung 56
– Instabilität 37
– Kraftverlust 36
– Nervenschmerzen 124
– Operation 159
– Verschraubung 86, 87
Fußabdruck 30
– Hohlfuß 92
– Senkfuß 84
Fußbad 127
Fußbett 146
Fußbett-Einlagen 153
Fußchirurgie 138, 160
– Risiko 161
– Todsünden 159
Fußdäumling 103

Fußdeformitäten 40
Fußdruckmessung 41
– dynamische 42
  – Knickfuß 80
  – Spreizfuß 97
Fußgelenke 20
Fußgesundheit, Regeln 13
Fußgewölbe 22, 84
– Aufbau 86
Fußgreifreflex 24
Fußknöchelreihe 20
Fußlängsgewölbe 84, 92
– Aufbau 82
Fußleiden, Schweregrad 50
Fußmassage 129
Fußnägel verfärbt 35
Fußpflege 142, 172
Fuß-Picasso 60
Fußpilz 172
Fußproblem 13, 24
– Auswirkungen 15
– chronisches 13
– diabetisches 43
– Lebensstil 51
– Prognose 54
– Selbsthilfe 52
Fußpsychologie 27
Fußreflexzonen-Massage 143
Fußschmerzen 32
Fußsohle 21
– entspannen 94, 95
Fußsohlenmuskeln 21
Fußspirale 58, 62
Fußtraining 141
Fußverletzung 37, 50
Fußverschraubung, aktive 115
Fußwelle Gebet 126
Fußwelle plus 86

G

Ganganalyse 44
Gangsicherheit 65, 66, 67
– verbessern 63
Gefühlsstörungen 36
Gehen 74
– Belastungsoptimierung 115
– Ferse stabil 83
– Phasen 75
– zügiges 76
Gehtraining 47, 130, 131
Gehübung 64, 65
Gehzeit, schmerzfreie 47, 52, 131
Gelenksäuberung 169
Gelenkversteifung 169, 170
Gelenkzentrierung 122
Gewichtsmanagement 47, 130
Gewichtsverlagerung 71, 73
Gleichgewichtstraining 25
Greiffuß 18
Großzehenfehlstellung 101
Großzehengrundgelenk 101, 102
– bewegen 106
– Einsteifung 104
– entlasten 107
– Gelenkversteifung 169, 170
– künstliches 169, 170
– Operation 162, 168
Großzehenschiefstand 101
Großzehe, Verankerung 17

H

Hallux-3D-mobil 106
Hallux-3D-stabil 102
Hallux rigidus 104
– Operation 168
Hallux valgus 100
– Operation 159, 162
Hammerzehe 108
– Kapseldehnung 111
– Operation 172, 173
Hausarzt 136
Hautarzt 38
Hautverfärbung 35
Heilung 54
Helix 19
Herzinsuffizienz 46
Hohlfuß 21, 31, 92
– unechter 93
Hohlkreuz 14
Hornhautschwielen 142
Hüftaußenroller aktivieren 90
Hühneraugen 109, 142
Hyperpronation 44, 80

I

Infektionen vorbeugen 172

J

Jogging 78
– Trainingsaufbau 78

K

Keilbeine 20, 22
Keilosteotomie, Akin 163
Keilprinzip 22
Keller-Brandes 165, 166
Kinderfüße 12
Kinematik 44
Klappensuffizienz 46
Kleinzehenballenkorrektur 172
Knickfuß 30, 80
– Folgen 14
Knochenhöcker 112
Knorpel, Degeneration 120
Kompensationsmechanismen 13
Kompressionsstrümpfe 132
Koordinationstraining 119
Körpergefühl 50
Körperhaltung 15
Korrektureinlagen 155
Kortisonspritze 182
Kräftigungsübung 61
Krallenzehe 108
– Kapseldehnung 111
– Operation 172, 173
Krampfadern 46, 132
Kribbeln 128
Kunstfehler 183
Kunstgelenk 169

L

Längsgewölbe 31
Lapidus 164
Laufanalyse 44
Laufen 78
Laufstilverbesserung 44
Lebensstil 16
Leichtfüßigkeit 23, 64, 65
Leitsymptome 32

M

Marionette 98
MBT-Schuh 150
Medizin, innere 139
Metatarsalgie 97
Metatarsus primus elevatus 163
Mittelfuß 20
Mittelfußabdruck 31
Mittelfuß-Arthrose 123
Mittelfußgelenke 20
Modeschuhe 148
Morton-Neuralgie 175
Morton-Neurom 126
– Operation 174
Morton-Syndrom 124
Muskelpumpe 71, 133

N

Nachbehandlung 159, 182
Nackenverspannungen 14
Nervenschmerzen 51, 124
Neurektomie 175
Neurologe 45, 124
Neurologie 139
Neurolyse 175
N. hallucis dorsalis medialis 124
Normalschuh 146
Nudel-Gang 91
Nurejew-Übung 119

O

Ödem 34
Operation 159
– Austin 165
– Entscheidung 160
– Keller-Brandes 165, 166
– Komplikationen 161, 183
– Kriterien 161
– Lapidus 164
Operationsindikation 160
Orthopäde 38, 40, 137
Orthopädie 137

Orthotest 30
Osteomyelitis 161

P

Pelotte 97, 154
Pes cavus 93
Pes planus 85
Pes transversus 97
Pes valgus 81
Phlebologe 38
Phlebologie 139
Physiotherapeut 140, 182
Plantarfaszie 112
Plantar-Stretching 114
Plattfuß 21, 31, 84
– plötzlicher 88
Podologe 142
Podoskop 42
– Spreizfuß 97
Polyneuropathie 124
– periphere 128
Prävention 51
Prognose 54
Pronation 22, 58
Propriozeption 25
Prothese, Sprunggelenk 181
Pseudoarthrose 161
Psychologie 26, 144
Pulskontrolle 76, 77

R

Radiologie 139
Raubkatzengang 65
Rauchen 47
Raucherbein 47, 130
Rauchstopp 47, 130
Reaktionsmuster, emotionales 26
Reflextraining 25, 67
Reiterzehe 109
Restless-Legs-Syndrom 45, 128
Rezidiv 161
Rheumatologie 139
Rist, hoher 92
Rückfall 183
Rückfuß 20, 80
Rundrücken 15

S

Sandaletten 151
Saugnapf-Übung 110
S-Bogen 19
Scarf 163
Schienbeinmuskeln 21
Schmerzmanagement 182
Schmerzspritze 182
Schneiderballenkorrektur 172, 173
Schraubenspirale 19
Schuhe 145
– orthopädische 146
Schuhkauf 146
Schuhmacher 146
Schutzreflex 25
Schwangerschaft 46
Schwellung 34
Sehne 51
Sehnenaugmentation 178
Sehnenscheidenentzündung 89, 116
Selbst-Check 30
Selbstdiagnose 30
Selbsthilfe 50
– Ziel 54
Selbstkontrolle 69
Senkfuß 84
Sitzen 72
– dynamisches 73
Skarifizierung 178
Sohle 146
Spezialmessgerät 43
Spezialübungen 51, 52
Spiralform 18
Spiralgewölbe 18
Spiral-Power 87
Spiralprinzip 22
Sportschuhe 149
Sportschuheinlagen 156
Spreizfuß 31, 51, 96
– Einlagen 154
– Operation 159
Spreizfußzeichen 23
Spritze 182
Sprunggelenk 20
– Arthrose 123
– kräftigen 82
– Operation 180
Spurenleger 115
Stammvarizen 46
Standfestigkeit 26, 56, 62
Standfuß 18
Stehen 70
– dynamisches 71
Sternensammler 64
Stillsitzen 72
Stillstehen 70
Stimulations-Einlagen 157
Stöckeltraining 99
Stoßdämpfung 149, 156
Stützstrümpfe 46, 132
Supination 22, 58
Supinationsstütze 81, 85, 89

T

Tarsaltunnel-Syndrom 124
Tibialis-posterior-Syndrom 88, 89
– Entlastung 91
Torsion 22
Trainingsschuhe 150
Trainingsübung 66
Training, tägliches 69
Transfer-Metatarsalgie 163
Turmspringer 82

U

Überlastung 51
Übungsqualität 13, 53
Übungszeit 53

V

Varizen 46, 132
Veneninsuffizienz 46
Venenprobleme 46
Veno-Pump 133
Vierpunkte-Stand 62
Vorfuß 20
– wird breiter 96
Vorfußimpuls
– aktivieren 64
Vorfußquergewölbe 21, 23, 31
– Aufbau 98
– mobilisieren 59
Vorfußschmerz 96, 97

W

Wackelbretter 67, 150
Wadenmuskulatur 21
– verkürzte 43, 116
Wadenstreching 118
Wahrnehmung 51, 56, 57
Walking 76, 77
Warzen 172
Wundheilung, gestörte 161

Z

Zehendeformität 108
– Operation 171
Zehengrundgelenke 20
– beugen 110
Zehenraupe 61
Zeitlupengehen 75
Zweitoperation 183

Infos zur Fußchirurgie im Netz

Deutschland

- Deutsche Gesellschaft für Fußchirurgie GFFC: www.gesellschaft-fuer-fusschirurgie.de
- Deutsche Assoziation für Fuß und Sprunggelenk D.A.F.: www.fuss-chirurgie.de

Österreich

- Österreichische Gesellschaft für Fußchirurgie www.fussgesellschaft.at

Schweiz

- Schweizerische Gesellschaft für Chirurgie und Medizin des Fusses SFAS: www.sfas.ch
- Fußchirurgie Schulthessklinik: www.schulthess-klinik.ch

Fußfit mit Charly

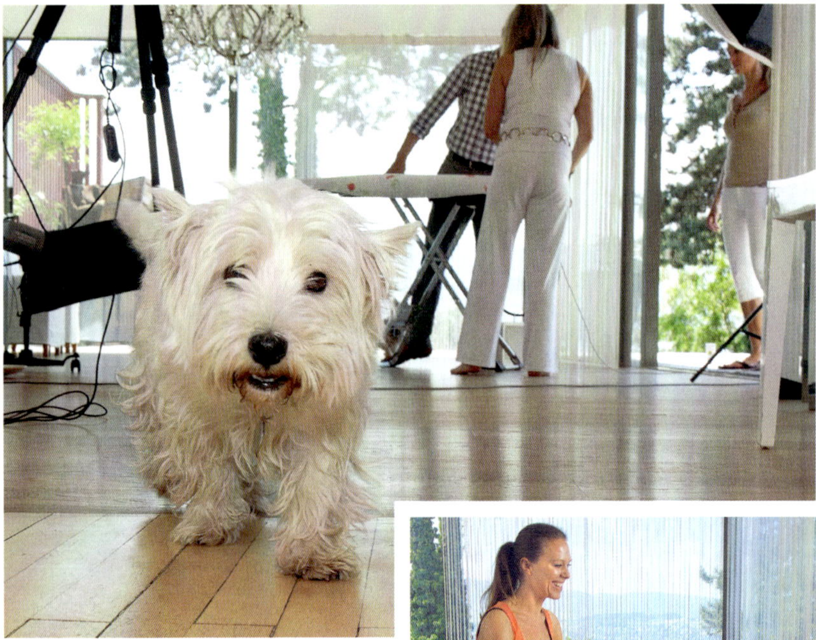

»Oh Mann, wenn die wüssten, was ich da so alles sehe und rieche ... die könnten sich ruhig mal etwas besser um ihre Füße kümmern.«

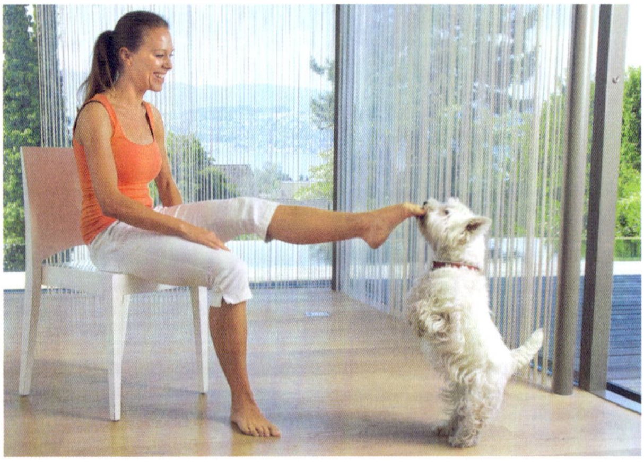

»Auch wenn Frauchen noch etwas träge sitzen bleibt, dann zeige ich ihr mal, was starke Hundefüße so alles können – und sie bekommt Fußhygiene kombiniert mit Bewegungsübung.«

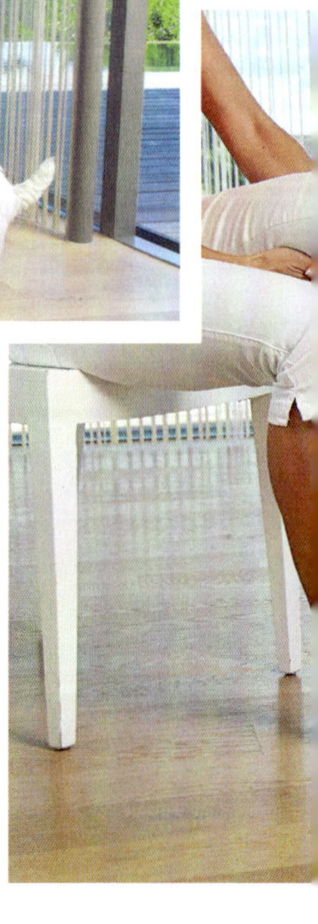

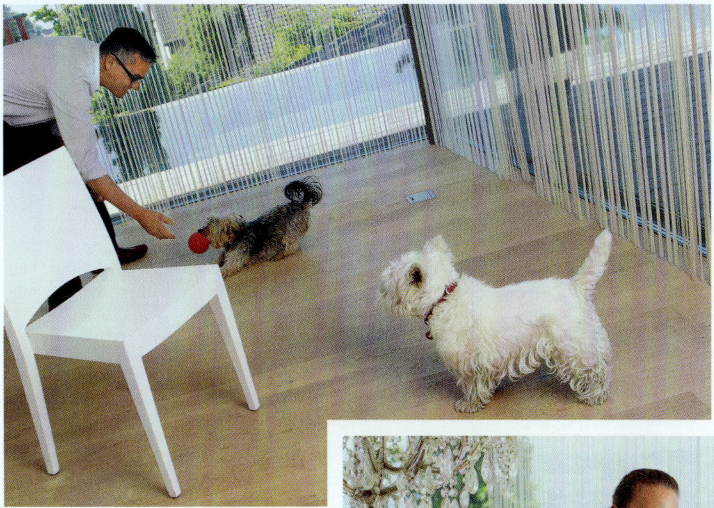

»Was soll das denn? Drehen die jetzt den Spieß um und ich muss alleine hier rumturnen oder soll das mein nächstes Leckerli sein?«

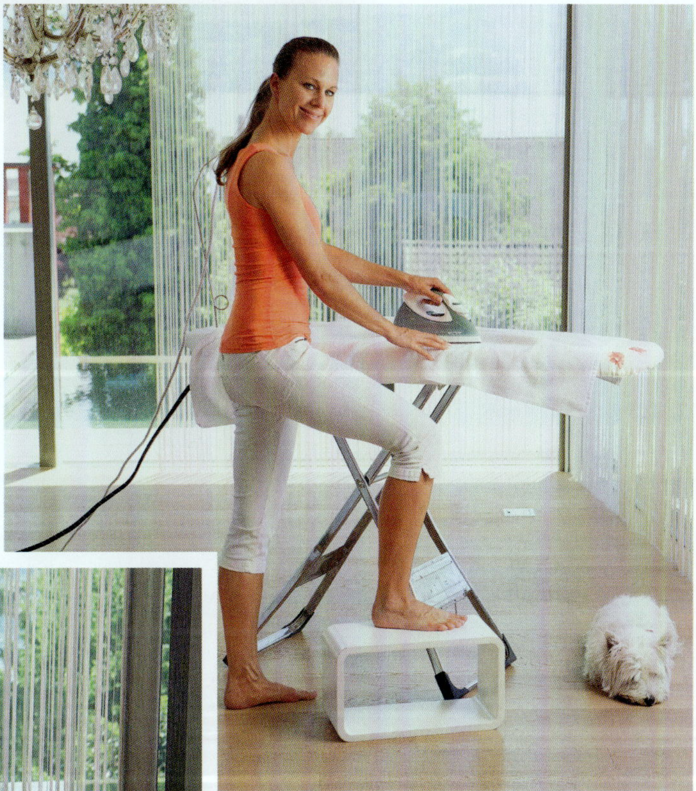

»Mit dem entsprechenden Trick kann Bügeln ganz entspannend sein – vor allem wenn ich nichts dabei machen muss.«

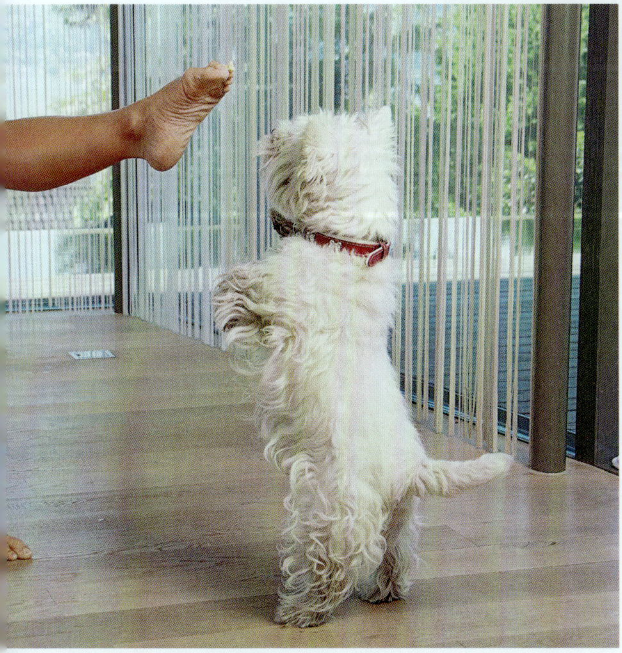

»Das ist mir jetzt doch zu hoch.«

Bibliografische Information der Deutschen Nationalbibliothek
Die Deutsche Nationalbibliothek verzeichnet diese Publikation in der Deutschen Nationalbibliografie; detaillierte bibliografische Daten sind im Internet über http://dnb.d-nb.de abrufbar.

Programmplanung: Sibylle Duelli
Redaktion: Anne Bleick
Bildredaktion: Christoph Frick

Umschlaggestaltung und Innen-Layout:
Cyclus · Visuelle Kommunikation, Stuttgart

Bildnachweis:
Umschlagfoto vorn: f1-online
Fotos im Innenteil: Claudia Larsen, Männedorf/Schweiz
Die abgebildeten Personen haben in keiner Weise etwas mit der Krankheit zu tun.
Zeichnungen: Viorel Constantinescu, Bukarest
Alle anderen Zeichnungen:
Spiraldynamik® International AG

5. Auflage 2019

Printed in Germany

Satz und Repro: Cyclus · Media Produktion, Stuttgart
gesetzt in Adobe Indesign CS6
Druck: Westermann Druck Zwickau GmbH, Zwickau

Gedruckt auf chlorfrei gebleichtem Papier

ISBN 978-3-432-10910-7

Auch erhältlich als E-Book:
eISBN (ePub) 978-3-432-10911-4

6

Liebe Leserin, lieber Leser,

hat ihnen dieses Buch weitergeholfen? Für Anregungen, Kritik, aber auch für Lob sind wir offen.
So können wir in Zukunft noch besser auf ihre Wünsche eingehen.
Schreiben Sie uns, denn Ihre Meinung zählt!

Ihr TRIAS Verlag

support.thieme.com/de-DE • thieme.com/produktsicherheit

/trias.tut.mir.gut

/trias_verlag

naturlich.thieme.de/naturlich-gesund

www.trias-verlag.de/newsletter

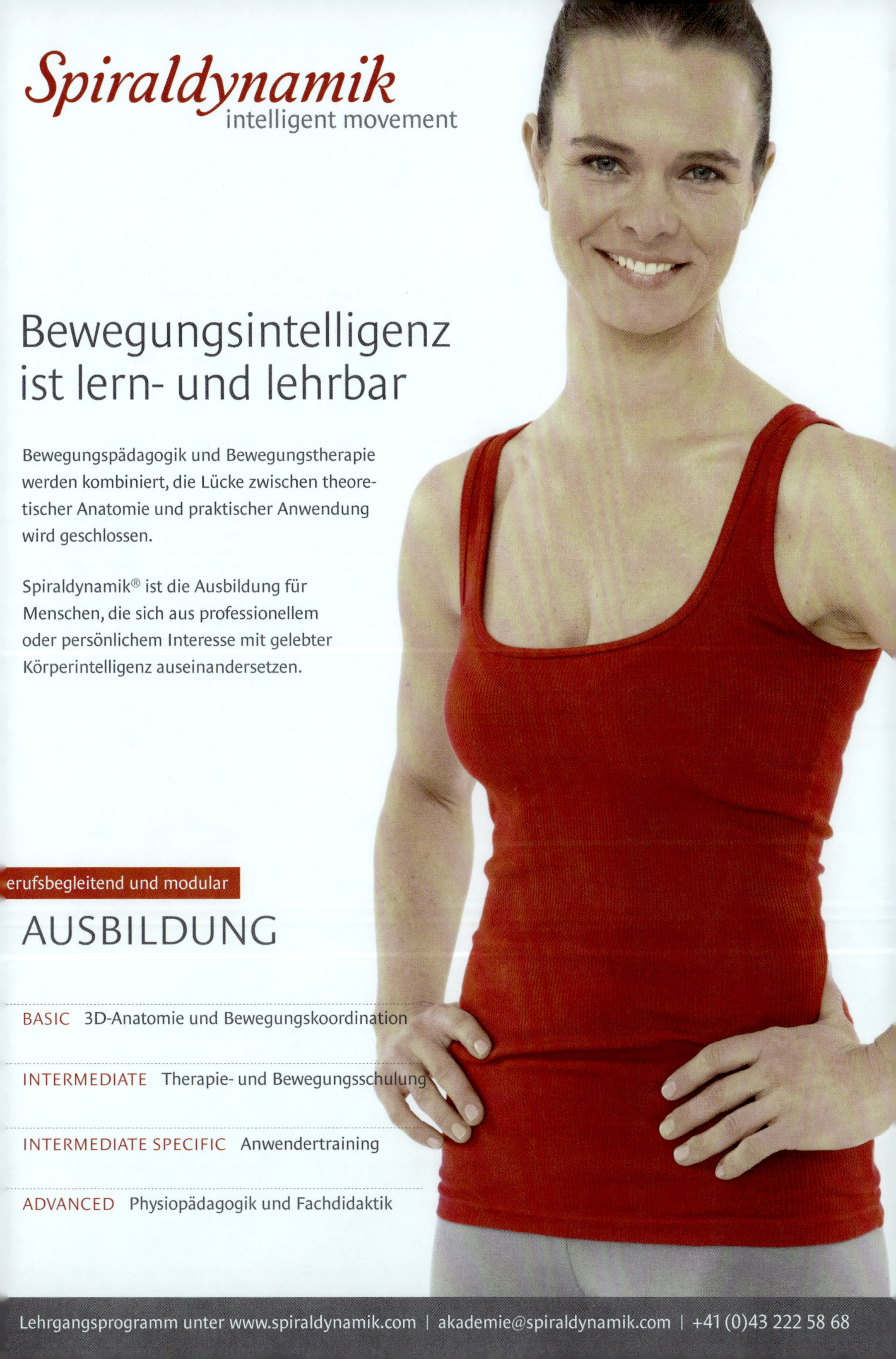
Spiraldynamik
intelligent movement
Bewegungsintelligenz ist lern- und lehrbar
Bewegungspädagogik und Bewegungstherapie werden kombiniert, die Lücke zwischen theoretischer Anatomie und praktischer Anwendung wird geschlossen.
Spiraldynamik® ist die Ausbildung für Menschen, die sich aus professionellem oder persönlichem Interesse mit gelebter Körperintelligenz auseinandersetzen.
erufsbegleitend und modular
AUSBILDUNG
BASIC 3D-Anatomie und Bewegungskoordination
INTERMEDIATE Therapie- und Bewegungsschulung
INTERMEDIATE SPECIFIC Anwendertraining
ADVANCED Physiopädagogik und Fachdidaktik
Lehrgangsprogramm unter www.spiraldynamik.com | akademie@spiraldynamik.com | +41 (0)43 222 58 68

Ihre Specials für Ihr individuelles Fußproblem auf einen Blick

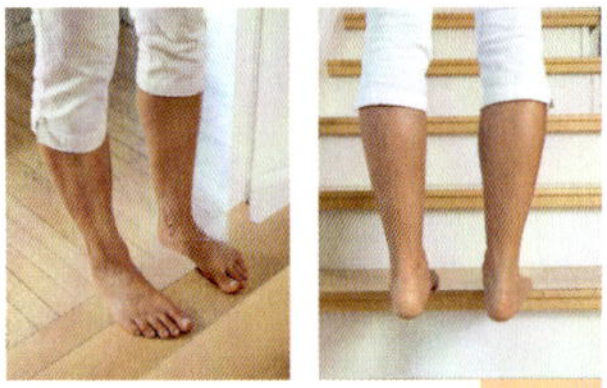

Turmspringer 82

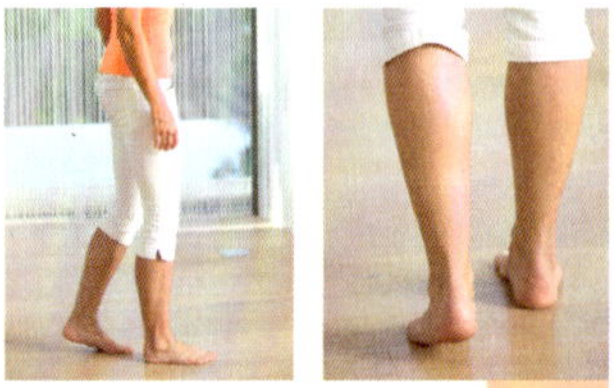

Ferse stabil 83

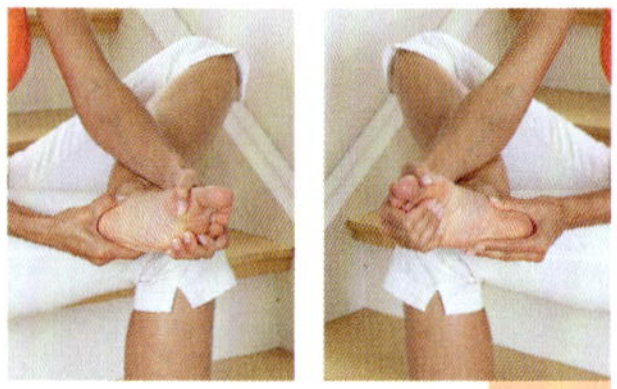

Fußwelle plus 86

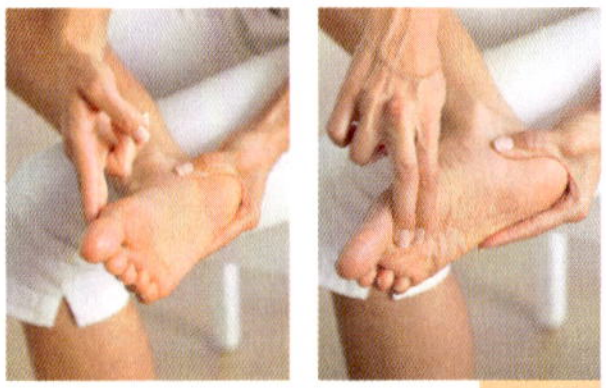

Spiral-Power 87

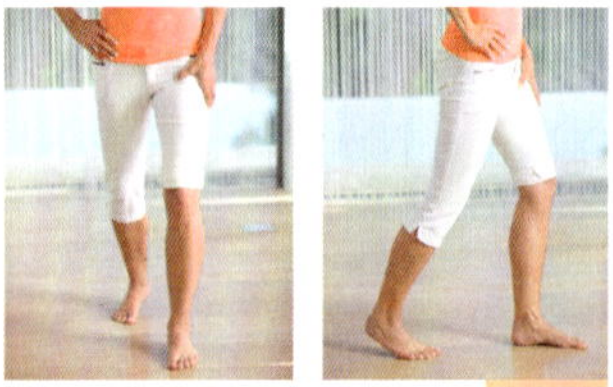

Hüftaußenroller aktiv 90

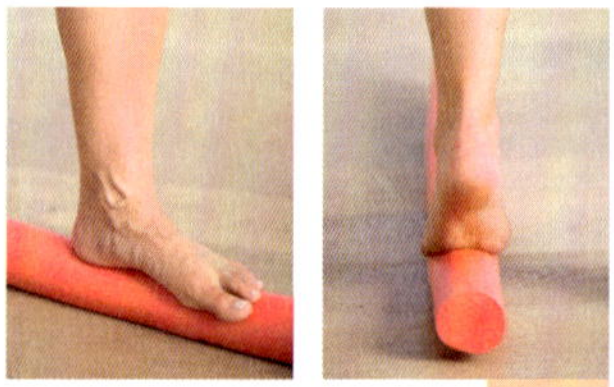

Nudel-Gang 91

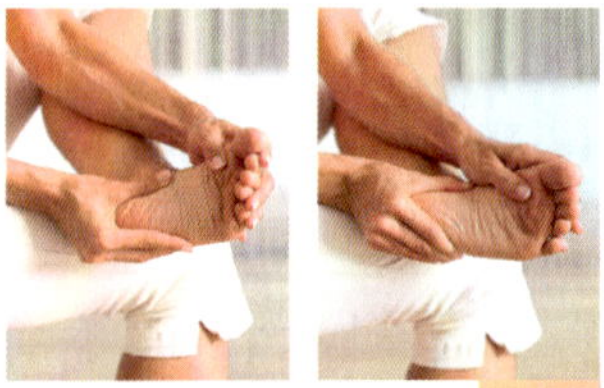

Fußwelle minus 94

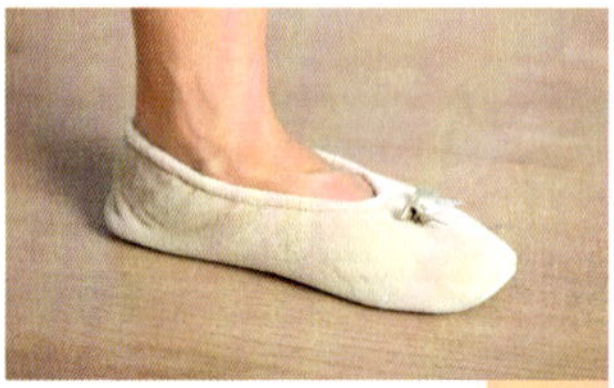

Pantoffelheld 95

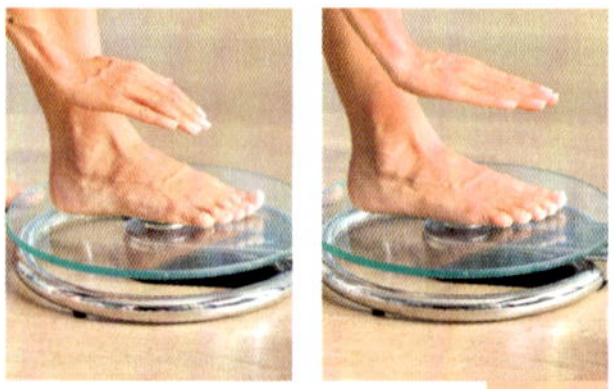

Marionette 98

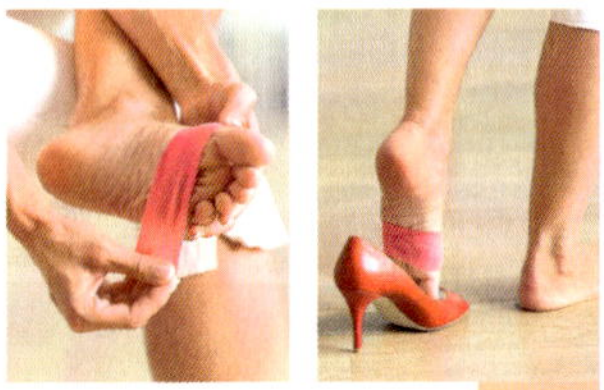

Stöckeltraining 99

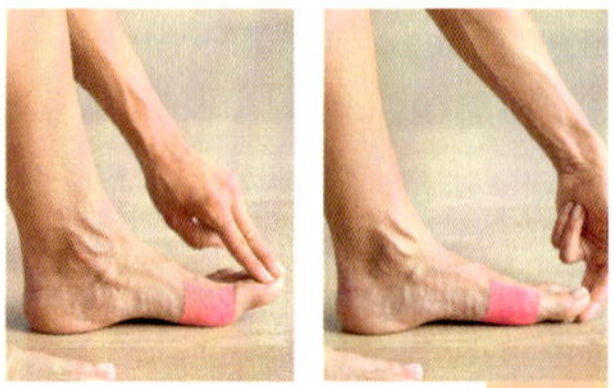

Hallux-3D-stabil 102

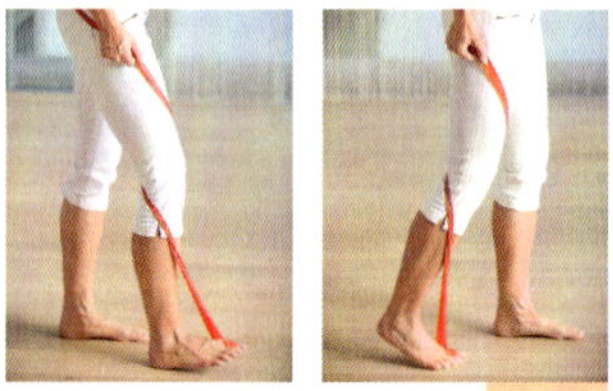

Fußdäumling 103